KLAUS BERGDOLT

LA GRANDE PANDEMIA

Come la peste nera generò il mondo nuovo

Con una nota di

ALESSANDRO BARBERO

LIBRERIA **pienogiorno**

Pubblicato per

LIBRERIA **pienogiorno**

da FullDay srl

Der Schwarze Tod in Europa

Klaus Bergdolt

Traduzione di Anna Frisan

Con una nota di Alessandro Barbero

(da un intervento apparso sul quotidiano «La Stampa», 1° marzo 1997)

PREFAZIONE

Da quando questo libro è stato concepito, e sebbene solo pochi esperti lo avessero previsto, le epidemie, o meglio le malattie infettive, hanno tenuto la società occidentale con il fiato sospeso.

Nonostante l'Europa, a differenza di diversi Paesi del "Terzo Mondo", sia stata risparmiata da catastrofi paragonabili alla Peste Nera del 1348, le epidemie di colera, peste, influenza e altre malattie che hanno colpito l'India, il Pakistan, l'Africa centrale e il Sudamerica in epoca contemporanea hanno creato la sensazione che la crescente mobilità di massa, alimentata da flussi migratori, dal boom del turismo e dall'esponenziale espansione del traffico aereo internazionale, da diritto sia divenuta minaccia.

Le pandemie di influenza scoppiate a Hong Kong nel 1957[1] e nel 1968[2], che stroncarono migliaia di vite umane anche negli USA e in Europa[3], hanno fatto in qualche modo da apripista, richiamando alla mente la famigerata "febbre spagnola" che seguì la prima guerra mondiale.

Andava delineandosi sempre più un parallelismo, riguardo al comportamento collettivo, che accomunava il tardo Medioevo e la fine del secondo millennio. Era sufficiente si diffondesse la notizia di una malattia infettiva – e un ruolo importante in questa partita è stato certamente giocato dai mezzi di comunicazione – per destare

1. Responsabile di circa 2 milioni di morti, [Ndr].

2. Portata in Occidente dai soldati che combatterono nella guerra del Vietnam e causa di un milione di decessi, [Ndr].

3. Nell'ondata influenzale del 1968, definita la "Spaziale", si stimarono circa 20.000 vittime in Italia e oltre 30.000 in Francia, la maggior parte delle quali in un solo mese, [Ndr].

l'allarme della popolazione anche in regioni che non avrebbero dovuto essere coinvolte e i cui standard igienico-sanitari rappresentavano, in base all'esperienza, un baluardo contro una diffusione incontrollata.

Malgrado ciò, negli anni Cinquanta-Sessanta del Ventesimo secolo, numerosi luminari della medicina hanno dato sostanzialmente un segnale di cessato allarme. Li animava la certezza che, alla gloriosa epoca degli antibiotici, sarebbe seguito il periodo altrettanto brillante degli antivirali: il capitolo "malattie infettive" si poteva in qualche modo relegare alla storia come esempio paradigmatico del progresso medico, tanto più che in molte metropoli asiatiche e africane anche le condizioni igieniche erano migliorate. Le strategie replicative dei virus non erano ancora state scoperte, le resistenze virologiche venivano sottovalutate e l'imminente esplosione demografica sostanzialmente negata. La vulgata condivisa, o meglio i *desiderata*, era che il miglioramento mondiale delle condizioni igienico-sanitarie sarebbe stato inarrestabile.

Quell'ottimismo scientifico fu, come oggi sappiamo, solo un intermezzo; anzi, a tutti gli effetti un imbarazzante esempio dell'arroganza delle scienze naturali.

Sulla base della tesi attualmente sostenuta dalla comunità scientifica internazionale, una malattia infettiva altamente contagiosa e letale come l'influenza spagnola del 1919-20 (che, è bene rammentarlo, fu responsabile di diverse decine di milioni di morti) è attesa da tempo; per questo, perlomeno dagli anni Ottanta, si tende a vedere ogni epidemia, conclamata o ipotetica, come il potenziale focolaio di un'infezione di portata mondiale.

All'ottimismo era subentrato un atteggiamento pessimista. E lo scenario che pareva delinearsi tale da far temere per le persone più a rischio, i malati, i bambini, gli anziani.

L'influenza suina che dilagò nell'autunno del 2009 ne fu un esempio lampante.

Il fatto che una malattia che in principio aveva colpito solo gli animali potesse aggredire anche l'uomo (e un'evoluzione simile si era osservata anche per l'influenza dei polli del 1997) sembrava spaventoso.

Come già accaduto nel 2006-07 durante l'influenza aviaria – quando alcune celebrità dello showbusiness furono costrette dagli attacchi della stampa a confessare, con espressione contrita, di aver ottenuto per vie privilegiate il *magico* Tamiflu che nelle farmacie e negli ospedali risultava introvabile, un farmaco allora considerato salvavita e poi rivelatosi praticamente inefficace – anche nel 2009 la battaglia per il vaccino o un farmaco antinfluenzale efficace fu combattuta prima di tutto sui media, che per descrivere la situazione in Messico, focolaio dell'epidemia, utilizzavano toni apocalittici.

I governi e le autorità sanitarie si contraddicevano. Inizialmente tutta la popolazione era stata invitata a farsi vaccinare, ma in seguito si dovette riconoscere che il vaccino non era sufficiente per tutti. Si arrivò quindi a raccomandarne la somministrazione ai soli soggetti a rischio.

La stampa accusò l'industria farmaceutica di essere responsabile di una carenza di vaccini per mere questioni di marketing, di licenza, di monopolio. E le polemiche furono infuocate.

Alla fine, a dispetto di tutte le previsioni, la malattia si sarebbe rivelata praticamente inoffensiva. Il totale delle vittime dell'influenza, nell'inverno 2009-10, non si discostò dalla media dell'anno precedente.

A quel punto la reazione della popolazione, che prima aveva mostrato le caratteristiche di una psicosi di massa, si trasformò in feroce critica, e indignazione. La fiducia nelle autorità sanitarie ne uscì terribilmente scossa. In caso di nuove epidemie le disposizioni ufficiali sarebbero state ascoltate?

Era lecito domandarselo, soprattutto se si considera che dal punto di vista storico – e la lettura di questo libro lo dimostra – le autorità, che per millenni in casi simili si erano attenute a un atteggiamento di cautela, avevano tenuto in quella circostanza un comportamento piuttosto anomalo.

Historia Magistra Vitae – nessuno oggi segue l'alta massima ciceroniana in senso letterale. Eppure il comportamento di determinati gruppi sociali in momenti di elevato pericolo (reale o presunto) evidenzia processi e schemi non dissimili da quelli che si sono palesati nell'alto Medioevo. A prescindere dalla persistenza degli agenti patogeni, o delle loro assidue mutazioni, la connessione degli eventi appare nella storia delle malattie infettive ben poco discutibile. E ciò che di volta in volta viene individuato come pericolo di morte fornisce psicologicamente un modello comportamentale che palesa una diretta diacronia. Tenendo conto di tutte le differenze e dei contesti culturali, i parallelismi tra la "Peste di Tucidide" dell'antica Grecia, la "Spagnola", sino alla "Suina" sono evidenti, e ci conducono passo passo ad oggi, alle epidemie attuali. A partire dal dibattito su chi ne sia il colpevole.

Ogni epidemia, ogni pandemia appare in fin dei conti sempre come un evento audace, quasi irrazionale, con radici e implicazioni ataviche. E tutto questo sembra potersi applicare pefettamente anche alle società contemporanee, che ci appaiono così illuminate.

Klaus Bergdolt

PREMESSA

La peste che colpì l'Europa tra il 1347 e il 1351 stabilendosi per secoli come malattia *par excellence*[1], rappresentò una delle grandi catastrofi della storia europea. Le immagini quotidiane della peste nera[2], che ebbe il proprio iniziale focolaio in Crimea nell'autunno del 1346 e che gettò il nostro continente nella più difficile crisi che l'uomo possa ricordare, fanno rabbrividire persino l'osservatore dei nostri giorni. Uomini, donne e bambini furono portati via all'improvviso, spesso nel giro di poche ore, da una nuova, dolorosa, contagiosa e inguaribile epidemia dopo che, per lo più già alla comparsa dei primi sintomi, erano stati banditi dalla collettività. L'europeo contemporaneo ha visto queste forme di esclusione, il paradosso della morte in solitudine in mezzo alla morte di massa (fatta eccezione per le macchine della morte dello stalinismo e del nazionalsocialismo) solo in tempo di guerra e nei periodi immediatamente successivi alle guerre, ma mai come conseguenza di una pandemia. Numerose sono sempre state le vittime di colera, tifo, vaiolo, difterite, poliomielite o pericolose epidemie d'influenza ma, a confronto della peste che nel 1348 travolse praticamente l'intera Europa, hanno avuto soltanto un significato regionale[3]. Al contrario, i periodi di epidemia e di

1. Il concetto è ripreso da Bulst, cfr. BULST (1989), p. 20. Le indicazioni bibliografiche presenti nelle note presentano solamente l'autore dell'opera, l'anno di pubblicazione e la pagina. Per completare queste indicazioni è necessario fare ricorso alla voce corrispondente nella Bibliografia che si trova in fondo al volume [Ndr].

2. A partire dal XVII secolo il termine viene riferito alla peste degli anni 1348-1350, cfr. BULST (1979), p. 45.

3. Questo non esclude che in città come Amburgo migliaia furono le vittime del colera, cfr. EVANS (1987).

guerra mostrarono sempre numerosi aspetti comuni. La crudeltà della peste nera portò a un imbarbarimento degli uomini come in una guerra civile, la paura del contagio vinse le leggi della morale e il senso di responsabilità.

Giustamente, anche se in primo luogo da un punto di vista economico, James W. Thompson stabilì un parallelo, tra l'inferno degli anni 1348-1351 e la catastrofe della prima guerra mondiale[4]. Con fatale regolarità, epidemie e guerre – dal Medioevo fino al XX secolo – furono per gli europei, quasi inevitabilmente, causa di fame e morte, solitudine e disperazione. *I Cavalieri dell'Apocalisse* di Dürer rappresentano efficacemente i rapporti tra guerre, aumenti dei prezzi, carestie, pestilenze e morti di massa[5]. Quali piaghe «classiche», costituirono per secoli un incubo dell'umanità.

In tempo di guerra e durante le pestilenze, il distacco dal prossimo, la mancanza di pietà e il panico trovano spiegazione nella paura della morte di fronte alla quale gli ordinamenti tramandati e le istituzioni soccombono allo stesso modo dei meccanismi collaudati di aiuto e delle concezioni cristiane dei valori. Senza dubbio la paura della morte aveva le sue ragioni d'essere. Negli anni tra il 1347 e il 1350 fu vittima della peste circa un terzo della popolazione europea (con sensibili variazioni del quoziente di mortalità tra una città e l'altra)[6], una percentuale enorme se si considera che per esempio – tornando a fare un confronto con il XX secolo – durante e dopo la seconda guerra mondiale, tenendo anche conto delle vittime dell'Olocausto e dei profughi, morì «soltanto» il cinque per cento circa degli europei[7]. È vero che a questo punto potrebbe essere sollevata l'obiezione che in senso assoluto il numero delle vittime dell'ultimo conflitto mondiale è sensibilmente più elevato rispetto a quello riferito al periodo 1348-1351 (circa 60 milioni contro 20 milioni)[8] e anche che la sofferenza umana non può mai

4. A questo proposito cfr. THOMPSON (1920).

5. Fame, epidemie, guerra e morte furono in stretto rapporto fino al XX secolo. Anche la seconda guerra mondiale offrì molti esempi in questo senso. Per quanto riguarda Dürer, cfr. PANOFSKY (1948).

6. Cfr. BULST (1979), pp. 50-54.

7. Riguardo al calo demografico dopo il 1348 cfr. RENOUARD (1948), pp. 463 s.

8. Assolutamente esagerato appare in questo contesto il numero delle perdite «ufficialmente» accertato attraverso Clemente VI nella cifra di 42.836.486 uomini, cfr. BULST (1979), p. 52.

essere misurata con le percentuali, ma a buon diritto le conseguenze psicosociali ed economiche della peste sono paragonabili agli stravolgimenti epocali del nostro tempo. È comunque certo che la peste nera (questa espressione verrà in seguito riferita esclusivamente all'epidemia di peste sviluppatasi intorno alla metà del XIV secolo) cambiò l'Europa del tardo Medioevo almeno quanto le guerre mondiali modificarono il mondo moderno. Già Egon Friedell nella sua *Storia della civiltà dell'età moderna* (1932) affermava: «Il 1348, anno della peste nera, rappresentava l'anno del concepimento dell'uomo dell'età moderna»[9], e questo punto di vista è stato condiviso da numerosi storici[10]. Il XIV secolo non assume dunque soltanto un significato da un punto di vista emotivo ma anche da un punto di vista prettamente storico. Mai prima di allora papa, imperatori e re, nobili e artigiani, eruditi e contadini, clero ed autorità cittadine si sentirono sfidati allo stesso modo e minacciati nella loro stessa esistenza. A determinare il loro comportamento non furono tanto le psicosi di massa manifestatesi in alcune località e che non di rado assunsero proporzioni pericolose,[11] quanto piuttosto una legittima e reale paura. Non deve sorprendere che lungimiranti uomini del tempo, primo fra tutti il Petrarca, riconobbero già allora il carattere di cambiamento della loro epoca per il quale tuttavia non cercarono spiegazione soltanto nell'orrore rappresentato dalla peste[12].

Procedendo nell'analisi, si cerca poi di riassumere gli effetti della catastrofe del 1348 sull'economia e sulla politica, sull'arte e sulla letteratura, sulla medicina e sulla teologia, sulla vita di tutti i giorni e sulla morale, in altre parole si prova a illustrare la *socialresponse* della società europea. È inevitabile che si siano avute limitazioni nella scelta delle fonti e dei punti focali degli argomenti. Inoltre il livello di approfondimento, per quanto riguarda i singoli argomenti, si presenta molto diversificato[13]. L'autore era

9. Cfr. FRIEDELL (1969), p. 63.

10. In tempi recenti è stato soprattutto Zinn a sostenere questa tesi, cfr. ZINN (1989), pp. 154 s.

11. Cfr. cap. 22. Delumeau si è in particolar modo occupato di queste questioni, cfr. DELUMEAU (1979), pp. 155-220.

12. Petrarca vide la crisi del tempo molto prima del 1348, cfr. BERGDOLT (1992), pp. 5 s.

13. Si distinguono in particolar modo le ricerche sui singoli paesi. L'Inghilterra è diventata in quest'ultimo periodo uno degli oggetti di ricerca preferiti (cfr. cap. 17).

pienamente consapevole del fatto che ciascun capitolo sarebbe stato abbastanza interessante per essere presentato in un libro a sé e che un quadro globale di una determinata epoca culturale nasconde dei rischi. Molti aspetti dell'argomento hanno potuto essere soltanto sfiorati, i temi attuali della ricerca spesso hanno potuto essere discussi soltanto per sommi capi. Inoltre si è ricorso, non senza riconoscenza, a lavori di fondamentale importanza di studiosi come J. B. Biraben, N. Bulst, R. Delort, R. S. Gottfried, F. Graus, A. Haverkamp, B. I. Zaddach, P. Ziegler, o K. G. Zinn, per citare soltanto alcuni nomi[14]. Un capitolo è dedicato alla patogenesi e al «quadro clinico» della peste, perché senza una conoscenza dei tratti fondamentali della teoria sulle epidemie alcuni fenomeni della vita quotidiana, descritti dai cronisti del tempo, non possono essere compresi. Così per esempio appare del tutto insensato distinguere tra epidemie di peste bubbonica e di peste polmonare perché determinante non è soltanto la via dell'infezione ma soprattutto la capacità di resistenza di un individuo all'attacco degli organi dell'apparato respiratorio. Se in una città scoppiava un'epidemia di peste bubbonica, con tutta probabilità, anzi, quasi sicuramente, si registravano nei soggetti più anziani o deboli casi di peste polmonare, cioè la peste veniva in seguito trasmessa anche per «via aerea»[15]. Un successivo capitolo tratta della «peste» nell'antichità e dell'epidemia verificatasi all'inizio del Medioevo[16]. Anche se il tema include in modo particolare gli aspetti sociali e le conseguenze della catastrofe degli anni 1348-1350, l'intenzione principale dell'autore non è stata quella di scrivere una *storia sociale* della peste nel XIV secolo. Il lettore dovrebbe piuttosto esser messo di fronte ai più diversi fenomeni della vita quotidiana circa la peste intorno all'anno 1350. Ancora oggi suscitano commozione i racconti dei cronisti del tempo che furono in prima persona testimoni della peste nera e non di rado furono essi stessi colpiti

Le conseguenze della peste per l'arte figurativa sono state analizzate praticamente soltanto in Italia, cfr. MEISS (1982); POLZER (1982).

14. Cfr. BIRABEN (1976); BULST (1979 e 1989); DELORT (1989); GOTTFRIED (1986); GRAUS (1963, 1974 e 1981); HAVERKAMP (1981); ZADDACH (1971); ZIEGLER (1972); ZINN (1989).

15. Per la fisiopatologia della peste cfr. cap. 3; in caso di peste polmonare l'agente patogeno può passare in qualunque momento dalla piccola circolazione agli alveoli così da poter essere trasmesso per via aerea.

16. Cfr. cap. 1 e cap. 2.

dal morbo. Essi rappresentano – si passi l'osservazione – la parte più commovente del libro e nella loro espressività parlano per se stessi. Per questa ragione il lettore trova, soprattutto nei capitoli che trattano la diffusione della peste, numerose citazioni testuali, tratte dai racconti dei testimoni oculari[17].

Anche se la reazione della società alle globali minacce di morte dipende non da ultimo dalle «condizioni storiche del momento»[18], malgrado tutta la curiosità storica, rimane aperta anche la questione: come reagirebbero gli uomini del nostro tempo, come reagiremmo noi, se all'improvviso fossimo messi di fronte a un'epidemia paragonabile alla peste del XIV secolo, cioè se dall'oggi al domani la morte si trasmettesse come un'influenza o un raffreddore? L'esperienza della immunodeficienza dell'Aids, che per quanto riguarda il pericolo di contagio è addirittura inoffensiva se confrontata alla peste, non lascia immaginare nulla di buono. Il tema e la storia dell'epidemia, in particolar modo, acquistano allora un nuovo significato estremamente attuale.

Nella società della vecchia Europa e comunque fino agli inizi del XVIII secolo, avere a che fare con le epidemie significava principalmente avere a che fare con la peste. Nel confrontarsi con essa, già durante l'epidemia della peste nera si svilupparono metodi per la profilassi e la protezione, metodi nei quali si confidò fino al XIX secolo. A dire il vero questi metodi avevano un fatale denominatore comune: erano poco efficaci. Prescindendo da alcuni processi di apprendimento che riguardavano principalmente la messa in quarantena dei sospetti e l'isolamento dei malati, nei secoli successivi la vita quotidiana durante la peste non era di molto diversa da quella del XIV secolo.

17. Le citazioni letterali si trovano soprattutto nei capp. 8-16.
18. Cfr. ZINN (1989), p. 152.

Uno

LA PESTE NELL'ANTICHITÀ

Per millenni le pestilenze sono state annoverate tra i flagelli dell'umanità. A intervalli irregolari avevano colpito già i popoli dell'antichità. L'uomo comune si sentiva impotente di fronte alle epidemie e alle malattie che furono sentite come punizione divina non solo nella tradizione cristiana[1]. In questo contesto appare piuttosto irrilevante se nel caso delle epidemie descritte nella letteratura antica si tratti o meno di peste nel senso strettamente scientifico del termine, cioè se si tratti di malattia infettiva provocata da *Yersinia* o *Pasteurella Pestis*[2]. Interpretazioni accurate delle descrizioni del tempo fanno piuttosto supporre il contrario. Il termine peste (latino *pestis*, greco *loimós*, ebraico *deber*) venne con grande probabilità utilizzato nell'antichità anche nel caso di vaiolo, tifo, febbre rossa e altre malattie contagiose. Questo è senz'altro comprensibile dal momento che i quadri clinici finali, caratterizzati da riduzione del peso, intontimento, perdite di liquidi, emottisi, attacchi diarroici, ulcerazioni della pelle, infiammazioni degli occhi e ingrossamenti dei linfonodi (bubboni) con una generale resistenza alla terapia corrispondono ampiamente e il crollo del sistema immunitario proprio dell'organismo può produrre una più o meno omogenea sintomatologia clinica che porta rapidamente alla morte[3]. Tali «pestilenze» nel più ampio senso del termine, rappresentarono per

1. Anche nell'Antico Testamento si trovano esempi in cui le epidemie sono presentate come punizione divina, cfr. 1 Samuele 4, 8; 2 Samuele 24; Isaia 37, 36.
2. L'agente patogeno fu però accertato soltanto nel 1894 da Yersin, cfr. BIRABEN (1975) I, pp. 7 s.; BECHT (1982).
3. Tra queste vi sono inoltre la febbre gialla, la scarlattina, la dissenteria e altre malattie infettive, cfr. RATH (1956), p. 4; riguardo alle infezioni dell'antichità cfr. STICKER (1908), pp. 17-23.

l'Europa, l'Asia e il Nordafrica una minaccia continua e condizionarono la vita quotidiana di Egitto, Mesopotamia, Israele, Grecia e Roma allo stesso modo delle carestie o delle guerre. I racconti dei cronisti del tempo permettono di riconoscere dei modelli di comportamento umano che in fondo si ritrovano anche al tempo della peste nera, e addirittura ai giorni nostri nel caso di epidemie[4].

Oltre all'esistenza fisica le epidemie minacciavano sempre anche la stabilità psichica dell'individuo. Scioglievano vincoli familiari, provocavano e determinavano le guerre, rovesciavano dinastie, causavano migrazioni di popoli, portavano alla carestia, erano all'origine di tensioni sociali e influenzavano il comportamento religioso. Ma le epidemie dell'antichità non ebbero mai quell'effetto sistematico e capillare che fu invece della peste «medievale». Sulla base della descrizione anticotestamentaria, l'epidemia (*deber*) che Dio inflisse come flagello agli egiziani sembra essere stata altrettanto poco paragonabile alla peste nera quanto l'epidemia che decimò l'esercito dei filistei dopo che ebbero rubato l'arca dell'alleanza. È vero che l'autore biblico parla effettivamente di bubboni (*apholin*) come sintomi della malattia, addirittura anche di una caratteristica invasioni di topi, ma il suo racconto rimane tuttavia troppo generico perché si possa concludere che si tratti davvero di peste[5].

In realtà per nessuna delle epidemie dell'antichità a noi note è realmente possibile formulare con sicurezza questa diagnosi. È vero che anche Ippocrate (460-377), autorità di primo piano della medicina greca[6], descrive febbre e ingrossamento delle ghiandole come sintomi di una epidemia della quale egli stesso fu testimone oculare (e che da Galeno e altri autori antichi fu in seguito interpretata come «peste»)[7]. Ma i dubbi sono legittimi in questo caso come in quello della famosa «peste» di Tucidide (429) che grazie alla magistrale descrizione dello storico ateniese è entrata nella letteratura. Per la prima volta nella storia delle epidemie vengono qui descritti modelli di comportamento "classici" che furono caratteristici an-

4. Per lo stile del suo racconto, sobrio e oggettivo, e per il suo sorprendente talento psicologico, Tucidide continuò a essere copiato, cfr. LEVEN (1987), p. 152.
5. Cfr. STICKER (1908), pp. 17 s.; RATH (1956).
6. L'importanza di Ippocrate è documentata anche in una ricchissima letteratura specifica, storica in generale e relativa alla storia della medicina. Cfr. KEIL (1991) (Bibl.).
7. *Aforismi* IV, 55 e Epid. II-VII. Per quanto riguarda i *Commentarii* di Galeno cfr. STICKER (1908), p. 20.

che della peste nera. Processioni supplicatorie, caccia ai "colpevoli", paura della morte, ma anche, paradossalmente, la smania di divertimento[8], la decadenza dei costumi, l'imbarbarimento della vita quotidiana, la fuga dei ricchi, la disperazione degli infetti e dei moribondi come la generale rassegnazione caratterizzano la vita quotidiana durante le epidemie insieme all'abnegazione di alcuni congiunti e medici che sacrificano la propria vita. Accuse di inquinamento dei pozzi non mancano ad Atene come nella letteratura medievale sulla peste[9].

Le reazioni descritte diventarono presto dei *topoi* della storia delle epidemie. Come si è già rilevato, esse vengono riscontrate spesso anche in seguito, in analoghe situazioni. Del resto gli storici della medicina suppongono oggi che Atene sia stata decimata da un'epidemia di vaiolo (supposizione estesa anche alla peste dalla quale Galeno fuggì a Roma nel II secolo dopo Cristo)[10]. In realtà le descrizioni dell'epidemia redatte da Erodoto, Livio, Svetonio e Dione Cassio Cocceiano non permettono diagnosi precise. Certo è solo il fatto che ogni volta si è trattato di epidemie con un'elevata perdita di vite umane[11]. Ovviamente anche i medici dell'antichità non erano in grado di offrire alcuna proposta efficace per la profilassi e la terapia all'infuori dell'insistente consiglio alla fuga. Questa profilassi radicale rappresentò ancora nel corso del XVIII secolo la misura più sensata e, a prescindere dal fatto che nel periodo seguente la peste abbandonò l'Europa, diventò superflua soltanto dopo l'avvento degli antibiotici[12].

8. Il comportamento relativo al periodo della peste nera viene illustrato dettagliatamente al cap. 21.

9. Cfr. TUCIDIDE II, 47-54; si veda anche SHREWSBURY (1950).

10. Cfr. RATH (1956), p. 5.

11. Cfr. ERODOTO, Euterpe 41; TACITO, *Annales ab excessu divi Augusti* XVI, 13; SVETONIO, Nerone 39; DIONE CASSIO COCCEIANO LXVII.

12. La fuga di Galeno, grande autorità del mondo antico, permise anche ai medici del Medioevo di sentirsi legittimati, in caso di necessità, ad abbandonare i propri pazienti. Cfr. a questo proposito RATH (1955), p. 2407; cfr. in particolar modo cap. 24.

Due

LA PESTE NEL PRIMO MEDIOEVO

Anche se nell'antichità la presenza della *Yersinia Pestis* non è documentabile, la catastrofe degli anni 1348-51 non è certamente il primo caso dimostrabile di peste nella storia europea. Se le fonti vengono interpretate in modo corretto, già nel 541, sotto Giustiniano, dall'Egitto la peste bubbonica raggiunse i porti del Levante[1]. Procopio, cronista alla corte imperiale di Bisanzio e il suo successore Agazia, e poi Evagrio Scolastico di Antiochia, lo storico Giovanni Malalas, il retore Zaccaria e, molto più in là, in Occidente, alla corte merovingia, Gregorio, vescovo di Tours, descrissero la *peste giustiniana*[2] per esperienza diretta e nelle loro cronache di intonazione retorica imitarono la descrizione che Tucidide diede dell'epidemia[3]. La mimesi dello storico più apprezzato dell'antichità conferì ai loro scritti particolare splendore anche se ad Atene non si era davvero trattato di peste[4]. Più tardi, nell'inverno del 543 l'epidemia aveva raggiunto a est l'Azerbaigian (Atropatene), a ovest la Dalmazia, l'Italia, la Spagna e la parte settentrionale dell'Africa, a nord Reims e Treviri. Ingente fu il numero delle perdite di vite umane, in particolar modo nelle città portuali del Mediterraneo. Il traffico marittimo e – secondo la testimonianza di Evagrio – i malati in fuga[5] furono la causa della rapida diffusione dell'epidemia che trovò tuttavia molto meno spazio nella letteratura

1. Gli avvenimenti sono descritti in modo particolareggiato da Leven, cfr. LEVEN (1987), p. 138; si veda anche KEIL (1989), p. 112.
2. Per quanto riguarda Procopio cfr. VEH (1970); per Agazia cfr. KEYDELL (1967); per Evagrio cfr. ALLEN (1981); in riferimento a Malalas cfr. JEFFREYS (1986); per Zaccaria cfr. MIGNE: *Patrologia Graeca* 85; per Gregorio di Tours cfr. ANTON (1989).
3. A proposito della cronaca di Tucidide cfr. LEVEN (1986), p. 138.
4. LEVEN, *op. cit.*, (n. 17).
5. Sulla diffusione dell'epidemia del VI secolo cfr. KEIL (1989), p. 112; per Evagrio e i suoi riferimenti alla fuga dei malati cfr. STICKER (1908), p. 27.

di quanto non ne fu invece riservato alla peste nera del XIV secolo[6]. Mentre nel marzo del 544 l'imperatore, ottimisticamente, la dichiarava «ufficialmente» scomparsa, la prima epidemia certa di peste della storia europea divampava nuovamente già nel 577 per rimanere endemica[7] per circa 200 anni (non è un caso che a Roma si affermasse intorno al 680 il culto di san Sebastiano, il santo più importante dei primi secoli come protettore in caso di peste)[8]. L'ondata di epidemia che causò il maggior numero di perdite investì l'Italia intorno al 750. Poco dopo la peste scomparve definitivamente. Soltanto nel 1347, circa 600 anni più tardi, la malattia tornò a seminare paura e terrore in Europa[9].

I paralleli tra la peste nera e la peste giustiniana erano molteplici. Come avvenne nel XIV secolo, già al tempo delle migrazioni dei popoli uno strano susseguirsi di catastrofi naturali, eruzioni vulcaniche, inondazioni e apparizioni di comete furono interpretati come funesti presagi di guerre ed epidemie e messi in relazione con la peste[10]. «Il futuro coperto dall'oscurità. Esso si svilupperà come piace a Dio che conosce anche la causa», scriveva con tono pessimistico Evagrio[11]. A quel tempo era opinione diffusa che Dio volesse castigare l'umanità. Teofane il Confessore credeva che «la peste fosse venuta [...] per punire l'empio Costantino [cioè l'imperatore Costantino V Copronimo, 741-755, *Nda*] e per dissuaderlo dalla sua furia contro i templi sacri e contro le icone venerabili»[12]. Senza alcun dubbio l'epidemia fu dunque sfruttata anche su un piano politico. Come è noto, la controversia sul culto delle immagini rappresentò per secoli un problema fondamentale della politica interna di Bisanzio[13].

6. Qui naturalmente gioca un ruolo decisivo la magistrale rappresentazione del Boccaccio. Essa sostituì, come modello cui far riferimento, la descrizione di Tucidide. Cfr. anche cap. 28.
7. Le singole fasi della peste giustiniana sono presentate da Sticker, cfr. STICKER (1908), pp. 34 s.
8. LCI VIII (1976), col. 318; cfr. anche BIRABEN (1976) I, p. 47. Per quanto riguarda il culto di san Sebastiano cfr. anche capp. 21 e 27.
9. Per le epidemie del 1342 descritte in riferimento alla Russia e alla Stiria non si trattava realmente di peste, cfr. STICKER (1908), p. 42.
10. Per quanto riguarda i segni funesti che precedono la peste cfr. BIRABEN (1976) II, pp. 1-17.
11. Citato in LEVEN (1987), p. 152.
12. LEVEN, *op. cit.*
13. Circa la controversia sul culto delle immagini che a Bisanzio causò guerre civili e rovesciò dinastie, cfr. DUCELLIER (1990), pp. 288-294.

Procopio, il più famoso cronista del VI secolo, descrisse scrupolosamente i sintomi neurologici dell'epidemia, come li conosciamo da numerose altre descrizioni successive: manifestazioni di squilibrio mentale, paralisi, intontimento, visioni e febbre[14]. Infiammazione degli occhi, comparsa sulla pelle di petecchie, diarrea, ingrossamento delle ghiandole, dolori articolari, l'elevato pericolo di contagio come la probabilità di una morte imminente sono poste in primo piano nella descrizione di Evagrio. Se comparivano i bubboni (si era dunque di fronte a un caso di peste bubbonica), la morte sarebbe sopraggiunta entro tre giorni[15]. Già Procopio operava correttamente la distinzione tra i casi di morte rapida (che sarebbe sopraggiunta di lì a poche ore) da quelli in cui i malati sarebbero morti soltanto dopo diversi giorni, distinguendo in questo modo, anche se su di un piano prettamente empirico, la peste polmonare dalla peste bubbonica. Nel caso in cui un bubbone fosse scoppiato e il suo contenuto infettivo fosse fuoriuscito si avevano speranze di salvezza[16].

Anche la peste di Giustiniano, come avvenne in periodi di epidemie, causò carestia e miseria sociale. Molti malati stramazzavano a terra sulla pubblica via senza che qualcuno avesse il coraggio di soccorrerli. Nelle città i cadaveri si accumulavano lungo le strade. Con riferimento alla sola capitale Costantinopoli, Procopio dichiarò un numero di vittime giornaliero (un numero, è ovvio, retoricamente esagerato) variabile tra le 5.000 e le 10.000 «e più»[17]! Secondo Giovanni di Efeso l'epidemia colpiva di preferenza i poveri che non avevano potuto fuggire[18].

Oggi sappiamo che la peste giustiniana ebbe conseguenze politiche incalcolabili. Nel VI secolo i berberi poterono conquistare senza incontrare resistenza il territorio dell'odierna Tunisia, a quel tempo occupato dai bizantini, le cui truppe furono vittime dell'epidemia. Con altrettanta facilità gli avari e i longobardi conquistarono l'Illiria mentre nel 599 i bulgari assediarono l'indifesa Costantinopoli. I bizantini furono costretti a cedere agli arabi la Siria, i sassanidi la Mesopotamia

14. Cfr. PROCOPIO, *Bell. Pers.* II, 22, 10; riguardo ai sintomi della peste si veda anche HAESER (1865), p. 17.
15. I sintomi clinici corrispondevano a quelli del 1348; cfr. STICKER (1908), p. 27; si veda anche HAESER, *op. cit.*, p. 14.
16. Cfr. RATH (1956), p. 5.
17. Cfr. LEVEN (1986), pp. 146 s.; si veda anche HAESER (1865), p. 17. Queste esagerazioni riferite al numero delle vittime erano usuali anche nel XIV secolo.
18. Cfr. LEVEN (1987), p. 147.

e tra il 635 e il 640 anche parti dell'Egitto. Nell'anno 537 il califfo Omar trattenne le proprie truppe nel deserto nell'attesa che l'epidemia di peste che infuriava a Damasco fosse sopita e le guarnigioni bizantine, insieme alla maggior parte degli abitanti della città, fossero così state vittime del contagio. In questo modo poté conquistare la città, praticamente quasi senza combattere. D'altra parte però i conquistatori, che non erano mai entrati in contatto con l'agente patogeno dell'epidemia, furono essi stessi decimati dalla successiva ondata di peste[19]. Al tempo delle migrazioni la peste e la politica rappresentavano periodicamente le due facce della stessa medaglia.

La catastrofica epidemia del primo Medioevo nel XIV secolo era ovviamente soltanto un ricordo sbiadito. Mentre l'erudito Evagrio nel 542 ricordava ancora molto bene il racconto di Tucidide, le osservazioni da lui redatte – come quelle di Procopio e degli altri autori della prima epoca bizantina – nel 1348 giacevano nelle biblioteche dei conventi della capitale e nella migliore delle ipotesi erano note a qualche chierico. Soltanto cronisti privilegiati come l'imperatore Giovanni Cantacuzeno conoscevano le opere dell'epoca giustiniana, mentre era l'antico esempio di Tucidide a venire più spesso usato come modello[20]. Anche nell'Occidente la *Historia Francorum* di Gregorio di Tours era evidentemente caduta nell'oblio anche se ne esistevano delle trascrizioni alla corte di Valois[21]. Fenomeno sorprendente se si considera che numerosi, più o meno importanti avvenimenti della storia antica erano molto ben presenti nel Medioevo (si pensi solo all'entusiasmo dimostrato da Dante o Petrarca per gli antichi!) e che anche capolavori del VI secolo venivano spesso copiati[22]. Soprattutto nell'Europa occidentale quell'epidemia, fino ad allora la più drammatica per le sue conseguenze, con un numero di morti che oscillava tra il terzo e la metà della popolazione bizantina, era stata allontanata dalle menti[23].

19. In riferimento alle notevoli rivoluzioni politiche e culturali, anche nel campo dell'arte figurativa, verificatesi nel Medio Oriente, cfr. TREADGOLD (1988), pp. 2-4; DUCELLIER (1990), pp. 124-132.

20. Giovanni Cantacuzeno molto consapevolmente si rifà a Tucidide, cfr. HUNGER (1976).

21. Cfr. a questo proposito anche BIRABEN (1976), I, pp. 46 s.

22. Il manoscritto *Cotton Genesis* del VI secolo servì dunque nel XIII secolo da modello per i mosaicisti dell'atrio di San Marco a Venezia, cfr. WEITZMANN (1984).

23. È difficile ricavare dati precisi circa le vittime della peste, cfr. LEVEN (1987), pp. 148 s.

Soltanto attraverso la cultura dello scrivere, sviluppatasi nell'alto e tardo Medioevo, il crescente flusso di comunicazione tra i paesi e l'istituzione di cronisti di corte cittadini un tale oblio collettivo diventò impossibile.

Ma, pur prescindendo dalla incompletezza delle intimazioni tramandate, gli storici e gli umanisti del XIV secolo si sarebbero comunque interessati poco al periodo del primo e alto Medioevo. Petrarca, Boccaccio e altri intellettuali del tempo disprezzavano profondamente questa epoca «buia»[24]. L'epidemia che funestò l'Europa intorno alla metà del XIV secolo fu dunque, nel vero senso della parola, «inaudita»[25].

24. Circa il disprezzo del Petrarca per il Medioevo cfr. BERGDOLT (1992), p. 5.
25. Si veda il racconto che Matteo de' Griffoni ha lasciato su Bologna, cfr. MURATORI (1731) XVIII, col. 167.

Tre

CAUSE, VIE DI TRASMISSIONE DELL'INFEZIONE E QUADRO CLINICO DELLA PESTE

Per capire i sintomi della malattia descritti già nel VI secolo da Evagrio e Procopio è indispensabile un breve excursus sulla patofisiologia della peste. La malattia è provocata dal bacillo della peste, *Yersinia* o *Pasteurella Pestis*, scoperto da Alexandre Yersin nel 1894 durante un'epidemia a Hong Kong[1]. L'agente patogeno si annida principalmente in piccoli roditori, soprattutto nei ratti che vengono infettati in modo omologo, cioè da appartenenti alla propria specie già infetti, attraverso il morso (la «puntura») della pulce dei ratti o della pulce della peste (*Xenopsylla Cheopis Roth*). Se la pulce dei ratti va a colpire il ratto delle chiaviche (*Rattus Norvegicus Birkenhout*), la peste rimane con una certa probabilità endemica, cioè compare soltanto qua e là a intervalli irregolari, senza sviluppare una vera epidemia. Se invece la pulce va a infettare il ratto comune (*Rattus Rattus*), l'agente patogeno arriva moltiplicato, si può addirittura dire in massa, nei luoghi di insediamento umano, nelle case, nei magazzini, nelle cantine ma anche nelle stive delle navi. Dal momento che la pulce del ratto ha potere patogeno non solo per il ratto stesso ma anche per l'uomo, sussiste il pericolo di vita per la popolazione. La trasmissione eterologa dell'agente patogeno dal ratto comune all'uomo dà dunque luogo all'epidemia che si diffonde per lo più partendo dalle città, dai porti e dai villaggi più grandi. Purtroppo, anche la pulce dell'uomo (*Pulex irritans*) trasmette il bacillo della peste così che il crescente numero di contagiati tra la popolazione innesca inevitabilmente un meccanismo di infezione omologa da uomo a uomo facendo salire la mortalità[2].

1. La storia della scoperta del bacillo della peste da parte di Yersin è illustrata da BIRABEN (1976) I, pp. 7 s.; cfr. anche RATH (1955), pp. 2428 s.
2. Il meccanismo patogeno della trasmissione della peste è illustrato da BIRABEN *op. cit.*; cfr. anche KEIL, (1989), pp. 113-115; ZINN (1989), pp. 159-162.

Il modo esatto in cui l'infezione si trasmette fu chiarito già nel 1897 da Ogata. Nelle pulci infettate un tappo di bacilli e sangue blocca il proventricolo, una piccola sacca dell'esofago. Durante la «puntura» o morso questo tappo di sangue estremamente infettivo viene rigurgitato e gettato nell'orifizio della puntura, cioè nel circolo sanguigno del ratto o dell'uomo. È anche possibile che l'infezione venga trasmessa attraverso gli escrementi della pulce che in caso di forte prurito, soprattutto in presenza di un'infestazione di pulci dell'uomo, penetrano nella pelle in seguito allo sfregamento o arrivano nel circolo sanguigno dell'ospite attraverso ferite aperte ed eczemi[3].

Soprattutto dopo la morte di ratti e roditori infetti, pulci della peste si trasferiscono in massa sull'uomo. Equini, ovini, bovini e cammelli vengono evidentemente evitati dalla pulce del ratto o dell'uomo con la conseguenza che questi animali contraggono la malattia estremamente di rado, mentre le pulci dei cani e dei gatti, che sono allo stesso modo portatrici dell'infezione, rimangono generalmente annidate nella pelliccia di questi animali. Nel complesso l'uomo è soltanto una delle circa 370 potenziali specie di ospiti delle quali la maggioranza ha, rispetto ai roditori, un ruolo secondario nella trasmissione della peste[4]. L'infezione è tuttavia favorita dal fatto che le pulci sopravvivono circa trenta giorni anche in assenza di simbiosi con un animale che le ospiti e durante questo periodo possono senz'altro colpire l'uomo attraverso vestiti, stracci, giacigli, fessure… Al di sotto dei dieci gradi Celsius la pulce cade in uno stato di rigidità. Questa è dunque la ragione per cui in inverno o in presenza di temperature più rigide la peste si diffonde più lentamente[5].

Il bacillo della peste provoca l'infezione non solo attraverso il morso della pulce, lo sfregamento o lesioni cutanee ma anche attraverso la cavità rinofaringea (come era già successo nel Medioevo per la lebbra)[6]. In linea generale si conoscono dunque due vie di trasmissione del contagio: attraverso la pelle e attraverso i polmoni. L'infezione contratta per via cutanea, nel modo «clas-

3. Cfr. ZINN, *op. cit.*, p. 164; si veda anche WIESMANN (1974), p.114.

4. Cfr. BIRABEN (1976) I, pp. 7-10.

5. Cfr. ZINN (1989), p. 164; SHREWSBURY (1970), p. 3. È tuttavia degno di nota che i cronisti del XIV secolo descrivano anche epidemie durante l'inverno. Per questo fatto sono naturalmente importanti anche le temperature assolute.

6. Cfr. KEIL, (1989), p. 113.

sico», ossia attraverso il morso della pulce, porta normalmente alla *peste bubbonica*. Dopo un periodo di incubazione, variabile da uno a sei giorni, nel punto in cui è avvenuto il morso, si forma una necrosi, che si colora di un blu tendente al nero (*carbonchio*). Due o tre giorni dopo, nella regione interessata, si ha un rigonfiamento dei linfonodi e una possibile conseguente suppurazione. Dopo circa una settimana, tra violenti mal di testa, intontimento, attacchi febbrili e spossatezza generale si assiste a un lento miglioramento oppure al cedimento della barriera linfatica e quindi all'immissione degli agenti patogeni nel sangue.

La successiva setticemia ha come conseguenza, nella quasi totalità dei casi, la morte. Nel caso in cui non si instauri l'infezione setticemica, si osservano, quali segni tipici, pustole persistenti, diffuse tumefazioni dei gangli linfatici («bubboni pestosi»), petecchie, disturbi digestivi, vertigini, allucinazioni e manifestazioni di delirio, come già lo stesso Procopio descrisse[7]. In qualunque momento può ancora sopraggiungere la morte in seguito a delirio e coma. Se il ganglio primariamente infettato o i linfonodi relativi sono situati in profondità, il paziente può morire senza sintomi esterni visibili. Se un ascesso lede il tessuto polmonare è inoltre possibile un coinvolgimento secondario dei polmoni i cui sintomi corrispondono a quelli dell'infezione primaria. L'esito è praticamente sempre mortale.

La forma estremamente pericolosa di peste polmonare primaria, che come il raffreddore e l'influenza viene trasmessa attraverso la cavità rinofaringea, cioè per «via aerea», ha un periodo di incubazione di uno, due giorni ed è caratterizzata da ansia, emottisi, affanno cui segue l'asfissia, conseguenza di una paralisi dei nervi e della distruzione del tessuto polmonare. Conduce quasi sempre alla morte. In certi casi la fine può sopraggiungere già dopo poche ore. Boccaccio riferisce di giovani nel pieno del vigore che la mattina si compiacevano ancora della propria salute e «la sera vegnente appresso nell'altro mondo cenaron con li lor passati!»[8]. È per altro vero che una morte così rapida rappresentava un'eccezione. Normalmente subentrava

7. La sintomatologia della peste viene descritta in modo dettagliato da BIRABEN (1976) I, pp. 7-10; si veda anche SHREWSBURY (1970), pp. 1-3 e WIESMANN (1974) pp. 112 s.; riguardo a Procopio cfr. LEVEN (1987), p. 139.
8. Cfr. BOCCACCIO (1985), p. 20; per quanto riguarda i sintomi citati, cfr. WIESMANN, *op. cit.*

dopo uno o due giorni[9]. Come si è già accennato, la peste bubbonica e la peste polmonare rappresentano soltanto due differenti forme di decorso della stessa malattia. In ogni momento la peste bubbonica poteva trasformarsi nella più pericolosa peste polmonare! Non avrebbe senso spiegare la forma di decorso più innocua di un'epidemia epocale con l'isolata comparsa della peste bubbonica. In individui indeboliti, neonati o anziani bisognava tener sempre in conto che i polmoni potevano essere colpiti in ogni momento!

Le conoscenze dei dettagli sul meccanismo patogeno e sulle forme di decorso clinico della peste, acquisite nel corso degli ultimi cento anni, possono essere applicate alla peste nera del XIV secolo solo con le dovute riserve dal momento che le caratteristiche del bacillo possono senz'altro subire delle modificazioni[10]. D'altra parte già Procopio, ma soprattutto, nel 1365, Guy de Chauliac, medico personale di tre papi e del re di Francia, distinguevano in modo puramente empirico, senza ovviamente indagarne le cause, la peste polmonare dalla peste bubbonica. Nella *Chirurgia Magna* di Guy si legge: «La malattia durò (ad Avignone) sette mesi. Due erano le forme. La prima durò due mesi e fu caratterizzata da febbre persistente ed emottisi e la morte sopraggiungeva entro tre giorni. La seconda durò a lungo, anche questa con febbre persistente e fu caratterizzata dalla formazione sulla pelle di pustole e bubboni, in particolar modo nelle regioni ascellari e inguinali. Se ne moriva dopo cinque giorni»[11].

Ovviamente, in entrambi i casi, la malattia aveva una durata variabile e ci furono anche alcuni che sopravvissero alla peste bubbonica[12]. In coloro che erano sopravvissuti fu descritta già nel XIV secolo una relativa immunità, cioè, per meglio dire, un'immunità limitata a un determinato arco temporale[13]. La prognosi, alla fine,

9. A confronto della peste bubbonica la peste polmonare portava a una morte di gran lunga più rapida, cfr. SHREWSBURY (1970), pp. 4-6.

10. Cfr. RUFFIÉ-SOURNIA (1987), p. 12. Non vi è per altro alcuna prova che il bacillo della peste dovesse essere stato sempre lo stesso.

11. Il testo latino di questo passaggio della *Chirurgia Magna* si trova in HAESER (1865), p. 36.

12. Il canonico Giovanni da Parma racconta di sopravvissuti con riferimento alla città di Trento, cfr. CORRADI (1972), p. 196. Secondo questo racconto molti dei sopravvissuti presentavano danni permanenti. Anche Guy de Chauliac descrive casi analoghi, cfr. HAESER, *op. cit.* p. 37.

13. Circa la questione dell'immunità, una volta superata la peste, cfr. RATH (1955), p. 2432. I tentativi di vaccinazione diedero tuttavia risultati insoddisfacenti.

dipendeva dalla funzionalità delle barriere dei linfonodi. Se queste venivano infrante l'esito mortale era probabile. La peste polmonare era dunque così pericolosa proprio perché questa barriera protettiva era eliminata fin dall'inizio. L'agente patogeno arrivava direttamente nel sangue attraverso gli alveoli polmonari.

I già citati ratti delle chiaviche fecero la loro massiccia comparsa in Europa solamente nel corso del XVII secolo e dunque al tempo della peste nera non ebbero alcun ruolo come fattori frenanti dell'epidemia. Al contrario del ratto comune, abbandonavano dopo poco tempo città, villaggi e tipi di insediamenti e proprio con questa loro grande mobilità impedivano che l'epidemia si diffondesse in modo esplosivo. Probabilmente il ritiro della peste dall'Europa del XVIII secolo è effettivamente dovuto a una relativa maggior presenza di ratti di questa specie e alla diminuzione dei ratti comuni[14]. Come dimostrato dalla storia della peste a partire dal 1348, l'acme dell'epidemia si raggiungeva quasi sempre durante l'autunno perché i ratti comuni si riproducevano alla fine dell'estate e le pulci dei ratti all'inizio dell'autunno[15]. Gli inverni freddi rappresentavano un ostacolo per le grandi epidemie ma con la primavera sopraggiungeva una seconda ondata, quando i ratti infettati, «punti» dalle pulci risvegliatesi dopo la rigidità invernale, morivano in massa e la pulce, in assenza di ospiti adatti tra i roditori, spinta dalla necessità si trasferiva sull'uomo[16].

Oggi conosciamo con precisione l'azione dell'agente patogeno della peste su di un organismo umano e animale. Le cellule del sistema linfatico e i «macrofagi» non sono solo incapaci di uccidere il bacillo *Yersinia*, ma fatalmente lo accolgono e diventano essi stessi cellule ospiti. I bacilli, di forma ovale, *gram-negativi*[17], batteri immobili a forma di bastoncello, ostruiscono così i vasi capillari e causano emorragie ed edemi nel tessuto che all'interno delle capsule gangliari premono sul plesso nervoso. Dolori insopportabili fanno dunque parte del quadro clinico della peste e caratterizzano lo stadio finale di *setticemia*[18]. Il modo in

14. Circa il rapporto tra proliferazione dei ratti e l'insorgere della peste cfr. SHREWSBURY (1970), pp. 746 s; si veda anche ZINN (1989), p. 164.
15. A questo proposito cfr. HARRISON (1989), p. 730.
16. HARRISON, *op. cit.*
17. La colorazione secondo il metodo di Gram rappresenta un rimedio sperimentato per la diagnostica dei batteri. Cfr. WIESMANN (1974), p. 112.
18. Cfr. WIESMANN, *op. cit.*, pp. 112-114.

cui l'infezione si diffonde non è ancora oggi chiarito in tutti i suoi dettagli per cui ad esempio appare inspiegabile l'assenza di grandi epidemie nelle zone ad alta densità di popolazione del Terzo Mondo. Ancora dopo la seconda guerra mondiale piccole epidemie di peste negli Stati Uniti sono state tenute sotto controllo grazie al massiccio impiego degli antibiotici[19].

19. Riguardo alla diffusione della peste nel XX secolo cfr. ZINN (1989), p. 165.

Quattro

TEORIE SULLA PESTE NEL TARDO MEDIOEVO

Prescindendo dall'esperienza quotidiana dell'estrema contagiosità di questa epidemia sconosciuta, il livello di conoscenze dei medici e degli eruditi del XIV secolo circa la causa, gli effetti e la terapia della peste era quanto mai avvilente. Nella loro lotta contro la peste nera i dottori del tardo Medioevo si affidavano alle autorità del mondo antico, come Ippocrate, Galeno e alcuni altri autori della tarda antichità che sulla causa ed evoluzione delle malattie seguivano la corrente umoralpatologica. I disturbi alla salute significavano dunque una cattiva mescolanza (discrasia) dei quattro umori, sangue, flemma, bile gialla e bile nera. Se una prevalenza della bile nera (*melaina cholé*) fredda e secca, predispone alla melancolia, un'eccedenza di sangue, umore caldo-umido, sta a indicare il pericolo di putrefazione degli organi interni, che nella convinzione dei medici dell'antichità e del Medioevo rappresentava il vero processo della peste. Si pensava che questa putrefazione entrasse nell'organismo attraverso l'aria o il cibo. La corruzione dell'aria veniva spiegata con le esalazioni (miasmi) la cui origine e composizione non era però certa[1]. Nello stesso modo dell'aria, alcuni cibi facili alla putrefazione, come ad esempio del pesce andato a male, potevano infettare stomaco e intestino. Un clima afoso e umido, così come i temuti venti da sud, venivano considerati particolarmente pericolosi, addirittura la fonte «classica» di pericolo. Allo stesso modo l'aria al di sopra delle acque stagnanti e degli acquitrini era sospettata di favorire la diffusione dei miasmi. Erano temute anche le esalazioni, in particolar modo il respiro di coloro che già avevano contratto il

1. Sulla patologia umorale cfr. BERGDOLT-KEIL (1991); sulla corruzione dell'aria o sulla teoria dei miasmi cfr. BIRABEN (1976) I, pp. 20 s.; PALMER (1985), p. 24.

morbo perché, sulla base della teoria umoralpatologica, ma non da ultimo sulla base dell'esperienza stessa, si ritenevano, a ragione[2], essere estremamente infettive. Per questa ragione i medici sentivano il polso dei pazienti «col viso volto adietro»[3].

Con interventi di flebotomia essi cercavano inoltre di ridurre la quantità del sangue presumibilmente nocivo e con clisteri o sostanze emetiche di eliminare dall'organismo i gas prodotti dalla putrefazione o i resti marci del cibo. Nei luoghi climaticamente sfavorevoli e anche nelle stanze dei malati si accendevano fuochi così che il fumo della legna che bruciava purificasse l'aria. Il viso e le mani venivano disinfettati con acqua e aceto cui si attribuiva un'azione «pesticida». Siccome era noto che nelle stanze l'aria calda (e dunque anche l'aria che si sospettava fosse contaminata) sale verso l'alto, gli stessi malati venivano sistemati su di un soppalco così che non dovessero «ammorbare» l'aria respirata dai familiari e da coloro che prestavano loro le proprie cure[4]. Soltanto il vento freddo proveniente da nord e mai il vento afoso e umido meridionale doveva arrivare nelle stanze dei malati. Questa era l'opinione dei medici[5].

Le teorie del XIV secolo sulla peste culminarono nel *Paradigma del soffio pestifero* di Gentile da Foligno, medico umbro che «essendosi impegnato troppo nella cura dei malati di peste»[6], fu vittima egli stesso del contagio a Perugia nel giugno del 1348. Come conseguenza di una congiunzione sfavorevole di Marte, Giove e Saturno, pianeti «superiori», il 20 marzo del 1345 (!) esalazioni insalubri, furono, secondo Gentile, risucchiate dal mare e dalla terraferma nell'aria, subirono un riscaldamento e furono poi nuovamente gettate sulla terra come «venti corrotti» (*aër corruptus*). Se un tale soffio pestifero, così diceva la teoria, viene inspirato dall'uomo, vapori velenosi si raccolgono intorno al cuore e ai polmoni, vi si addensano diventando una «massa velenosa»[7], che infetta questi organi e, attraverso

2. Proprio nel caso di peste polmonare, che si trasmetteva per via aerea, il respiro del malato era estremamente contagioso.

3. Questo atteggiamento timoroso dei medici viene descritto dal cronista fiorentino Marchionne di Coppo, cfr. CARDUCCI-FIORINI (1903), p. 230.

4. Cfr. il *Consiglio contro la peste* di Gentile da Foligno, in SUDHOFF (1912), pp. 332-334.

5. Cfr. testo in SUDHOFF, *op. cit.*, p. 334.

6. Questo è quanto riferisce il medico Francesco da Foligno, cfr. SUDHOFF (1912), pp. 332-334 (testo latino).

7. Su questo argomento si veda quanto esposto nei dettagli da KEIL (1989) p. 116.

l'aria espirata, può anche contagiare familiari, interlocutori e vicini[8]. Secondo Gentile da Foligno, terapia significava «irrobustimento del cuore e degli altri organi principali e nello stesso tempo lotta contro la putrefazione velenosa impedendone lo sviluppo nei soggetti già malati e il suo insorgere nei soggetti ancora sani»[9]. Il compito più importante del medico ma anche delle autorità rimane dunque la profilassi e l'impegno nell'impedire le epidemie di massa, «così che i malati non vengano abbandonati a se stessi in modo inumano e ancor più miseramente non vengano banditi... come è proprio degli animali in quanto privi di sentimenti»[10].

Determinante fu che anche il famoso Studio parigino sulla peste, della tarda estate del 1348, faceva riferimento a queste tesi. Per ordine del re, tradotto e rivisto da Pierre de Damouzy, fu esposto alla facoltà di Parigi, accettato da tutte le autorità mediche della città e presentato alla popolazione[11]. Nella sostanza mascherava però l'impotenza dei medici. Già nel 1832 sentenziava molto felicemente Hecker: «La famosa facoltà si trovò nella penosa situazione di dover essere saggia seguendo un ordine impartito dall'alto»[12]. Unico dato certo era la contagiosità della peste. Anche la teoria del soffio pestifero di Gentile riflette in ultima analisi soltanto tesi di autorità del mondo antico. Che le condizioni climatiche, come ad esempio l'aria afosa e umida, favorissero le malattie, era stato riconosciuto già dagli autori del *Corpus Hippocraticum*, delle opere cioè attribuite in seguito a Ippocrate e databili in un arco di tempo che va dal V al II secolo a. C. Secondo Galeno anche le fontane e le acque stagnanti, le carogne di animali e i cadaveri umani che in tempo di guerra non venivano subito sepolti possono corrompere l'aria[13]. Che in occasione di terremoti si liberasse dal ventre della terra aria pestilenziale, era stato confermato da Avicenna nel *Canon Medicinae* disponibile a partire dal XII secolo nella traduzione latina[14]. Effettivamente il 25 gennaio del 1348 si ebbe in Friuli un terribile terremoto, le cui scosse furono avvertite e causaro-

8. L'alta contagiosità è attestata da numerosi cronisti, come dal De Mussis, cfr. HAESER (1865), pp. 17-23.
9. Cfr. SUDHOFF (1912), p. 333 (testo latino).
10. SUDHOFF, *op. cit.*
11. Sui retroscena della perizia parigina sulla peste cfr. KEIL (1989), p. 116.
12. Cfr. HECKER (1932), p. 69.
13. A questo proposito, per notizie dettagliate, si veda ZITELLI-PALMER (1979), p. 22.
14. Cfr. PALMER (1985), p. 24.

no distruzione persino in Germania e in Italia centrale. Molti cronisti videro in questo terremoto dirette connessioni con la peste che alcuni mesi più tardi investì queste regioni[15].

Il consiglio impartito negli studi sulla peste era chiaro: la fuga dalle zone colpite dal morbo era nell'antichità, come ancora nel XIV secolo, la reazione assolutamente più sensata. Le finestre potevano essere aperte soltanto verso il nord e l'aria respirata, come ad esempio nelle maschere di protezione contro la peste utilizzate dai medici, doveva essere purificata con essenze[16]. Lo sforzo fisico così come i rapporti sessuali dovevano essere evitati per non forzare l'inspirazione di miasmi pericolosi. Una dieta studiata per far fronte alla peste sembrava assolutamente sensata per tener lontano dall'organismo sostanze in grado di indurre la putrefazione. Sostanze graveolenti, dall'odore penetrante, tenute davanti al naso rappresentavano il rimedio profilattico più sicuro, così come la famosa triaca, quel miscuglio di sostanze inerti, oppiati, carne di serpente, estratti di vipera, polvere di rospo che veniva celebrato come una panacea[17].

I comportamenti «edonistici» descritti dal Boccaccio e da altri autori acquistano, sullo sfondo dei contemporanei trattati sulla peste, un senso positivo. «Ridere, scherzare e festeggiare in compagnia» contribuiva a equilibrare i temperamenti. Il ritiro nella villa di campagna, dove ci si dedicava alla musica e al gioco, per effetto del riposo rafforzava le capacità di resistenza. Ancora nel 1580 il professore di medicina padovano Mercuriale sottolineava che attraverso la musica, l'ottimismo, la gioia e l'allegria si poteva ottenere «che lo spirito e il corpo lottassero con maggior vigore contro la malattia della peste»[18]. Siegmund Albich (1347-1427), medico personale di re Venceslao di Boemia e professore all'Università di Praga, nel suo *Regime contro la peste* esorta «a

15. In particolare Giovanni Villani vede un collegamento tra il terremoto del gennaio del 1348 e la peste, cfr. MURATORI (1729) XIV coll. 11-15; si veda anche VILLANI (1857) I, p. 512 (testo italiano).

16. A questo proposito cfr. i *Regimi contro la peste* di Gentile da Foligno, in SUDHOFF (1912), pp. 332-334, di Dionisio Colle da Belluno, in HAESER (1865), pp. 43, di Tommaso del Garbo, in SUDHOFF (1912), pp. 349-350 e di Giovanni Dondi in SUDHOFF (1912), pp. 352-353.

17. Molti studi sulla peste consigliavano la triaca, cfr. Gentile da Foligno, SUDHOFF (1912), pp. 332-334, Giovanni Dondi, in SUDHOFF (1912), pp. 352-3 e Tommaso del Garbo, in SUDHOFF (1912), pp. 349-350.

18. Cfr. KÜMMEL (1977), p. 47.

non parlare e a non pensare alla peste perché anche solo la paura dell'epidemia, l'immaginarla e il parlarne sono senza dubbio causa nell'uomo dell'insorgere della malattia stessa»[19].

Di grande significato per la medicina del tardo Medioevo fu inoltre l'astrologia che attraverso le traduzioni di autori arabi era diventata popolare in Occidente[20]. Come tutti i processi materialmente comprensibili, anche la fisiologia umana e animale, cioè l'interazione degli umori, era considerata direttamente dipendente dagli influssi astrologici per cui nella formulazione della diagnosi, così come nella terapia, sembrava indispensabile prendere in esame gli astri. Pietro d'Abano e Taddeo Alderotti agli inizi del XIV secolo avevano disposto che a Padova e Bologna l'astrologia fosse materia d'insegnamento alla facoltà di medicina[21]. A Montpellier l'erudito ebreo Profazio sottolineava già prima del 1300 con traduzioni e la costruzione di un astrolabio, l'importanza della scienza degli astri[22]. Ogni medico che praticava la professione al tempo della peste nera aveva ricevuto una profonda formazione astrologica. Ad opera di Avicenna, già nel corso del X secolo, la scienza degli astri era andata a integrare il sistema dottrinale ippocratico-galenico[23] e proprio al tempo della grande peste importanti medici come Guy de Chauliac o Dino del Garbo sottolineavano come essa fosse importante per la scienza medica[24]: in tempi di epidemie l'astrologo dà i suoi consigli al medico ma anche alle autorità. Può consigliare la fuga e mettere in guardia dal compiere passi falsi. Un buon medico è egli stesso esperto in materia astrologica. Oltre al resto nel XIV secolo la scienza degli astri era vista come una seria branca delle scienze naturali. Allo stesso modo quella vecchissima concezione del corpo umano come microcosmo – non da ultimo anche nel parallelismo tra il sistema tetraumorale e il numero quattro degli elementi, dei punti cardinali e delle stagioni – che trova corrispondenza nel macrocosmo del mondo, si ripercuoteva sulle teorie della peste. Anche da questo punto di vista la scienza

19. KÜMMEL, *op. cit.*, p. 326.
20. Cfr. BIRABEN (1976), II, pp. 9-15; ZITELLI-PALMER (1979), pp. 22 s.
21. Cfr. BERGDOLT (1992), op. 29-33; KIBRE-SIRAISI (1978), p. 135; SIRAISI (1981), pp. 141 s.
22. BERGDOLT, *op. cit.*, p. 31.
23. Cfr. ZITELLI-PALMER (1979), p. 23.
24. Su Guy de Chauliac cfr. HAESER (1865), p. 37; su Dino del Garbo cfr. SIRAISI (1981), p. 142; sul planetario di Giovanni Dondi cfr. BERGDOLT (1992), p. 30.

degli astri trovava la propria legittimazione come una branca della scienza medica[25].

Va ulteriormente sottolineato: i medici del tardo Medioevo non conoscevano né la causa né il modo in cui la peste si diffondeva. Nel XIV secolo non esisteva né la possibilità di identificare l'agente patogeno della peste, né la conoscenza teorica per scostarsi dalla medicina classica del tempo, di orientamento umoralpatologico. Ma già nel 1348, per arginare l'epidemia, furono presi provvedimenti che suscitano la nostra ammirazione. Le autorità veneziane stabilirono per esempio regole perché nel più breve tempo possibile si provvedesse a sepolture di massa, perché le carogne di animali fossero allontanate e i malati venissero isolati e introdussero una specie di obbligo di denuncia (anche se una quarantena vera e propria è documentata solo nel 1374 a Reggio Emilia o nel 1377 a Ragusa)[26]. Nel 1348 si osservò anche che i conciatori contraevano la malattia più raramente dei fornai e ciò era da attribuirsi effettivamente al potere disinfettante delle sostanze che venivano utilizzate nella concia[27]. Tommaso del Garbo, famoso medico bolognese, consigliava di tenere sempre aperte le finestre delle stanze dei malati perché l'aria fresca nuocerebbe alla peste, opinione questa che in un certo senso si trovava in contrasto con la dottrina[28]. Sacerdoti e notai non dovevano mai avvicinarsi ai moribondi nell'aria soffocante della camera in cui si trovava il malato[29]. Ma questi approcci di pensiero empirico, contrapposti all'autorità inattaccabile degli autori antichi e arabi, rappresentavano al tempo della peste nera ancora l'eccezione.

25. Cfr. ZITELLI-PALMER (1979), pp. 22 s.; sui citati rapporti tra macro e microcosmo cfr. BERGDOLT-KEIL (1991), coll. 211-213.

26. Cfr. BERGDOLT (1990), per quanto riguarda Venezia; in riferimento alla quarantena a Ragusa cfr. BIRABEN (1976) II, pp. 173-175. Già nel 1374 Bernabò Visconti introdusse a Reggio Emilia una quarantena della durata di dieci giorni.

27. Cfr. il racconto di Dionisio Colle da Belluno in HAESER (1865), pp. 41-43.

28. Cfr. SUDHOFF (1912), pp. 349 s. (testo latino); secondo la dottrina l'aria di una città in cui era scoppiata un'epidemia di peste era, a volte più, a volte meno, sempre ricca di miasmi. Aprire le finestre appariva dunque poco sensato. D'altra parte non di rado i medici consigliavano di combattere l'aria appestata delle stanze dei malati e quindi di arieggiarle.

29. SUDHOFF, *op. cit.*

Cinque

REGIMI E CONSIGLI CONTRO LA PESTE

Tommaso del Garbo fu autore di un *Consiglio contro la peste,* un nuovo genere letterario che nacque in Europa nel 1348 e presentava strette affinità con i *Regimi contro la peste.* Nel caso dei *Regimi* si trattava di disposizioni dietetiche rivolte sia ai medici sia ai profani. Le due forme letterarie si mischiarono. Modelli per i Consigli contro la peste erano i *Consigli* relativi alle norme giuridiche, documentabili in Italia già nel XIII secolo, che integravano la legge scritta con la pratica quotidiana del tribunale[1]. Gli autori dei Consigli descrivevano casistiche. La causa e il decorso della peste venivano spiegati con la dottrina umoralpatologica tenendo conto delle esperienze maturate personalmente nei riguardi dell'epidemia sconosciuta. Tommaso del Garbo dà consigli anche ai medici, ai notai, ai sacerdoti, ai familiari e agli altri visitatori dei malati. Per proteggersi dal contagio, allo stesso modo di Galeno, consigliava pane intinto nel vino e le famose panacee quali la triaca e il mitridato[2], oltre ai chiodi di garofano il cui profumo, secondo la sua esperienza, possedeva un'azione disinfettante. Appare pragmatico il seguente consiglio impartito ai sacerdoti che dovevano raccogliere la confessione dei moribondi: tutti dovevano uscire dalla stanza così che il malato non fosse costretto a bisbigliare ma potesse al contrario parlare ad alta voce e non fosse dunque necessario per il confessore avvicinarsi a lui. Una volta lasciata la stanza di un malato, il visitatore doveva lavarsi le mani e la bocca con

1. Cfr. BAUMGÄRTNER-MAYER (1994).
2. Il mitridato era una panacea la cui origine veniva ricondotta a Mitridate VI, re del Ponto e la cui composizione vantava ben 43 elementi. Fu offerto agli imperatori romani come rimedio profilattico contro gli avvelenamenti (ad es. a Nerone). Per ciò che riguarda il testo di Tommaso del Garbo cfr. SUDHOFF (1912), pp. 349 s.

aceto e vino. Erano considerati altresì efficaci cibi dolci, conservati in acqua fresca, mescolati a sostanze stimolanti come melissa, fiori di buglossa e zucchero di «ottima qualità». La dose minima per chi seguiva una profilassi a base di triaca era rappresentata dall'assunzione giornaliera di una quantità di questa sostanza pari alla dimensione di una nocciola[3].

Nel *Consiglio contro la peste* di Giovanni Dondi si trovano suggerimenti dietetici e terapeutici. Il medico personale del vescovo di Milano[4] raccomanda il salasso persino sulla testa del malato in modo da ridurre il sangue infetto dell'organismo. L'abluzione del viso e delle mani con acqua di rose e aceto appare ovvia. Foschie e nebbie dovevano essere evitate così come il vento del sud. Dondi raccomanda di esporsi al mattino presto al fumo di un fuoco benodorante, ottenuto per esempio bruciando legna di quercia, frassino, olivo o mirto. L'aggiunta di balsamo, incenso o legno di sandalo alla fiamma ne rafforza l'azione disinfettante. Tutti i cibi dovevano essere aromatizzati con sostanze dai profumi molto forti. La carne di montone castrato, vitello, capra, pernice, fagiano e pollo era ritenuta sicura, mentre il pesce pericoloso. Vino e birra venivano espressamente consigliati, frutta dolce, come ad esempio le pere, facilmente deperibili, doveva invece essere evitata. Quasi tutti i consigli si spiegano con la teoria della peste di impronta umoralpatologica[5]. Le donne e ancor più «ogni rapporto disonorevole» andavano evitati e in genere tutto ciò che provocava il temuto «surriscaldamento» dell'organismo. Durante il giorno, inoltre, non si doveva dormire, non ci si doveva mai esporre al sole né stabilirsi in località calde e neppure in quelle umide e bisognava tenersi lontani dai bagni. Anche per il Dondi, che alla fin fine ottenne più successi come costruttore di orologi che come medico della peste[6], la fuga tempestiva rappresentava ancora il miglior rimedio profilattico.

Un anonimo padovano (scritti sulla peste comparvero dapprima quasi esclusivamente in Italia!), nel suo *Consilium* databile intorno al 1360, sottolinea che misure profilattiche dovrebbero essere adeguate sia alla stagione sia alla posizione geografica. All'autore, esperto di

3. SUDHOFF, *op. cit.*, (testo latino).
4. SUDHOFF, *op. cit.*, p. 352 («domini ducis Mediolanensis honorabilem medicum»).
5. A questo proposito cfr. ZITELLI-PALMER (1979), pp. 21-23.
6. A proposito dell'orologio astrologico del Dondi cfr. BERGDOLT (1992), p. 3; circa i divieti descritti cfr. SUDHOFF (1912), pp. 352-353.

astrologia, sembra importante che i medicamenti vengano assunti nel momento giusto e che le necessarie misure vengano adottate *per tempo*: se la minaccia della peste arriva in primavera è consigliabile fuggire per sottrarsi alla calura estiva ricca di miasmi. Chi non ha possibilità di fuga dovrebbe suffumicare con regolarità la casa e la zona circostante ad essa e combattere i miasmi della propria abitazione con rose, viole e «tutto ciò che abbia un buon profumo». Se il soffio pestifero – come in seguito a un terremoto – viene da fenditure della terra o da laghetti con acqua stagnante, i luoghi situati al piano terra devono essere evitati. Se invece viene dagli strati superiori dell'aria bisogna comportarsi nel modo opposto. Il movimento è sostanzialmente considerato dannoso perché aumenta il volume d'aria miasmatica inalata. Per stimolare la circolazione dovevano essere praticati solo massaggi leggeri. «Per quanto riguarda i momenti di sconforto, siate sereni e allegri», dice un'altra massima dell'anonimo. Importante è anche una ordinata digestione ed escrezione perché gli escreti che si accumulano nell'organismo tendono alla corruzione putrida[7]. Anche la comprensione di quest'opera è possibile soltanto sulla base di una conoscenza della teoria medievale sulla peste.

Il già citato *Consiglio* di Gentile da Foligno, in assoluto il più vecchio che ci sia pervenuto, era indirizzato ai medici di Genova. Audace appare il consiglio di lasciar levare alte le fiamme nei locali dell'abitazione. Ogni cibo doveva essere imbevuto nel vino. Come sostanze odorose dovevano essere impiegate la canfora nel caso di pasti caldi e la salaginella nel caso di pasti freddi. I cibi acidi erano considerati l'alimento ottimale («Non vi è alcun dubbio che tutto ciò che è stato reso acido contrasta la putrefazione»). A partire da Gentile, la triaca così come il salasso e l'isolamento dei malati rappresentarono le basi della terapia contro la peste[8].

Naturalmente si decantavano anche i metodi non comuni. Dionisio Colle da Belluno consigliava ai suoi concittadini come profilassi e terapia un rimedio naturale contenente elleboro, fiori di pesco, centaurea minore e licopodio uniti a zucchero e nettare. Il medico di campagna lodava anche l'azione del succo di sambuco e delle piante di euforbia, diluiti in latte di capra. Oltre a ciò sosteneva l'azione antimiasmatica delle sostanze aromatiche. Era

7. Cfr. SUDHOFF (1913), pp. 334-336.
8. Cfr. SUDHOFF (1912), pp. 332-334.

dunque consigliabile tenere in bocca bacche di alloro e di ginepro o ancor meglio cortecce di larici, pini e abeti[9]. Del resto nella sua cronaca sulla peste di Firenze anche il Boccaccio confermava che l'epidemia rappresentò per quei medici che non si servivano di metodi comuni e per i ciarlatani che «alcuna dottrina di medicina [non avevano] avuta giammai» un momento particolarmente favorevole[10].

I *Consigli* e i *Regimi* contro la peste rappresentarono i manuali della «prima ora» e dopo il 1348 furono diligentemente copiati in tutta Europa. I medici si preoccuparono disperatamente di fornire la prova delle conoscenze professionali, da molti messe in discussione. Esaminando in modo critico le misure profilattiche e terapeutiche suggerite, soltanto il consiglio di fuggire era sensato. Certamente le pulci (allo stesso modo di molti altri insetti) rifuggivano effettivamente da determinate sostanze odorose così come dal calore del fuoco, ma tuttavia le relative raccomandazioni (senza dubbio basate su esperienze dell'epidemia molto generali e vecchie di secoli) non avrebbero mai potuto fermare un'epidemia di peste scatenatasi in spazi circoscritti e men che meno la peste polmonare. Più efficace era invece un'altra misura: già prima della peste nera numerose epidemie, meno pericolose rispetto alla peste, avevano suggerito l'opportunità di isolare coloro che erano affetti da malattie sconosciute. Che questa cautela fosse sensata anche nel caso della peste lo si notò già dopo pochi giorni. In un'epoca in cui non si conosceva ancora nulla di microscopi e di antibiotici il sapere non poteva spingersi oltre. Non sarebbe tuttavia corretto ignorare che la patologia umorale, pur in tutte le sue deficienze pratiche, rappresentava in sé un sistema di pensiero logico che sembrava spiegare facilmente cause e sintomi di molte malattie[11].

9. Cfr. HAESER (1865), pp. 41-43.

10. Cfr. BOCCACCIO (1985), p. 13.

11. A proposito della patologia umorale cfr. BERGDOLT-KEIL (1991). Per questo suo carattere di risolutezza che sembrava spiegare con facilità i molti problemi medici, la patologia umorale fu dominante in Europa fino al XVIII secolo, naturalmente con modificazioni e miglioramenti.

Sei

L'EUROPA INTORNO AL 1348

Quando nell'anno 1347 la peste nera invase l'Europa centrale, la situazione politica di questa regione, dopo un periodo di crisi, era tornata alla tranquillità. Nel 1346 Carlo IV di Lussemburgo, figlio di Giovanni di Boemia e nipote di Enrico VII, fu eletto a Rhens re di Germania e incoronato a Bonn[1]. Nello stesso anno, a Crécy, la sconfitta dei lussemburghesi, sostenitori dei francesi, non poté arrestare la loro ascesa. Nel 1347 morì il principale oppositore interno di Carlo, l'imperatore Ludovico il Bavaro, e in seguito si consolidò definitivamente l'egemonia lussemburghese. Nel 1348, anno della peste, Carlo fondò a Praga, sua futura capitale, la prima Università dell'impero a nord delle Alpi e vi fece costruire la Città Nuova. Va considerato capriccio della storia che la nuova capitale, visitata da uomini provenienti da ogni dove[2], fu una delle poche città dell'Europa centrale ad essere risparmiata dalla peste nera degli anni 1348-1350[3].

La Chiesa era indebolita dalla «cattività babilonese» dei papi ad Avignone (1309-1377). Un ancor maggiore indebolimento del suo potere, quale fu rappresentato dal *grande scisma* (1378-1417) andava già profilandosi[4]. Successore di Pietro era dal 1341 Clemente VI che come Roger Fécamp era stato a Parigi maestro di Carlo[5]. La Francia, per la quale il secolo era iniziato in modo sanguinoso con la soppressione dell'Ordine dei Templari (1314), pativa dal 1339 gli orrori della guerra dei Cent'anni. Dal 1347 la fortuna era poi deci-

1. Cfr. KOLLER (1987), pp. 422 s.
2. Tra i visitatori di Praga (e dell'imperatore) si annoverano Cola di Rienzo (1350) e Petrarca (1356).
3. Cfr. HOENIGER (1882), p. 32; GRAUS (1963), pp. 720-724.
4. Cfr. KOLLER (1987), pp. 433-35.
5. Per quanto riguarda Clemente VI cfr. LENZENWEGER (1986), coll. 2143 s. (Bibl.)

samente favorevole agli inglesi il cui re Edoardo III dopo la vittoria di Crécy poté scacciare i francesi da Calais[6].

Prima della peste le Fiandre e l'Italia erano senza dubbio i paesi più agiati d'Europa. Entrambi si erano arricchiti con il commercio, disponevano di uno sviluppato sistema bancario e anche da un punto di vista culturale occupavano una posizione di primo piano. All'inizio del secolo, tuttavia, andarono aumentando i sintomi della crisi. La situazione politica dell'Italia era estremamente confusa. Le tensioni sociali erano tenute a fatica sotto controllo. A Firenze in seguito a una grave crisi economica e al fallimento di numerose banche si arrivò nel 1342 alla dittatura del Duca di Atene[7] che però, già nell'anno successivo, venne cacciato dalla città[8]. Nel 1344 centinaia di uomini furono vittime di una grave carestia[9]. Nell'Italia settentrionale Milano e Verona, sotto la guida di Azzo Visconti e Mastino II della Scala, rappresentavano due centri di potere contrapposti a Venezia e Firenze. Venezia, per parte sua, era indebolita dall'annosa lite con Genova che si concluse soltanto con la battaglia navale di Chioggia (1381). Il tentativo di colpo di stato di Bajamonte Tiepolo rifletteva già all'inizio del secolo una situazione interna di logoranti lotte per il potere[10]. L'Italia meridionale si trovava invece sotto il dominio degli Angiò che si andava per altro indebolendo, perdendo credito anche da un punto di vista morale[11]. Nel 1347 Cola di Rienzo si erigeva in Roma a tribuno del popolo e più tardi, a Praga, avrebbe offerto a Carlo IV la corona imperiale romana[12].

L'Europa orientale e i Balcani erano suddivisi in numerosi territori soggetti a diversi domini. Bisanzio, dalla fine dell'impero latino (1261), subiva la pressione degli ottomani che a partire dal 1300 avevano conquistato quasi tutta l'Asia minore. L'avanzata dei serbi e una guerra civile a Bisanzio tra Andronico II e suo nipote Andronico III portarono nel 1328 persino a una divisione dell'impero che ritrovò poi nuovamente la sua unità ad opera di Giovanni

6. Cfr. FOLZ (1987), p. 744; TUCHMAN (1984), pp. 77-96.
7. In realtà si trattava del francese Gualtieri di Brienne.
8. Cfr. BRUCKER (1990), p. 169; HAVERKAMP (1987), p. 645.
9. Cfr. MANNI (1844), p. 249.
10. Cfr. HAVERKAMP (1987), pp. 641-44; a proposito di Bajamonte Tiepolo cfr. KRETSCHMAYR (1964), pp. 181-183; sulla guerra di Chioggia, *ibid.*, pp. 229-242.
11. Cfr. l'assassinio di Andrea, marito della regina Giovanna (1345). HAVERKAMP, *op cit.*, p. 645.
12. Cfr. Bibliografia in MANSELLI (1986), coll. 26-28.

Cantacuzeno[13]. La stabilità del dominio mongolo in Oriente apriva numerose vie commerciali, anche attraverso il territorio bizantino, vie commerciali che avrebbero avuto un importante ruolo nella diffusione verso Occidente della peste nera. Dal 1346 il dominio bizantino di fatto comprendeva ormai soltanto la Tracia, le isole dell'Egeo settentrionale, Tessalonica e molte *exclave* nel Peloponneso[14].

La situazione, minacciosa in diversi luoghi, e i contrasti militari che si susseguivano crearono negli uomini del tempo uno stato di paura e preoccupazione. Con uno sguardo retrospettivo i cronisti padovani Guglielmo e Albrigeto Cortusio scrivevano nel 1364: «Allora (1348) il mondo della cristianità era implicato in ben cinque guerre: Smirne contro i turchi, il re inglese contro la Francia, quello ungherese in Puglia, il re di Boemia, nonché eletto imperatore romano, contro la Baviera e il tribuno romano in fuga verso la Puglia, inseguito dai patrizi. Il genere umano era così colpito e sapeva di non poter cambiare nulla di ciò che Dio faceva perché l'uomo imparasse di nuovo il timor di Dio»[15].

Intorno alla metà del XIV secolo l'Europa attraversava anche una crisi *spirituale*. La visione del mondo medievale fu messa in discussione, in particolar modo in Italia e in Francia. Il diritto feudale appariva a molti bisognoso di una riforma. Dubbi e paura del futuro tormentavano il clero come la borghesia[16]. Gli umanisti italiani combattevano contro il primato della Scolastica nella cultura e nella scienza e guardavano al mondo spirituale del Medioevo con scherno e ironia[17]. Essi privarono i propri contemporanei anche dei fondamenti spirituali che si erano andati formando nel corso di secoli e che solo a poco a poco vennero sostituiti da una concezione umanistica del mondo[18].

In questo contesto si deve supporre che l'evoluzione dell'arma da fuoco nella prima metà del XIV secolo presentò per la maggior parte delle popolazioni europee un evento così significativo e carico di conseguenze quanto fu, ad esempio, cento anni più tardi, ad opera di Gutenberg, la ben più nota invenzione della stampa (che in una

13. Cfr. MAIER (1987), pp. 1158 s.
14. MAIER, *op. cit.*, p. 1161.
15. Cfr. MURATORI (1728) XII, coll. 926 s.
16. Cfr. cap. 22.
17. Cfr. BERGDOLT (1992), pp. 5-9. Protagonista di questo movimento fu il Petrarca.
18. Questi fondamenti, siano essi di contenuto teologico, filosofico o medico, furono trasmessi attraverso la Scolastica aspramente combattuta dagli umanisti del XIV secolo. Cfr. BERGDOLT, *op. cit.*, pp. 1-28.

società con un tasso di analfabetismo intorno al 90 per cento tornò inizialmente a profitto soltanto di una ristretta cerchia di persone)[19]. Al tempo della grande peste la polvere da sparo era certo già nota in tutta Europa. È vero, questa invenzione godeva dei frutti delle conoscenze artigianali e delle esperienze tecniche del Medioevo (la fusione del cannone era in stretto rapporto con la fusione della campana!), ma nel corso del XIV secolo le strategie militari avevano subito delle modificazioni. Secondo lo Zinn si andava ormai profilando una fatale «linea di sviluppo tecnico indirizzata alla distruzione» e si innescò un'impressionante spirale bellica che mise fine agli ideali cavallereschi del Medioevo[20]. Molti sono gli elementi a sostegno della tesi in base alla quale si afferma che l'arma da fuoco rappresentò l'innovazione per eccellenza dell'età moderna. Non fu dunque soltanto la peste la causa dell'imbarbarimento dei costumi. Anche le battaglie della guerra dei Cent'anni, grazie alla nuova tecnica delle armi, si distinsero per una particolare crudeltà e disprezzo per l'umanità[21].

Quasi altrettanto rivoluzionaria e carica di conseguenze come la diffusione dell'arma da fuoco, fu un'altra invenzione, più piacevole rispetto alla prima, sempre avvenuta nel XIV secolo: la costruzione dell'orologio meccanico. Questo orologio a pesi soddisfaceva un'originaria esigenza di coloro che abitavano le città, di poter *misurare* il tempo[22]. Molti mestieri, la società in genere, si adeguarono in brevissimo tempo al rintocco della campana.

A partire dagli anni quaranta l'Europa della città e della campagna viveva sotto l'orologio della torre. Il campanile acquistò un significato nuovo, centrale. Le tecniche tradizionali per la misurazione del tempo come gli orologi ad acqua, candele predisposte con apposite tacche o le registrazioni della posizione degli astri persero presto di importanza. Ingegneri geniali come Richard Wallingford (intorno al 1320) o il medico padovano Giovanni Dondi (intorno al 1360) crearono grandi orologi dai quali i loro contemporanei, con grande meraviglia, potevano

19. Cfr. ZINN (1989), p. 25.
20. ZINN, *op. cit.*, p. 26.
21. La vittoria degli arcieri inglesi contro i pesanti cavalieri corazzati dell'esercito di nobili francese a Crécy (1346) fu per questo esemplare, cfr. ZINN, *op. cit.*, p. 123.
22. Sullo sviluppo degli orologi cfr. l'eccellente monografia di DOHRN-VAN ROSSUM (1992), pp. 102-135. Circa la problematica della denominazione cfr. *ibid.*, pp, 56 s.; si veda anche ZINN, *op. cit.*, pp. 108-113.

rilevare le fasi lunari, le posizioni dei pianeti e persino le feste mobili[23]. La meccanica dell'orologio di questo periodo rimase a lungo pressoché invariata e per il suo superamento bisogna attendere fin quasi al XVIII secolo[24].

D'altra parte però queste nuove meraviglie acuivano la coscienza della limitatezza della vita umana. Il tocco dell'orologio ricordava con regolarità e inesorabilmente la fugacità di tutto ciò che è terreno, una consapevolezza che in tempo di peste e di guerra veniva confermata centinaia di volte. Nessuna meraviglia dunque che anche la letteratura del tempo si occupasse frequentemente di questo fenomeno[25].

Sullo sfondo delle crisi e delle innovazioni ricordate, sufficienti perché già a quel tempo si parlasse di una «nuova epoca»[26], il XIV secolo vide anche il più importante crollo demografico che si sia verificato in Europa fino al XX secolo e nello stesso tempo la più terribile persecuzione degli ebrei precedente all'Olocausto di Hitler. Se si considera poi che gli avvenimenti del 1348 furono preceduti da un cambiamento di clima – a partire dall'inizio del secolo si registrò nell'Europa centrale una flessione delle temperature – si ha il quadro completo di una catastrofe globale[27]. Nessuna meraviglia dunque se la paura diventò la compagna dell'uomo...

23. Circa l'orologio della torre cfr. DOHRN-VAN ROSSUM, *op. cit.*, pp. 185-201. L'orologio del campanile precedette l'orologio della torre. A proposito di Wallingford e Dondi cfr. ZINN (1989), p. 108.

24. Ai costruttori di orologi del tempo mancava naturalmente la molla a spirale per la produzione di orologi da tasca, cfr. ZINN, *op. cit.*

25. La caducità di tutto quanto è terreno non viene sottolineata soltanto dalla letteratura religiosa del tempo ma anche dal Petrarca che in molte opere pone l'accento sul concetto della *Vanitas*, cfr. BERGDOLT (1992) pp. 77-105.

26. A partire da Renan, il Petrarca viene effettivamente considerato il padre del Rinascimento, il primo uomo «moderno», cfr. BERGDOLT (1992), p. 7.

27. A questo proposito cfr. TUCHMAN (1984), p. 37; in generale sulle catastrofi del secolo, cfr. CARPENTIER (1962), pp. 1074-1083.

Sette

L'ORIGINE DELLA PESTE

La peste nera arrivò dall'Asia. In Cina, si raccontava nei porti del Mediterraneo, morivano da qualche tempo molte persone, in un modo allarmante. Soprattutto in Italia si diffuse quindi una certa inquietudine.

Nel 1346 scriveva il cronista fiorentino Matteo Villani: «Cominciossi nelle parti d'Oriente, nel detto anno, inverso il Cattai e l'India superiore, e nelle altre provincie circustanti a quelle marine dell'oceano, una pestilenzia tra gli uomini d'ogni condizione di catuna età e sesso, che cominciavano a sputare sangue, e morivano chi di subito, chi in due o in tre dì... Questa pestilenzia si venne di tempo in tempo, e di gente in gente apprendendo, comprese infra il termine d'uno anno la terza parte del mondo che si chiama Asia. E nell'ultimo di questo tempo s'aggiunse alle nazioni del Mare Maggiore, e alle ripe del Mare Tirreno, nella Soria e Turchia, e in verso lo Egitto e la riviera del Mar Rosso, e dalla parte settentrionale la Rossia e la Grecia, e l'Erminia e l'altre conseguenti provincie...»[1] L'autore non immaginava che molto presto, nel mezzo dell'Europa, egli stesso sarebbe stato vittima di quella malattia sconosciuta[2].

Ma dove aveva avuto origine? Il medico arabo Ibn Hatimah supponeva che avesse avuto origine in «Hata, Cina in lingua persiana»[3]. Il suo connazionale Ibn Battuta credeva di averla già incontrata nel 1332 alle pendici meridionali dell'Himalaya[4]. Il suo vero focolaio d'origine era presumibilmente situato nella regione del lago Bajkal in Asia centrale dove, durante gli scavi

1. Cfr. MURATORI (1729) XIV coll. 11 s.; VILLANI (1858) II, p. 8.
2. Matteo Villani fu vittima della peste e morì nel 1363.
3. Cfr. BIRABEN (1976) I, p. 49.
4. Cfr. STICKER (1908), p. 42; BIRABEN, *op. cit.*, p. 50.

nelle catacombe cristiane gli archeologi hanno registrato, riferita agli anni trenta del XIV secolo una mortalità eccezionalmente elevata[5]. Nei territori della Transoxiana, allora sotto il dominio mongolo ma abitati da cristiani nestoriani, l'epidemia raggiunse, attraverso la regione dell'Issyk-Kul, Tabriz a Occidente, l'India settentrionale e la Cina a Oriente. Alla fin fine sarebbe stata la via della seta ad essere fatale per l'Europa. A occidente del lago d'Aral si possono seguire le tracce mortali della peste attraverso le pianure dell'Ustjurt intorno alla costa settentrionale del Mar Caspio fino ad Astrakan che fu colpita nel 1346. Procedendo verso sud-ovest raggiunse la regione del Don, il Mar d'Azov e infine la sponda settentrionale del Mar Nero. Le sue ultime tappe al di fuori dell'Europa furono descritte in modo dettagliato già da storiografi bizantini come Niceforo Gregora e Giovanni Cantacuzeno[6].

Data la scarsità delle fonti resta poco chiaro se le epidemie accertate per l'anno 1341 nella Russia occidentale e in Siria rappresentarono una prima ondata di peste[7]. Appare interessante osservare come l'epidemia nel suo procedere dall'Asia verso occidente abbia continuamente aumentato la sua velocità di diffusione. È anche certo che la fiorente attività commerciale sviluppatasi sotto il dominio mongolo favorì la mobilità di uomini e animali, pulci della peste incluse[8].

La voce di una nuova, grave epidemia inquietava sempre più l'Europa. Nessuno sapeva di preciso dove si trovasse Catai, la regione dove in un primo tempo si pensava avesse avuto origine la peste[9]. I racconti dei viaggiatori erano impressionanti. La verità si mescolava alla fantasia. Ciascuno aveva la pretesa di aver riconosciuto segni funesti. Fenomeni naturali insoliti venivano interpretati come prodigi. Da una cronaca di Bologna apprendiamo notizie sui presunti fenomeni concomitanti alla comparsa della nuova malattia:

«Si diffuse, a quanto sembra, già nel 1347 in Cina e in Persia, dove piovve acqua mista a vermi e tutti gli uomini e le regioni ne furono colpiti. Palle di fuoco, grosse come grandi teste d'uomo,

5. BIRABEN, *op. cit.*, p. 51.
6. Cfr. HAESER (1865), p. 23; si veda anche LECHNER (1884), p. 19; circa la diffusione cfr. KEIL, *op. cit.*, p. 112.
7. Cfr. STICKER (1908), p. 42.
8. Cfr. BIRABEN (1976) I, p. 52.
9. Cfr. ZIEGLER (1972), p. 13.

sembravano cadere dal cielo, così come succede quando nevica. Cadevano sulla terra e bruciavano campagna e poderi come se fossero fatti solo di legno. Ci si raccontava anche che bruciando si fosse sprigionato un terribile fumo che avrebbe fatto immediatamente cadere a terra morti coloro che lo avevano visto[10]».

I dati geografici di cui si disponeva nel XIV secolo erano davvero vaghi. Sentendo parlare di Cina e Persia soli pochi europei erano in grado di immaginarsi qualcosa. Nel XIV secolo le nozioni sull'Asia, malgrado le cronache di viaggiatori come Marco Polo, erano quanto mai limitate[11]. Quanto alle regioni interne dell'Asia, persino i planisferi del XV secolo presentavano gravi lacune[12]. Insostenibile è anche l'indicazione relativa all'anno così come viene fornita dal cronista bolognese. Nel 1347 la peste raggiunse già l'Italia. Ma notizie di orrori di questo tipo, alimentate dalla paura, dalla fede nei miracoli e dal desiderio di mettersi in mostra non erano tuttavia rare. Nell'aprile del 1348 un ecclesiastico che si trovava presso la curia di Avignone, scrisse in patria, alla propria diocesi fiamminga, che nel 1347 la peste si diceva fosse scoppiata in India. Dopo che vi si era verificata una pioggia di rane, serpenti, lucertole, scorpioni e quant'altri animali velenosi, il giorno successivo, durante un temporale inimmaginabile, una terribile grandinata avrebbe sterminato uomini e animali. Coloro che erano sopravvissuti sarebbero poi morti tre giorni dopo, bruciati da un fuoco caduto dal cielo che produsse un fumo impenetrabile. Per il puzzo dei cadaveri l'intera regione e i paesi vicini, fino alle coste del Mar Nero, sarebbero stati invasi da un soffio pestifero[13]. Per quanto anche questo racconto sia impreciso nell'indicazione delle date e sia stato scritto quando la peste imperversava già in Europa, lascia tuttavia supporre quanto grande fosse in Europa la paura ancor *prima* dell'arrivo della peste nera[14].

Un altro autore europeo segnalava che nell'Oceano Indiano i

10. Cfr. CARDUCCI - FIORINI (1908), pp. 583-585.

11. Cfr. ZIEGLER (1972), p. 13; accanto a Marco Polo vanno ricordati in questo contesto anche Jean de Mandeville e Oderico da Pordenone, cfr. BAUMGÄRTNER (1992), coll. 188 s

12. Cfr. ad esempio il planisfero di Fra Mauro del 1460, KRETSCHMAYR (1964) II, p, 489; cfr. anche le carte dell'Asia del museo Correr di Venezia in BIADENE (1990), pp. 58 s. e p. 87.

13. Cfr. ZIEGLER (1972), p. 14 (testo inglese).

14. Cfr. cap. 22.

vapori acquei sarebbero stati corrotti dalle esalazioni dei cadaveri sparsi qua e là. Spinti sulla terra provocavano ovunque peste e morte[15]. La cronaca degli Este di Ferrara «confermava» quella che ci è giunta da Bologna:

«Tra Catai e la Persia era comparsa una forte pioggia di fuoco. Come se si trattasse di fiocchi di neve, il fuoco cadeva sulla terra, bruciando montagne, pianure e tutte le restanti regioni, uomini e donne compresi. Poi si formò una enorme colonna di fumo. E chi la guardava moriva a distanza di una mezza giornata. E allo stesso modo morivano quegli uomini e quelle donne che videro qualcuno che era stato testimone oculare di questo avvenimento»[16].

15. Cfr. ZIEGLER (1972), p. 14.
16. Cfr. MURATORI (1730) XV, col. 448.

Otto

LA PESTE NERA NELL'EUROPA ORIENTALE

Secondo i racconti del tempo[1] la peste raggiunse per la prima volta una città europea nella primavera del 1347. Si trattava di Caffa (l'odierna Feodosija), in Crimea, allora centro di commercio dei genovesi che qui scambiavano con i commercianti tartari, russi e asiatici le loro merci importate dall'Italia. Ancora una volta sarebbe stato il commercio a favorire la diffusione dell'epidemia.

Dal 1346 Caffa era assediata dai tartari sotto la guida dei Khan Djanisberg. Dopo che gli abitanti delle località limitrofe si erano rifugiati all'interno delle mura della città, il principe tartaro cercò di prenderli per fame, senza però arrivare all'estrema conseguenza, come dimostra l'arrivo a intervalli irregolari di navi di sblocco[2]. Tra i tartari scoppiò ora, del tutto inaspettata, la peste. Questa permise che tra gli assediati, che avevano già pensato alla resa, si riaccendesse il lume della speranza, dal momento che l'anello nemico intorno alla città si andava sgretolando. Ma un primo esempio di conduzione batteriologica della guerra sembra aver suggellato il loro destino. Gabriele de Mussis, giovane notaio piacentino che dal 1346 viveva a Caffa ma che in seguito riuscì a fuggire in Italia, racconta come nel giro di poche settimane fosse scoppiato l'inferno:

«In questo momento l'epidemia colpì i tartari. L'intero loro esercito fu colto dal panico e ogni giorno erano in migliaia a morire. Agli accerchiati sembrò come se dal cielo fossero scagliati dardi di vendetta che tenessero a freno la spavalderia dei nemici. Dopo poco tempo questi mostravano nei loro corpi proprio i

1. Cfr. il racconto del piacentino Gabriele de Mussis che nel 1347 si trovava a Caffa e fu testimone oculare della peste che vi scoppiò.

2. In questo modo gli assediati riuscirono a resistere per tre anni all'assedio dei tartari cfr. HAESER (1865), pp. 17 s.

sintomi caratteristici, vale a dire umori raggrumati alle giunture e agli inguini. Quando a tutto ciò faceva seguito la febbre della putrefazione morivano e i medici non erano in grado di offrire loro né consiglio né aiuto. Quando i tartari, indeboliti dalla battaglia e dalla peste, sgomenti e completamente allibiti dovettero prendere atto che il loro numero si faceva sempre più esiguo e riconobbero di essere in balia della morte senza speranza alcuna di salvezza, legarono i cadaveri su catapulte e li lanciarono così all'interno della città di Caffa perché tutti morissero di quella peste insopportabile. Si vedeva come i cadaveri che essi avevano lanciato si ammucchiavano gli uni sugli altri fino a formare delle montagne. I cristiani non potevano né portarli via né fuggire davanti a loro.

La salvezza sembrava possibile solo gettando nelle acque del mare i cadaveri che precipitavano. Tuttavia l'aria fu ben presto ammorbata e così anche l'acqua, avvelenata da quella putrefazione pestilenziale. Si diffuse un tale puzzo che di migliaia di uomini solo uno fu ancora in grado di lasciare l'esercito e tentare la fuga. Anche lui portò con sé la peste, trasmettendone ovunque il veleno, e bastava che qualcuno lo vedesse perché il morbo contagiasse luoghi e persone»[3].

Il fatto che il solo «sguardo» causasse il diffondersi del morbo dimostra che a imperversare era la peste polmonare[4]. Il De Mussis aggiunge che a quel tempo l'epidemia aveva già raggiunto la Persia, la Caria, l'Armenia, Tarso, la Georgia, la Mesopotamia, la Nubia, l'Etiopia, il Turkmenistan, l'Egitto, la Grecia e la regione dei Saraceni[5]. In breve tempo il commercio nel Levante ebbe un tracollo. Sulle navi dei commercianti le pulci della peste e le pulci dell'uomo, infette, annidate nel pelo dei ratti comuni, negli abiti dei marinai come nelle pellicce, nei tessuti, nei barili di granaglie arrivavano a sud e a ovest. Trebisonda, sulla costa meridionale del Mar Nero fu colpita già nel 1347, come Alessandria e Cipro. Lungo il corso dei grandi fiumi la peste si conquistò l'interno dei paesi. Nessuno però riusciva a spiegarsi perché si diffondesse più rapidamente verso valle che verso monte o perché in un

3. Cfr. HAESER (1865), p. 18.

4. La peste polmonare, come il raffreddore, veniva trasmessa per via aerea, cfr. HARRISON (1989).

5. Cfr. HAESER (1865), pp. 17 s.

primo momento alcune città ne rimasero per anni risparmiate[6]. Nell'estate del 1347 si lamentarono le prime vittime anche a Costantinopoli. La capitale dell'impero bizantino visse così la seconda grande, catastrofica pestilenza della sua storia[7]. Morirono persino i membri della famiglia imperiale. L'imperatore stesso, Giovanni Cantacuzeno, raccontò nella sua cronaca:

«La malattia era indomabile e non c'era né condotta di vita né mescolanza degli umori, per quanto equilibrata, che riuscissero a tenerle testa. Colpiva qualsiasi tipo di organismo, debole o forte che fosse. Chi aveva la possibilità di farsi curare moriva allo stesso modo dei più miseri. Questo anno non mostrò neppure nessuna tendenza a sviluppare altri tipi di epidemie. Al contrario chi soffriva già di altre malattie, ora temeva solo questa. L'arte medica non era in grado di ottenere nessun risultato. L'epidemia aveva tuttavia differenti forme di decorso. Alcuni morivano il giorno stesso in cui si erano ammalati e tra questi alcuni addirittura dopo un'ora. Chi invece era sopravvissuto due o tre giorni, veniva colto in un primo momento da una forte febbre e, dopo che la malattia aveva colpito la testa, da paralisi degli organi vocali e offuscamento delle facoltà percettive, cui faceva poi seguito un profondo stato di incoscienza. Se si svegliava e cercava di parlare, si trovava la lingua paralizzata e la maggior parte delle cose che voleva dire risultava incomprensibile essendo i nervi della nuca atrofizzati. E poi moriva molto rapidamente»[8].

Senza ovviamente conoscere le connessioni patomeccaniche, anche questo autore distingueva di nuovo, pur in modo empirico, la peste bubbonica dalla peste polmonare[9]. Impressionante appare però la descrizione della sintomatologia di un'infiammazione della meninge e dell'encefalo. A suscitare maggiore angoscia era naturalmente la peste polmonare: «La malattia colpiva altri soggetti non alla testa ma ai polmoni ed era causa di fortissimi dolori al petto. Questi avevano espettorazioni sanguinolente e dall'interno del loro organismo si sprigionava uno strano alito, maleodorante. La cavità orale e

6. Cfr. ZINN (1989), pp. 156-159; si veda anche BIRABEN (1976) I, pp. 53-55.

7. Cfr. STICKER (1908), p. 46. La prima peste che colpì la città fu quella di Giustiniano, che devastò il paese con numerose epidemie.

8. Cfr. HAESER (1865), p. 23.

9. Di peste polmonare si moriva effettivamente già dopo uno o due giorni, cfr. RATH (1955), p. 2431; cfr. anche cap. 3.

la lingua, secche per la febbre, erano anche nere e sanguinanti. Che bevessero molto o poco, non faceva alcuna differenza. Soffrivano anche di insonnia e di altri disturbi generali»[10].

Cantacuzeno, nel suo interesse per la medicina[11], dedica una particolare attenzione alle modificazioni del tessuto cutaneo caratteristiche della peste, come l'ingrossamento dei linfonodi (bubboni) e altre formazioni di macchie provocate da emorragie:

«Al di sopra e al di sotto dell'articolazione della spalla, in alcuni soggetti anche all'articolazione della mandibola, in altri anche in diverse ulteriori parti corpo, si formavano dei depositi, a volte piccoli, a volte più grossi dai quali si sviluppavano delle masse di colore nero. In altri soggetti ancora si osservavano su tutto il corpo delle punture, sempre di colore nero, in alcuni soggetti in numero cospicuo e più trasparenti, in altri le une vicine alle altre così da fondersi e per questo dunque più grosse. Tuttavia tutti quelli che sviluppavano questi sintomi morivano allo stesso modo anche se per alcuni vi era la perfetta coincidenza di tutti i sintomi, per altri solo di uno o alcuni.

I pochi che però sopravvissero alla malattia non ne furono più colpiti una seconda volta e si trovavano in una condizione di sicurezza... Alle cosce e alle ascelle si formavano (altresì) dei grossi depositi che, se incisi, lasciavano fuoriuscire una massa maleodorante. Il morbo si concentrava poi in questo punto ed eliminava la materia nociva. Molti contagiati potevano così, contrariamente ad ogni aspettativa, essere comunque salvati»[12].

Al racconto dell'imperatore corrispondeva anche la descrizione di Niceforo Gregora (morto nel 1360), secondo il quale anche molti cani, cavalli, uccelli e tutti quelli che vivevano nella casa di un malato, morivano[13]. Nell'estate del 1347 furono contaminate le coste orientali del Mar Mediterraneo, senza eccezione alcuna. La peste minacciava ora l'Europa centrale ora quella meridionale, in particolar modo l'Italia i cui porti e le cui capitali, attraverso il commercio, erano strettamente collegati con il Levante.

10. Cfr. HAESER (1865), *op. cit.*, pp. 23 s.

11. A proposito di Giovanni VI Cantacuzeno (imperatore dal 1341 fino al 1354) cfr. CARILE (1991); si veda anche STICKER (1908), pp. 46 s.

12. Cfr. HAESER (1865), p. 24. La traduzione è stata leggermente modificata.

13. Cfr. STICKER (1908), p. 247.

Nove

LA PESTE IN ITALIA

Già nel 1347 la peste aveva raggiunto Costantinopoli e quasi tutti i porti del Mediterraneo orientale[1]. Non senza sgomento, gli europei presero atto che a favorire la diffusione delle epidemie non erano soltanto i contrasti bellici con le loro crudeltà e incalcolabili conseguenze ma anche la fioritura del commercio che accompagna il ripristino di uno stato di pace nel paese, così come gli stretti rapporti e contatti politici e culturali[2]. Ogni porto o centro di commercio del Levante che veniva contagiato, essendo punto di partenza di linee marittime e di vie commerciali, funse da moltiplicatore della peste nera. Se si tiene conto della mancanza di esperienza da parte delle autorità e dell'impotenza della medicina classica di stampo galenico[3], il cammino trionfale della peste attraverso l'Europa era già predeterminato nel momento in cui essa ne aveva colpito le città orientali. Il De Mussis illustra il percorso della peste dalla Crimea verso l'Italia:

«Così dalla già ricordata città di Caffa, con alcune navi, governate da marinai certo ancora vivi ma comunque già contagiati dal morbo, si raggiunse Genova, con altre Venezia e con ancora altre, altre regioni della cristianità. Può sembrare incredibile: non appena i marinai scendevano a terra in una qualche località (le esalazioni malsane li accompagnavano) ed entravano in contatto con delle persone queste morivano. In seguito a questo pestilenziale contagio in ogni città, villaggio, paese, gli abitanti, uomini o donne che fossero, venivano colti da una rapida morte. Quando qualcuno si ammalava aveva poco dopo un tracol-

1. Cfr. BIRABEN (1976) I, pp. 53 s.
2. Cfr. BULST (1979), p. 49; si veda anche BIRABEN, *op. cit.*, p. 52.
3. Circa le teorie sulla peste elaborate dai medici del tempo cfr. cap. 4.

lo cui faceva seguito la morte. Anche la sua famiglia era ormai stata contagiata. Allo stesso modo morivano anche i becchini, cui toccava il compito della sepoltura dei cadaveri. E la morte arrivava anche dalle finestre. Città e castelli si spopolavano e si piangevano interi paesi come fossero propri congiunti[4]».

La cronaca termina con un grido di disperazione. Come molti uomini del suo tempo, testimoni della peste nera, l'autore si sente anch'egli responsabile della sua diffusione. Avevano peccato e dunque suscitato la collera divina? La propria disordinata condotta di vita non contribuiva forse al trionfo della peste? I comuni italiani non avevano forse agito irresponsabilmente lasciando entrare nei propri porti le galee infette? Il racconto pacato si trasforma in un focoso rimprovero:

«O Genova, cosa hai fatto! E voi, Sicilia, e voi, ricche isole in mezzo al mare, raccontate del giudizio divino! E anche voi, Venezia, Toscana e Italia intera, raccontate come vi siete comportate. Noi, da Genova e da Venezia, ci siamo dati pena di decifrare il decreto divino. Quale dolore! Quando indirizzavamo le nostre flotte contro città straniere ci rivolgevamo in realtà contro la nostra stessa casa! Dopo che l'epidemia ci aveva raggiunto e di mille navi solo una decina ne erano rimaste, amici, congiunti e vicini ci vennero incontro da ogni luogo, a riceverci. Ahimè, noi, proprio noi portavamo i dardi della morte, e venivamo abbracciati e baciati e trattenuti. Con il nostro racconto, uscito dalla nostra stessa bocca, fummo costretti a diffondere il veleno...»[5]

L'Italia fu travolta dalla peste in modo drammatico. I marinai affetti dalla mortale peste polmonare attraverso le particelle di espettorato, cariche di bacilli, trasmisero il contagio. Il racconto del De Mussis in questo punto viene confermato pienamente dai moderni studi sulle epidemie[6]. I giovani giuristi furono soprattutto impressionati dal crollo della tradizionale scala di valori, dal vacillamento di vecchissime tradizioni, apparentemente stabili, dal fallimento della società cristiana. La sensazione di essere vittima della vendetta divina, ma anche la battuta d'arresto subita dal commercio, l'impotenza dell'ambiente circostante, la lacerazione dei vincoli

4. Cfr. HAESER (1865), p. 19.

5. HAESER, *op. cit.*

6. Cfr. HARRISON (1989) e cap. 3. Con tutta probabilità nei porti la peste si trasmise attraverso la saliva.

familiari e la paura della morte cambiarono in brevissimo tempo gli uomini. Ogni giorno erano in molti a morire. La criminalità si andava diffondendo ma anche gli stessi ladri si esponevano a un alto rischio:

«Città, mura, campagne, boschi, sentieri e corsi d'acqua sono da quel momento popolate di briganti. Si tratta di esseri malvagi, la più dolorosa spina nel fianco dei giudici. A tutti sembrano una terribile punizione. In grande parte possiamo spiegare questa loro paura. Nelle vicinanze di Genova, per esempio, un esercito stabilì il proprio accampamento. Quattro soldati se ne allontanarono di nascosto con l'intento di depredare villaggi e persone. Lasciarono l'esercito e raggiunsero Riparolo e poi la costa dove tutti erano morti in seguito all'epidemia. Le case erano chiuse. Siccome però non c'era nessuno, con la forza entrarono in una di esse e si distesero su un letto. Trovarono pure una coperta di lana che tennero e tornati all'accampamento dell'esercito vi si sdraiarono tutti e quattro sotto e caddero in un sonno profondo. La mattina presto furono trovati morti. Tutti furono presi da grande terrore e nessuno più voleva impadronirsi o utilizzare, anzi neppure prendere in mano beni e abiti dei morti. Questo accadde nella regione di Genova dove sopravvisse a malapena la settima parte della popolazione[7]».

Con preoccupazione ci si accorgeva che i dintorni della città si andavano spopolando. Anche nelle campagne medici e sacerdoti che si prendevano cura di malati e moribondi dopo aver fatto loro visita, «tornavano essi stessi come pazienti e dopo breve tempo seguivano nella morte i propri assistiti»[8]. Il De Mussis conclude il proprio racconto con toni di rassegnazione: «Così accadde. Le persone morivano una dopo l'altra e alla fine tutte...»[9].

La peste raggiunse in un primo momento l'Italia del Sud. Attraverso cronache e documenti del tempo l'osservatore di oggi può senz'altro ricostruire la sua diffusione. La Sicilia fu anche la prima regione dell'Europa occidentale ad essere colpita. Il francescano Michele da Piazza racconta nell'*Historia Siculorum* i drammatici avvenimenti:

«Successe dunque che, si era nell'anno del Signore 1347, circa all'inizio del mese di ottobre, dodici galee genovesi fuggirono dalla

7. Cfr. HAESER (1865), pp. 19 s.
8. HAESER, *op. cit.*
9. HAESER, *op. cit.*

vendetta divina che il Signore fece scendere su di loro e raggiunsero il porto di Messina. Essi portavano con sé una così grave forma di peste che chiunque avesse parlato con un membro dell'equipaggio fu vittima della malattia mortale e non poté più sottrarsi in nessun modo alla morte...»[10] Tali immagini terrificanti si somigliavano tutte, in Oriente come in Occidente, sia che si trattasse di Caffa o Bisanzio, sia che fossero riferite a Genova o Messina. I comportamenti presentati da Michele da Piazza ricalcavano nella sostanza le descrizioni del De Mussis e di Cantacuzeno, addirittura di Procopio e quelle degli altri testimoni oculari della peste giustiniana che nel frattempo erano stati dimenticati. Non soltanto i sintomi clinici erano sempre gli stessi ma vi era corrispondenza anche per quanto riguarda le reazioni di disperazione dei colpiti. Come in Liguria, anche in Sicilia la peste nera causò dei cambiamenti nella compagine sociale delle città. Le persone, incontrandosi, provavano le une nei confronti delle altre sentimenti di paura e sfiducia. Ad essere in pericolo non erano soltanto il commercio e l'approvvigionamento di viveri ma anche le amicizie e i legami famigliari. L'amore per il prossimo, la compassione e il rispetto si andavano affievolendo:

«Quando gli abitanti di Messina realizzarono che gli improvvisi casi di morte erano da mettere in relazione con l'arrivo delle galee genovesi, le cacciarono in tutta fretta dal porto e dalla città. L'epidemia continuava comunque a imperversare e nel periodo successivo la morte cercò anche qui in modo terribile le sue vittime. Il rapporto tra gli uomini si imbarbarì così che un padre, di fronte al figlio ammalato, si rifiutava di rimanergli accanto. Se però aveva il coraggio di avvicinarsi a lui, veniva colpito egli stesso dalla malattia ed era votato alla morte che sopraggiungeva dopo tre giorni. E non era il solo a rendere l'anima a Dio: anche i familiari che abitavano nella sua casa subivano lo stesso destino. Persino i gatti e gli altri animali domestici della casa lo seguivano nella morte»[11].

Che il padre non volesse più vedere i propri figli e la moglie il proprio marito se colpiti dalla peste, diventò un motivo celebre della letteratura sulla peste[12]. Ma Michele da Piazza riferisce di come anche sacerdoti e notai furono sopraffatti dalla paura. In re-

10. Il testo originale del racconto di Michele da Piazza si trova in CORRADI (1972), pp. 189-193.
11. CORRADI, *op. cit.*
12. A questo proposito si faccia riferimento anche alla nota 57.

altà le raccomandazioni rivolte loro da Tommaso del Garbo non sarebbero per altro state di grande utilità[13]. Se i malati volevano fare testamento (competenza che quantomeno in Italia e in Francia nel XIV secolo era riservata ai notai!) o ricevere gli estremi conforti della religione, il senso del dovere di giuristi e religiosi, pur comprensibilmente, lasciava alquanto a desiderare:

«Sacerdoti e notai si rifiutavano di entrare nelle loro case. Se uno di questi entrava in una casa per redigere un testamento o un documento simile, non poteva sfuggire a una prossima morte. I frati minori, domenicani o gli appartenenti ad altri ordini che volevano entrare nelle abitazioni dei malati perché questi potessero confessare i propri peccati, venivano essi stessi (spesso) colti da una morte brusca al punto che alcuni di loro rimasero subito nelle camere dei moribondi. Quando i cadaveri giacevano abbandonati nelle abitazioni, non c'era sacerdote, figlio, padre o congiunto che osasse più entrarvi. Si preferiva pagare un compenso non certo esiguo a dei facchini perché portassero i morti nel luogo destinato alla sepoltura[14]».

I comuni siciliani non ancora colpiti dall'epidemia ben presto si rifiutarono di accogliere i fuggiaschi provenienti da Messina. Tra i comuni colpiti dal morbo e quelli che non lo erano, si sviluppò un rapporto di ostilità. L'isola si trovava in una specie di stato di emergenza. La popolazione di Catania si rifiutò di dare in prestito alle città vicine funestate dall'epidemia le reliquie protettrici di sant'Agata[15]. I concittadini, che ospitassero fuggiaschi da Messina, erano minacciati di scomunica. Siracusa, Sciacca e Agrigento furono allo stesso modo decimate, la regione intorno a Trapani «spopolata». Che Catania fosse «caduta in oblio» era però un'esagerazione retorica del cronista. Tuttavia molti villaggi siciliani rimasero disabitati[16].

Dalla Sicilia le navi della peste raggiunsero le città portuali della costa adriatica e del Mar Tirreno, prime fra tutte, Venezia, Pisa e Genova. A Genova, nelle settimane successive, lanciando torce incendiarie, si cercò di impedire l'attracco alle navi cariche di spezie

13. Il testo originale di Tommaso del Garbo si trova in SUDHOFF (1912), pp. 349 s.
14. Cfr. CORRADI (1972), pp. 189 s.
15. Michele da Piazza descrive dettagliatamente la lite tra i siciliani, cfr. CORRADI, *op.cit.*
16. CORRADI, *op. cit.*

e provenienti dall'Oriente[17]. Gli abitanti sapevano ormai che il solo intrattenersi a conversare con i marinai malati poteva avere conseguenze mortali. Nel golfo davanti alla costa le navi, i cui equipaggi erano morti in mare, andavano alla deriva. Quando una di queste navi che non aveva potuto gettare l'ancora in Italia venne segretamente scaricata a Marsiglia, il porto, la città e i dintorni furono in pochissimo tempo contagiati[18].

Dai porti l'epidemia raggiungeva anche l'entroterra e così da Genova si spinse negli Appennini e in Lombardia. A Bobbio, dove alcuni commercianti della città giunsero a offrire le proprie merci, dopo un giorno di mercato morirono tutti, venditori e compratori insieme ai loro congiunti e anche notai, dottori e sacerdoti, «così che in pochissimo tempo la quasi totalità degli abitanti morì»[19]. Alla fine scoppiò la peste a Piacenza, dove si verificarono scene drammatiche:

«Nell'estate del 1348 un genovese si recò nei dintorni della città. Anche lui era colpito dalla disgrazia dell'epidemia. Quando la sua malattia fu manifesta, andò a trovare un uomo che lo assistesse in quella sua sventura e al quale era legato da vincolo di amicizia. Fu accolto ma morì poco dopo. E poco dopo ancora morì con tutta la sua famiglia e molti dei suoi vicini, anche colui che lo aveva curato. Così in pochissimo tempo la peste si diffuse e raggiunse Piacenza...[20]» Gli abitanti avevano davanti a sé giorni terribili. «Ovunque si levavano pianti e lamenti. Vedevo» racconta il De Mussis, «come in certi giorni fossero portati per le vie il vessillo con la croce e il corpo di Cristo, ripetutamente, ma nonostante ciò il numero delle sepolture non accennava a diminuire. La morte mieteva vittime ed era così crudele che gli uomini potevano a malapena respirare. Quelli che erano ancora in vita non facevano altro che prepararsi alla propria sepoltura. E siccome veniva a mancare il terreno per le tombe si era costretti a scavare delle fosse anche sotto i portici e le strade dove mai prima di allora vi erano stati dei sepolcri...»[21].

Solamente nel convento domenicano di Piacenza morirono ventitré frati e tra questi Sifredo de Bardis, «uomo accorto ed erudito che aveva visitato il sepolcro del Signore», e poi venticinque fran-

17. Così è riferito da STICKER (1908), p. 50.
18. Cfr. ZIEGLER (1972), p. 63.
19. Cfr. HAESER (1865), pp. 17 s.
20. Sugli avvenimenti di Piacenza riferisce ancora una volta il De Mussis, cfr. HAESER, *op. cit.*
21. HAESER, *op. cit.*

cescani, tra i quali Fra Bertolino «che si era distinto nelle scienze e in molti altri campi»[22]. Anche i canonici agostiniani lamentarono sette vittime e così i carmelitani. Nel convento dei serviti furono in quattro a morire «e più di sessanta furono le vittime tra gli altri prelati e gli eminenti religiosi della chiesa di Piacenza e della sua regione. Morirono anche molti nobili e allo stesso modo un numero incalcolabile di giovani»[23].

La peste causò conflitti inimmaginabili. Molti malati erano disperati. La crudeltà e spietatezza del prossimo continuava a causare delusione: «Un malato giaceva abbandonato nella propria casa. Nessun parente osava avvicinarglisi. Quelli che con lui avevano più stretti legami piangevano ma si tenevano in un angolo (lontano) della casa. Non c'era dottore che venisse. Il sacerdote era sopraffatto dalla paura e amministrava timoroso i sacramenti. Ahimè, e poi risuonava piagnucolosa la voce del malato. Abbiate pietà, abbiate pietà, ripete il mio amico, perché la mano del Signore mi ha toccato. Un altro gridava: o padre mio, perché mi hai abbandonato? Pensa che tu mi hai generato! Un altro ancora: o madre, dove sei, perché in questo momento sei così crudele con me quando ancora ieri eri così amorevole, tu che mi hai nutrito con il latte del tuo petto e mi hai portato nove mesi in grembo! E ancora: o voi, figli miei, che ho cresciuto nel sudore e nella fatica, perché fuggite? E mariti e mogli si accusavano reciprocamente: poveri noi che nella gioia godevamo del nostro matrimonio e ora, che dolore, nella tristezza siamo separati e divisi!

E mentre un malato soffriva terribilmente in questo modo lanciava gridi di lamento: voi che siete della mia famiglia e voi, miei vicini, venite, datemi una goccia d'acqua, ho sete. Sono ancora vivo! Non abbiate paura! Forse posso continuare a vivere! Toccatemi, sfiorate le misere membra del mio corpo! Voi dovete toccarmi ora!»[24].

Nello stesso modo in cui l'epidemia aveva fatto strage di vite in Sicilia e nelle città portuali italiane, invase in pochissimo tempo anche la Toscana, la Campania, il Lazio e, da Genova, la Lombardia. Attraverso Piacenza furono raggiunte le vie commerciali della pianura padana. Milano fu incredibilmente risparmiata dalla catastro-

22. HAESER, *op. cit.*
23. HAESER, *op. cit.*
24. HAESER, *op. cit.*

fe. Con estrema fermezza i consiglieri della città avevano impedito qualsiasi possibile contatto con persone provenienti da zone colpite dalla peste[25]. La popolazione di Verona fu anch'essa decimata. Secondo la testimonianza del Petrarca la peste vi infuriava in modo così terribile «ch'essa non sarà più mai quale la videro gli occhi nostri ne' tempi andati»[26]. Nel paese si diffuse il silenzio e la desolazione. «Città e castelli furono abbandonati a causa di questa catastrofe. Non si sentivano più voci, lamenti, grida di dolore, pianti. Si erano affievolite le voci della sposa e dello sposo, svanito il suono del liuto, il canto dei giovani e ogni gioia»[27].

A Pisa la peste durò dalla primavera fino al mese di settembre del 1348 e si seppellivano «fino a cinquecento uomini al giorno»[28]. Anche al convento domenicano di Santa Caterina la morte ebbe a mietere molte vittime. Un religioso racconta:

«Fratel Jacopo Orlandi fu il primo a morire, nell'anno 1348, l'anno peggiore della pestilenza, che quasi segnò il tramonto dell'umanità. In quell'anno a Pisa morirono più di quaranta frati. La paura serpeggiava anche tra i conversi, una paura che nessuno saprebbe descrivere. Dopo questo spaventoso e terribile periodo di morte la disciplina all'interno dell'Ordine e lo zelo religioso non furono più quelli di un tempo. Fratel Jacopo fu il primo confratello che vidi morire dopo essere entrato nell'Ordine. Era saggio e molto devoto e poi un bravo e appassionato predicatore, ed era esemplare e conduceva una vita oltremodo ordinata. Al convento era utile nelle confessioni e nel canto corale e anche come coscienzioso maestro dei novizi e sottopriore a Pisa. Morì in pace nel mese di marzo»[29].

A Siena la peste imperversò da aprile a ottobre. Agnolo di Tura, uno dei grandi cronisti italiani del XIV secolo descrisse «la grande Mortalità, la maggiore, e la più oscura, e la più horribile» che la città aveva mai visto. Incalcolabile il numero dei morti tra gli abitanti. A causa della peste Agnolo di Tura perse cinque figli che dovette seppellire egli stesso: «E io Agnolo di Tura, detto Grasso, sotterrai cinque miei figliuoli in una fossa con le mie mani; e così fecero molt'altri il simile; e anco furon di quelli, che eran sì mal

25. Cfr. PALMER (1985), p. 26.
26. Cfr. la lettera al Boccaccio del 1364, in FRACASSETTI (1892), Sen. III, 1 p. 141.
27. Così riferiscono i cronisti padovani Cortusio, cfr. MURATORI (1728) XII, coll. 926 s.
28. Cfr. l'autore anonimo dei *Monumenta Pisana*, in MURATORI (1730) XV coll. 1020 s.
29. Cfr. *Chronica Sanctae Caterinae* (1845), p. 530.

coperti, ch'e cani ne traevano, e mangiavano di molti corpi per la Città. E non sonavano Campane, e non si piangeva persona, fusse di che danno si volesse, che quasi ogni persona aspettava la morte; e per sì fatto modo andava la cosa, che la gente non credeva, che nissuno ne rimanesse, e molti huomini credevano, e dicevano: questo è fine Mondo. Quì non valeva Medico, né medicina, né riparo alcuno; anco chi più argomento pigliava più tosto pareva che morisse. E in effetto la mortalità fu tanto oscura, grande, e orribile, che non sarebbe penna, che la potesse scrivere; e trovossi, che moriro in Siena, e ne' Borghi dentro alla Città in questo tempo più di LXXX mila persone»[30].

Colpi del destino che in tempi normali avrebbero portato le persone alla disperazione furono improvvisamente superati. Il dramma di Agnolo di Tura non fu un caso isolato[31]. Nel 1348 Siena lamentò anche la morte di due suoi pittori più importanti, i fratelli Ambrogio e Pietro Lorenzetti[32].

A Orvieto l'epidemia durò dal maggio al settembre del 1348. Anche qui devono esserci stati giorni in cui «morirono cinquecento Cristiani tra grandi e piccioli, e maschi e femmine»[33]. In una cronaca redatta nel 1363 viene annotato che molte case erano vuote «e contasi, che dieci parti ne morissero le nove parti; e quelle, che rimasero rimasero inferme e sbigottite, e con gran terrore partironsi delle case»[34].

A Venezia l'epidemia imperversava già nel febbraio del 1348. Poco dopo il ricordato terremoto verificatosi in Friuli e i cui effetti furono registrati in molte parti d'Europa[35] metà degli abitanti di Venezia morirono[36]. La peste era arrivata già nel dicembre del 1347 a Spalato (Split), Sebenico (Sibenik) e nelle cittadine della costa dalmata.

Nella primavera del 1348 a Ragusa (Dubrovnik) morirono settemila abitanti[37]. Attraverso la laguna di Venezia la peste nera si avvicinò a

30. Cfr. MURATORI (1730) XV, coll. 123 s.

31. Si pensi a Ulman Stromer di Norimberga che perse otto membri della sua famiglia, ma in questo caso si trattò della peste del 1406, cfr. HOENIGER (1882) p. 30.

32. Quantomeno i due non vennero più nominati dopo il 1348, cfr. (1982), p. 99.

33. Cfr. MURATORI (1730) XV, col. 653.

34. MURATORI *op. cit.*

35. Cfr. cap. 4.

36. Molte fonti parlano persino di maggiori perdite, cfr. BERGDOLT, pp. 121, 123, 124.

37. Cfr. NODILO (1883), p. 39, e lì si veda pure la nota 3 (*Annales Ragusini Anonymi*).

Padova. La cronaca dei fratelli Cortusio riferisce: «A Venezia... furono prese delle navi e con queste, dietro il pagamento di elevate somme furono fatti portare i cadaveri sulle isole. La città era per così dire abbandonata. Un uomo sfuggì e senza farsi riconoscere raggiunse Padova dove diffuse il morbo. L'epidemia scoppiò così violenta nella città che un terzo della popolazione morì»[38].

Anche nella città universitaria la vita di sempre, l'attività universitaria e quella delle autorità andarono affievolendosi. Il podestà morì e morirono anche giudici e professori. Nessuna meraviglia che la peste importata da Venezia fomentasse l'odio nei confronti della rivale sul Rialto. Un medico sconosciuto fece precedere il suo *Regime contro la peste* dalla seguente preghiera: «O tu, vera guida, tu che determini ogni cosa di questo mondo! Possa, tu che vivi in eterno, risparmiare gli abitanti di Padova e come loro (vero) padre fa' sì che nessuna epidemia abbia a colpirli. Raggiungano esse piuttosto Venezia e le terre dei Saraceni...»[39]

Anche in altre città sedi universitarie professori e studenti morirono vittime della peste[40]. Sulla situazione di Bologna riferisce con poche parole il francescano Bartolomeo della Pugliola: «Del mese di Marzo incominciò una gran moria in Bologna, e durò fino a San Michele di Settembre. E fu sì fiera, che fu stimato, che di cinque fossero morti i tre e più, e fu maggiore di quanto dir si potrebbe. Per la detta moria morirono i famosissimi Dottori di Bologna, cioè Messer Giovanni di Andrea, e altri»[41].

I dati numerici rappresentano naturalmente dei *topoi*. L'intenzione del cronista era solo quella di sottolineare l'enorme perdita di vite umane subita dalla città di Bologna. Superata la fase acuta dell'epidemia poterono nuovamente tornare a svilupparsi il potere legislativo e quello esecutivo, ma si registrò anche un inasprimento della crudeltà. A proposito di un tentativo di colpo di stato si legge: «In questo anno Gherardo de' Ghislieri, e il Canonico de' Galluzzi, furono giustiziati nella Piazza di Bologna; e feceli giustiziare Messer Jacopo, e Messer Giovanni de' Pepoli Signori di Bologna, perché fecero armata di gente in San Felice, per mettere un Abate in possesso, e ferirono la famiglia del Podestà. Onde per

38. Per la cronaca dei fratelli Cortusio cfr. MURATORI (1728) XII, coll. 926 s.
39. Il *Regime contro la peste* è in SUDHOFF (1913), pp. 334-336.
40. Le conseguenze che la peste ebbe sulle città universitarie e sulle università stesse sono illustrate al cap. 24.
41. Cfr. MURATORI (1731) XVIII, col. 409.

questo s'armarono i soldati e i detti Signori, e come furono in Piazza, li fecero ammazzare»[42].

L'episodio è confermato dalla cronaca di Giovanni da Bazano[43]. Il 2 giugno del 1348 la peste raggiunse Trento. Il canonico Giovanni da Parma, egli stesso sopravvissuto all'epidemia, assicura che di sei persone ne morivano «certamente cinque». Ogni famiglia aveva le sue vittime e in molte case non sopravvisse nessuno[44]. Affascinanti sono le descrizioni della vita quotidiana durante l'epidemia di peste, vita che egli ebbe modo di osservare in qualità di religioso presso l'abbazia di San Vigilio. Tutti nella città cercavano di evitare contatti con le persone infette:

«Era la mattina presto – gli altri religiosi non erano presenti – quando dalla finestra della sacrestia di San Vigilio vidi una donna recarsi alla tomba del marito, morto il giorno prima. E mentre stava pregando la vidi cadere morta e vidi (in seguito) come fu sepolta accanto al marito e messa nella fossa. Come una pecora fu sepolta senza bara. E non c'era neppure nessuno che intonasse una lode. E posso riferire che questi avvenimenti fecero nascere nella popolazione un tale panico che molti tra i benestanti fuggirono nei villaggi, insieme alle famiglie, abbandonando le loro case. E i cristiani si evitavano a vicenda come la lepre rifugge il leone o l'uomo sano il lebbroso»[45].

Anche la liturgia degli uffici divini fu adattata alla pericolosità della situazione. Il clero limitava allo stretto necessario i contatti con la popolazione. Parroci e monaci erano tentati di sottrarsi al loro dovere di somministrare gli estremi conforti religiosi. Il canonico ricorda: «Molti si confessavano quando erano ancora in salute. Giorno e notte rimanevano esposti sugli altari l'ostia consacrata e l'olio degli infermi. Nessun sacerdote voleva portare il sacramento ad eccezione di quelli che miravano ad una qualche ricompensa. E quasi tutti i frati mendicanti e i sacerdoti di Trento sono morti. Vidi però sopravvivere alcuni di quelli che nella città si erano preoccupati della cura delle anime e avevano fatto visita ai malati. Tutti i cimiteri della gente comune si ritrovarono pieni in pochissimo tempo e sembrò dunque opportuno seppellire i morti anche al di fuori dei cimiteri che sorgevano accanto alle chiese.

42. MURATORI, *op. cit.*
43. Cfr. MURATORI (1730) XV, col. 608.
44. Cfr. CORRADI (1972), pp. 194-199.
45. CORRADI, *op. cit.*

Spesso in una tomba venivano sepolti cinque o sei cadaveri. Qualche volta una stessa tomba veniva aperta due volte in un giorno. A San Vigilio morirono quaranta chierici prebendari e tra loro vi erano quattordici canonici. Due case rimasero doppiamente orfane e altrettanto molti altari, per un periodo di sei mesi»[46].

Il canonico Giovanni credeva che la peste fosse irresistibilmente attratta dalla bellezza di giovani ragazze e osservava: «I giovani muoiono prima dei vecchi, soprattutto le giovani donne. E più attraente era, più in fretta moriva. In generale morirono più donne che uomini, soprattutto quando, come sentii, imperversò la seconda forma della malattia (cioè la peste polmonare) e si trattava di donne molto belle, cosa che a Trento non era affatto un'eccezione. Vidi tre giovani ragazze che quanto a bellezza sarebbero state degne della corte del re, morire in un sol giorno…»[47]

La fantasia degli uomini non aveva limiti di fronte alla causa sconosciuta e all'elevata contagiosità dell'epidemia. Che persone giovani e belle fossero di preferenza vittime della peste è assicurato anche dal Boccaccio[48].

Nella città portuale di Genova, annoverata tra le più grandi del continente, e, nel XIV secolo, dopo la vittoria sui pisani (1284), dominatrice del Mediterraneo occidentale[49], il governo non era più in grado di deliberare in seguito alla morte di numerosi membri del consiglio. Le galee genovesi avevano portato la peste nell'Europa occidentale e anche nel porto della loro madrepatria. Secondo le dichiarazioni del De Mussis soltanto la settima parte degli abitanti riuscì a salvarsi[50]. Molti genovesi erano fuggiti portando così la peste nell'entroterra[51]. Gentile da Foligno, il cui *Consiglio contro la peste* si rivolgeva ai dottori di Genova, sosteneva persino che Genova fosse la prima città italiana in cui era comparsa la malattia[52]. L'attività del porto fu sospesa e probabilmente la peste nera contribuì alla sconfitta che Genova subì nel 1381 nella battaglia di Chioggia per il predominio del Mediterraneo orientale. Dalla conquista da

46. CORRADI, *op. cit.*
47. CORRADI, *op. cit.*
48. Cfr. BOCCACCIO (1985), p. 20.
49. Per la storia di Genova durante la peste cfr. OSSIAN DE NEGRI (1974), pp. 413-422.
50. Cfr. HAESER (1865), pp. 17 s.
51. HAESER, *op. cit.*
52. Cfr. SUDHOFF (1912), p. 332.

parte di Luchino Visconti, signore di Milano che nel 1348 si accingeva ad attraversare l'Appenino e a sottomettere la città colpita dalla peste, la Superba fu salvata soltanto dalla morte del tiranno lombardo. Il Doge Giovanni di Murta, una delle figure più pacifiche della storia genovese, morì vittima dell'epidemia nel 1350. Degno di nota è il fatto che nel porto e nella città iniziò a imperversare la pericolosa peste polmonare immediatamente dopo l'arrivo delle galee da Messina. «Infiniti ne morivano il giorno», racconta l'anonimo autore della *Historia Parmensis*[53].

Roma fu raggiunta dalla peste nell'estate del 1348. La città di allora, pressoché spopolata in seguito all'esilio dei papi ad Avignone, avrebbe perso all'incirca la metà dei suoi abitanti. Certamente la città guadagnò maggiore importanza con la proclamazione dell'anno giubilare per il 1350, giubileo che attirò pellegrini da tutta Europa e probabilmente favorì anche la diffusione della peste nera[54].

La maggior parte delle località dell'Agro Romano furono infettate nel corso dell'anno. Invano Pistoia, sull'esempio di Milano, cercò di attuare un blocco dei contatti con l'esterno. Il commercio con Pisa e Lucca fu interrotto, le porte della città rimasero ermeticamente chiuse agli stranieri. Ma i ratti e le pulci della peste ebbero comunque poca compassione per la città. Pistoia fu vittima della peste nera allo stesso modo delle sue città vicine, Firenze, Lucca e Pisa[55].

Come si è detto, l'Italia fu il primo paese dell'Europa occidentale ad essere colpito dalla peste. Mentre i restanti paesi furono in grado di affrontarla già con una certa, minima esperienza e per esempio cercarono di isolare i malati fin dall'inizio (ben presto si prese a guardare con diffidenza ogni nave straniera che giungeva nei porti), l'epidemia si abbattè sulla Sicilia e sulle città che si affacciavano sul mare come una vera sciagura. Le conseguenze psicologiche furono disastrose. La paura e il comportamento sociale e non le conseguenze *economiche* della peste erano al centro delle cronache citate (anche se in generale queste furono redatte soltanto alcuni anni *dopo* il 1348, quando cioè anche le conseguen-

53. Su Giovanni di Murta e gli avvenimenti di Genova, cfr. OSSIAN DE NEGRI (1974), p. 461; Circa la *Historia Parmensis* cfr. MURATORI (1728) XII, col. 746.
54. A questo proposito cfr. anche il cap. 21. La permanenza a Roma non era certo senza pericoli per i pellegrini.
55. In riferimento a Pistoia, cfr. cap. 25.

ze economiche della catastrofe erano chiaramente visibili)[56]. Certo le reazioni degli uomini erano grosso modo identiche tra loro, da Trento alla Sicilia, ma alcuni comportamenti, quasi stereotipati, ci dimostrano che per alcuni mesi del 1348 si trattò davvero di lottare per la nuda sopravvivenza. Non ci si preoccupava più della fama o della reputazione sociale ma davanti ai propri occhi esisteva ormai un'unica meta: sopravvivere[57]. Le cifre citate che si riferiscono alla mortalità sono sicuramente esagerate. Esse provano soltanto che le vittime della peste furono *innumerevoli*, nel vero senso del termine. Stime realistiche si aggirano intorno a una percentuale che va dal trenta al cinquanta per cento della totalità della popolazione, che in realtà rappresentava un non indifferente taglio demografico[58].

La peste a Venezia e Firenze, prescindendo da Genova le più grosse città del paese, è documentata in modo molto dettagliato, addirittura con acribia. Per nessun'altra città d'Europa si sono conservate degli anni 1348-1350 così numerose testimonianze sulle reazioni della popolazione e del governo come quelle disponibili per queste due capitali.

56. Così raccontano della peste nera del 1348 Michele da Piazza nel 1361, l'anonimo autore dei *Monumenta Pisana*, al più tardi nel 1389, l'autore di una cronaca di Perugia nel 1352, Bartolomeo da Ferrara prima del 1357, Guglielmo Cortusio al più tardi nel 1364; cfr. CORRADI (1972), pp. 188-194; MURATORI (1730) XV, Coll.1020 s.; FABRETTI (1850), p. 68; MURATORI (1728) XII, coll. 806-808; MURATORI, *op. cit.*, coll. 926 s.

57. Appare estremamente sensato (anche se crudele) allontanarsi dai membri della famiglia che si erano ammalati dal momento che, in caso contrario, specialmente di fronte alla peste polmonare, sarebbe stato quasi impossibile evitare la propria morte. Il *topos* corrispondente viene ripetuto almeno dieci volte solo nelle fonti italiane, cfr. CORRADI (1972), pp. 189-194; BOCCACCIO (1985), pp. 11-20; MURATORI (1729) XIV coll. 11-15; MURATORI (1730) XV, coll. 1020 s.; MURATORI (1728) XII, col 524 s.; MURATORI (1730) XV, coll. 122-124; MURATORI (1728) XII, col. 746; CORRADI (1972), pp. 194-199; MURATORI (1730) XV, coll. 285 s. Cfr. anche nota 24.

58. Circa le difficoltà di tali stime cfr. BULST (1979), pp. 49-54.

Dieci

LA PESTE A VENEZIA

Sulla base della cronaca di Andrea Dandolo (1360 ca.) doge nonché storiografo, a Venezia, nel XIV secolo una delle città senza dubbio più potenti del continente, morì «*el terzo deli habitadori*»[1]. Se rispetto a Firenze si hanno meno descrizioni letterarie, non mancano certo i racconti reali e obiettivi redatti da cronisti ufficiali, i verbali del consiglio e le disposizioni delle autorità sanitarie che insieme ad alcune epigrafi trasmettono un quadro impressionante della paura della morte e dello stato di disperazione che hanno caratterizzato la vita della città dal mese di marzo fino al giugno del 1348.

La più completa descrizione della peste nera a Venezia viene da Lorenzo de Monacis che a distanza di alcun decenni dalla catastrofe raccolse minuziosamente documenti che, integrati con i racconti dei sopravvissuti, diedero come risultato una cronaca dallo stile disadorno ma comunque avvincente, un quadro della vita quotidiana al tempo della peste che ci ricorda la situazione di molte altre città:

«Fin dall'inizio la peste strappò via, nell'arco di pochi giorni, eminenti personalità, giudici e funzionari che erano stati eletti membri del Maggior Consiglio e poi anche quelli che erano loro subentrati nella carica. Nel mese di maggio si registrò un tale inasprimento dell'epidemia che divenne contagiosa al punto che piazze, cortili, tombe e cimiteri non riuscivano più a contenere i cadaveri. Molti furono sepolti lungo le vie, alcuni sotto le loro case. Molti morirono senza che nessuno fosse loro accanto e il puzzo dei cadaveri si diffondeva dalle case abbandonate. Nessuna fiamma naturale sarebbe stata in grado di avvolgere o bru-

1. Cfr. MUELLER (1979), p. 71.

ciare cose unte, vicine le une alle altre, nello stesso modo in cui invece questa peste distruggeva e devastava tutto quello che incontrava. Nessuno poteva sfuggire alla morte se si era trattenuto accanto a un moribondo. Se qualcuno esalava l'ultimo respiro, ogni cosa veniva invasa da una mortale sostanza contagiosa che non lasciava scampo. Così genitori, figli, fratelli, vicini e amici si abbandonavano reciprocamente al proprio destino. I medici non visitavano più i pazienti ma si davano piuttosto alla fuga»[2].

Come in molti altri comuni d'Italia anche a Venezia le istituzioni statali, l'amministrazione della giustizia e il potere esecutivo furono invalidati. Come a Messina, Trento e in altre località, le famiglie si spezzarono. Ognuno sentiva su di sé la minaccia della morte. La vita pubblica era paralizzata: «Nessuno più in città si occupava della giustizia. Le consuete riunioni del consiglio e le altre sedute del comune dovettero essere annullate. I morigerati e i discreti, i casti e i sobri venivano strappati via senza che potessero confessarsi e ricevere i sacramenti della chiesa allo stesso modo degli ubriaconi, di coloro che non conoscevano misura nel mangiare e nel bere, degli inclini al vizio, dei risparmiatori e degli scialacquatori, degli allegri come dei tristi, dei coraggiosi e dei paurosi, di coloro che fuggivano come di quelli che rimanevano. La paura si impadronì nello stesso modo anche di chierici e sacerdoti devoti e la peste uccise anche loro. Cosa si potrebbe ancora dire? L'intera città non era ormai altro che una tomba»[3].

Tutta Venezia sembrava votata alla morte. Le sepolture dominavano la quotidianità. Con logica brutale i morti e persino gli stessi moribondi venivano allontanati così da circoscrivere il «soffio pestifero» che da loro emanava. Chi mostrava segni della malattia non poteva più sperare né nella compassione né nell'aiuto. La società cospirava contro i malati: «L'emergenza rese necessario che a spese dello stato, si incaricassero degli addetti che con dei brigantini a palo… remassero per i canali della città allo scopo di raccogliere i cadaveri dalle case abbandonate per poi portarli nelle isole di San Marco Boccalama o di San Leonardo Fossamala o a Sant'Erasmo o su altre isole ancora al di fuori della città dove venivano gettati a mucchi in fosse ampie e profonde scavate a questo scopo con grande impegno. Molti spiravano (solo) su queste imbarcazioni e molti

2. Cfr. LORENZO DE MONACIS (1758), p. 314.
3. LORENZO DE MONACIS, *op. cit.*

che ancora respiravano rendevano l'anima soltanto in queste fosse. Anche molti di questi nocchieri furono colpiti dall'epidemia della peste. Preziose suppellettili domestiche, denaro, oro e argento erano rimasti incustoditi nelle case abbandonate senza che fossero trafugati dai ladri perché tutti erano come incredibilmente paralizzati, vittime del panico»[4].

Apprendiamo che tra le gestanti ben poche sopravvissero alla peste. Come a Trento, l'epidemia imperversava maggiormente tra le donne che tra gli uomini, più tra i giovani che tra i vecchi. «Se la peste avesse infuriato nei mesi di giugno e luglio con la stessa veemenza del mese di aprile, la città sarebbe stata spopolata»[5], scrive l'autore in conclusione al suo racconto.

Le sue osservazioni sono ampiamente dimostrate da documenti che portano la data dell'anno della peste. Durante una carestia che fece molte vittime in tutta Italia, molti abitanti della Terraferma erano fuggiti già nel 1347 a Venezia che grazie all'importazione di cereali dalla Sicilia e dalle zone del Mar Nero, organizzata tempestivamente, sembrava disporre di sufficienti riserve alimentari. Quella massa di senza tetto mendicava il cibo sulle piazze e davanti ai portoni delle chiese. Il terremoto del 25 gennaio 1348[6] li indusse a rimanere nella città. Quando le galee genovesi giunsero nel porto la peste si cercò le sue prime vittime proprio tra queste persone affamate e indebolite. I loro cadaveri furono caricati su carri e portati nei cimiteri pubblici che ben presto risultarono strapieni. Il 30 marzo del 1348 il Maggior Consiglio affidò a una commissione di tre membri, i Savi, l'incarico di elaborare un piano di emergenza che venne poi presentato il 3 aprile. Sulla base di queste disposizioni tutti coloro che erano moribondi negli ospitali e tutti i poveri «in punto di morte che non avevano dimora e campavano di elemosina»[7], dovevano essere portati sulle isole menzionate da Lorenzo de Monacis[8]. E siccome i familiari opposero ovviamente resistenza a queste misure che significavano morte certa, fu loro concesso, davvero cinicamente, di accompagnare i moribondi, cioè di recarsi volontari, anche se sani, su quelle isole dove si trovavano le fosse dei morti di peste. Questo significava praticamente

4. LORENZO DE MONACIS, *op. cit.*, pp. 314 s.
5. LORENZO DE MONACIS, *op. cit.*, p. 315.
6. Cfr. BERGDOLT (1990), p. 232.
7. Il testo originale latino si trova in BRUNETTI (1909), pp. 291 s.
8. Cfr. BERGDOLT (1990), pp. 232 s.

che anche loro avrebbero contratto l'infezione e sarebbero andati incontro a una morte pressoché certa[9].

Lontano dalla città i morti venivano gettati in fosse comuni, «profonde cinque piedi». Se si considera che l'ordinanza dello stato d'emergenza prevedeva in effetti lo sgombero non solo dei morti ma anche dei moribondi[10], il racconto di Lorenzo nel passaggio in cui si dice che «molti che ancora respiravano» venivano gettati nelle fosse, non può essere giudicato un'esagerazione. Alcuni religiosi dovevano rimanere sulle isole per le confessioni e le sepolture e anche i becchini furono obbligati a stabilirvi la propria dimora. E siccome il terreno non era più sufficiente per la massa di cadaveri, morti e moribondi furono in seguito portati a Sant'Erasmo e San Martino di Strada, altre isole situate nella parte settentrionale della laguna.

Queste isole diventarono i cimiteri dei mendicanti senza tetto e degli immigrati mentre la popolazione registrata continuò come prima ad essere sepolta nel cimitero presso San Salvatore, nelle vicinanze del Rialto. Nel *Chronicon monasterii S. Salvatoris Venetiarum* (1349) Francesco de Grazia illustra la situazione pericolosa e insopportabile dei cimiteri: «Credetemi. Ci furono giorni in cui accanto alla chiesa, vennero sepolti fino a venticinque-trenta cadaveri. Alcuni giorni magari qualcuno in più, altri giorni qualcuno in meno... Il puzzo che si diffondeva era così forte che il governo fece portare in tutti i camposanti della città una grande quantità di sabbia. Servì tuttavia a ben poco. Fu altresì disposto che più nessuno fosse sepolto all'interno della città se non disponeva di una propria tomba. Tutti venivano trasportati su delle barelle che erano approntate allo scopo in diversi punti della città. Come si trattasse solo di un carico di legna i cadaveri venivano portati sull'isola di San Marco Boccalama e di San Leonardo Fossamala»[11].

Anche a Venezia si riscontrò un aumento della criminalità. Addentrarsi in alcune zone della città comportava grossi rischi. Il governo raddoppiò il numero delle guardie e ordinò ai capi sestieri[12] di procedere con rigorosità contro i delinquenti[13]. I funzionari

9. La severità delle autorità si spiega solo con la paura suscitata da questa nuova malattia contagiosa di cui si temevano le spropositate conseguenze.

10. Lat. «morientium», cfr. BRUNETTI (1909), p. 292.

11. Cfr. DE GRAZIA (1979), p. 78 (testo latino).

12. La città di Venezia era suddivisa in sei zone. Non vi erano «quartieri» ma «sestieri».

13. Cfr. DE GRAZIA (1979), p. 78.

destinati al controllo dovevano anche segnalare i nuovi deceduti perché fossero trasportati sulle isole. La loro attività era sorvegliata da tre *buonuomini*. Con particolare severità veniva punita la consuetudine diffusa tra il popolo minuto di lasciare sulla soglia di casa i congiunti deceduti perché membri delle *Scuolae* o di altre istituzioni caritative provvedessero alla sepoltura[14].

Ben presto sorsero altri problemi. Si osservò che un numero sempre maggiore di stranieri ammalatisi in viaggio giungeva morente nel porto e anche che i veneziani che slittavano sulla Terraferma portavano spesso in città i propri congiunti morti di peste perché fosse loro data sepoltura. Il 5 luglio fu dunque emanata l'ordinanza in base alla quale nessun malato poteva più essere introdotto «sotto pena di subire il carcere, di vedersi bruciare la nave, di pagare un'ammenda e di andare incontro ad altre sanzioni previste per chi trasgrediva le disposizioni»[15]. Alcuni giorni più tardi, il 10 luglio, il senato emanò un divieto assoluto che impediva a tutti i forestieri di entrare in Venezia. Questo sbarramento, come si è già avuta occasione di ricordare, era noto per essere stato realizzato a Milano e a Pistoia ma in una città di porto era difficilmente realizzabile[16]. Nella sua attuazione erano particolarmente coinvolti i proprietari di imbarcazioni. Su di loro, come sui vogatori dei Traghetti, gravava la minaccia di pesanti sanzioni se fossero stati scoperti a traghettare per i canali forestieri «o persone dall'aspetto malato»[17]. Esisteva una regolamentazione speciale, valida soltanto per importanti viaggiatori ufficiali e per i diplomatici che tuttavia venivano preventivamente sottoposti a un accuratissimo esame medico. Anche il personale delle isole menzionate era soggetto a severi controlli.

Lo stesso consiglio cittadino fu però ben presto decimato dalla peste così che per mancanza di organi esecutivi e di controllo le ordinanze risultavano sempre meno efficaci. All'inizio del mese di giugno il Maggior Consiglio che doveva indagare sulle circostanze dell'arrivo delle galee contaminate dalla peste, non fu in grado di deliberare. Il quorum di quaranta membri previsto per la votazione non veniva più raggiunto. L'indagine venne dunque rinviata

14. Cfr. BERGDOLT (1990), p. 234.
15. Il testo latino si trova in BRUNETTI (1909), p. 294.
16. Cfr. PALMER (1985), p. 26.
17. «Vel qui videretur infirmus», cfr. BRUNETTI (1909), pp. 294 s.

non senza esprimere la speranza che «con l'aiuto della grazia di Dio» si trovasse «un qualche rimedio»[18].

In queste parole veniva affrontato un nodo centrale della peste nera, problema che si è già ricordato: la mancanza di una terapia efficace. «Non c'era arte in grado di fare qualcosa o erba che fosse di una qualche utilità, nessuna medicina che ottenesse un risultato. La scienza falliva», constatò Lorenzo de Monacis[19] e il Petrarca, amico del doge Andrea Dandolo, in una lettera all'amico Socrate in risposta alla domanda sull'esistenza di una medicina efficace, manifestò con toni sarcastici la propria delusione: «Chiedine agli storici, si taccion: domandane ai fisici, stupiscono: interroga i filosofi: si stringono nelle spalle, inarcan le ciglia, e messo il dito sul labbro intíman silenzio»[20].

A Venezia comunque si osservò uno strano contrasto tra le teorie relative al contagio sostenute dai medici, i quali si rifacevano a figure di primo piano, come Ippocrate e Galeno[21], e il pragmatismo delle autorità per le quali fu ben presto evidente che dovevano essere state le navi a portare a Venezia la peste e non qualcosa come un soffio pestifero proveniente dalla laguna. Isolando i malati cercarono dunque di proteggere la popolazione dal contagio. Si cercava inoltre di purificare l'aria con il fuoco – come consigliava Gentile da Foligno – e si provvide a creare nuove fonti di acqua potabile. Così Marco Arian prima della sua morte avvenuta all'inizio del mese di giugno, in considerazione della peste, fece un lascito e dispose perché fossero scavati due nuovi pozzi (conservatisi fino ai nostri giorni) accanto alla chiesa Sant'Angelo Raffaele[22]. Per prudenza le autorità fecero chiudere le osterie sul Rialto, misura che si rivelò necessaria non solo a Venezia[23]. In effetti nel 1348 molti cercarono rifugio nei bagordi e nel consumo di alcool. La paura della realtà, la cui crudeltà era percepita ogni giorno più chiaramente, infranse anche qui le barriere delle convenzioni. I funzionari erano dunque costretti a intervenire perché la legge per la prevenzione

18. Qui emerge il problema: nel 1348 non si conosceva nessun reale rimedio contro la peste. Il testo latino si trova ancora una volta in BRUNETTI, *op. cit.*, p. 16.

19. Cfr. BERGDOLT (1990), p. 230.

20. Cfr. FRACASSETTI (1867), Fam. VIII, 7 p. 326.

21. Cfr. BERGDOLT (1992) 2, pp. 204 s.

22. Cfr. *Venezia e la Peste* (1979), p. 80, dove è riportato il testo del testamento datato 28 maggio 1348.

23. Cfr. BERGDOLT (1990), p. 238.

delle epidemie aveva un senso solo se vi era un minimo di disciplina tra la popolazione. Lo stato sembrava correre maggiori pericoli della morale. Fu sospesa anche la consueta vendita del vino al minuto effettuata con barche che si spostavano per i rivi della città. All'influsso della medicina classica si deve il provvedimento che proibì anche lo stoccaggio di carne di maiale salata «perché emanava un puzzo terribile[24]».

Con l'acuirsi della peste iniziò un generale esodo dalla città. La direzione era quella della spiaggia, verso le isole non ancora contaminate come Torcello o Murano, ma anche verso città come Chioggia, Ferrara, Padova, Treviso e Ceneda[25]. Lasciarono la città anche gli addetti ai pubblici uffici. All'inizio di luglio il senato constatò che molti notai, scrivani e funzionari minori avevano voltato le spalle a Venezia. Sotto la minaccia della perdita del posto furono sollecitati perché facessero immediatamente ritorno. Anche tra i medici e i sacerdoti furono in molti quelli che avevano abbandonato la città, pur non mancando le eccezioni degne di lode. Così Magister Francesco, arrivato da Roma e segnato dal lutto della morte di peste di un figlio, ricevette dal governo un aumento di salario per aver con coraggio curato i malati e «nonostante fosse a conoscenza della pericolosità della situazione avesse spontaneamente scelto di restare dicendo che avrebbe preferito morire lì piuttosto che vivere in qualunque altro luogo e che sarebbe stata la grazia dell'Altissimo a decidere del suo destino»[26]. Il riconoscimento meritato da questi medici era ancor più grande se si tien conto che essi si accollarono il lavoro dei colleghi fuggiti. Tuttavia i medici che si erano dati alla fuga non furono puniti al loro ritorno ma al contrario subito nuovamente autorizzati a esercitare la professione per cui alcuni astutamente andavano argomentando di aver semplicemente intercalato al lavoro una pausa di riposo[27]. La mancanza di medici che si era venuta a creare in seguito alla peste e alle fughe, fece sì che, superata la fase più acuta dell'epidemia, le autorità sanitarie reclutassero anche medici forestieri. Agevolazioni sui tributi dovevano attrarre candidati anche se i membri del collegio medico gelosamente e scrupolosamente controllavano perché a esercitare l'arte della medicina fossero

24. «que multum fetorem inducunt», cfr. BRUNETTI (1909), p. 295.
25. Cfr. DE GRAZIA (1979), p. 78.
26. Cfr. CECCHETTI (1883), p. 380.
27. CECCHETTI, *op. cit.*

soltanto dottori che avessero sostenuto un esame innanzi a questa commissione.

La severità di questo collegio era comprensibile se si tiene conto che durante l'epidemia della peste i guaritori avevano conosciuto una inattesa affermazione. Non si trattava in questo caso dei chirurghi e dei barbieri che durante il XIV secolo nella gerarchia medica ricoprivano un ruolo subordinato e potevano eseguire solo un certo tipo di interventi[28] (anche se uno di loro, certo Andrea da Padova, fu condannato al pagamento di un'ammenda perché sosteneva di aver guarito più di cento malati di peste, mentre il consiglio era dell'idea che i pazienti fossero guariti non grazie alla sua arte ma piuttosto per caso)[29]. Si trattava invece di quelli che, nel caos generale, si spacciavano per guaritori dai magici poteri, tintori e altri artigiani e persone delle più diverse estrazioni e formazioni. Come descrisse il Boccaccio per Firenze, anche a Venezia erano molti a promettere guarigioni, «de' quali, oltre al numero degli scienziati, così di femine come d'uomini senza avere alcuna dottrina di medicina avuta giammai, era il numero divenuto grandissimo»[30].

Lorenzo de Monacis non si sofferma sulle conseguenze economiche della peste che mise Venezia in una situazione difficile. Soltanto la già citata vittoria sui genovesi nella battaglia di Chioggia (1381) permise alle autorità della Serenissima di tirare un sospiro di sollievo. Laconicamente il senato constatò che a causa delle misure di controllo sanitario che si erano rese necessarie, le uscite della città avevano superato di gran lunga le entrate[31]. A questo si aggiunga che, come è stato detto, il numero degli abitanti era diminuito in modo inquietante. La peste aveva decimato tutti i ceti sociali, «la maggior parte dell'aristocrazia come il popolo minuto»[32]. Il 22 giugno fu emanata dunque un'ordinanza allo scopo di reclutare nuovi immigranti cui sarebbero state concesse l'impunità, altre libertà e l'esonero dal pagamento delle imposte[33]. In linea di massima questo invito fu ben accolto nelle campagne.

28. C'erano tuttavia anche chirurghi di formazione accademica come Guy de Chauliac, medico personale del papa ad Avignone, cfr. KEIL (1989) (Bibl.).
29. Cfr. BERGDOLT (1990), pp. 239 s.
30. Cfr. BOCCACCIO (1985), p. 13.
31. Cfr. BRUNETTI (1909), p. 300.
32. Citato in MUELLER (1979), p. 71.
33. Cfr. BRUNETTI (1909), p. 21.

Sarebbe ingiusto non ricordarsi anche di coloro che, spinti da un senso di responsabilità cristiana, misero in gioco la propria vita per aiutare gli altri. Le famose *Scuolae* veneziane, organizzazioni di beneficenza che praticavano l'amore cristiano per il prossimo ed esigevano dal ceto elevato un considerevole impegno sociale, persero numerosi membri. La Scuola della Carità perse undici membri del direttivo e circa trecento confratelli e altrettante furono le perdite della confraternita di San Giovanni[34]. Per occuparsi dei malati non avevano esitato a esporsi al pericolo, rischiando la propria vita.

Lo scenario di Venezia permette infine anche di ricavare deduzioni applicabili ad altre città in cui gli avvenimenti sono documentati con minor completezza. La crudeltà della vita quotidiana nel corso di un'epidemia doveva aver avuto le stesse caratteristiche anche in molti altri luoghi. Inoltre, dal punto di vista geografico, la posizione chiave della città contribuì in particolar modo all'ulteriore diffusione della peste nella pianura padana, nelle regioni alpine e verso il Friuli.

34. Cfr. *Venezia e la Peste* (1979), pp. 81 s.

Undici

LA PESTE A FIRENZE

La peste che nell'anno 1348 funestò la città di Firenze divenne famosa in tutto il mondo attraverso la descrizione letteraria che ne fa il Boccaccio nell'introduzione del *Decamerone*. Sette giovani nobildonne e tre signori di altrettanto rango decidono dopo un ufficio divino (pressoché deserto) in Santa Maria Novella di trasferirsi in una villa di campagna in modo che, lontano dalla città, possano sottrarsi al contagio. Accanto alla musica, al ballo e al gioco soprattutto i racconti dovevano fungere da passatempo. Ma in primo luogo l'autore lascia una descrizione della vita quotidiana in tempo di peste. Accenna alla impotenza delle autorità e dei medici, al crescente disprezzo delle leggi, alla disperazione delle masse e alle differenti forme della malattia, cui si è già fatto riferimento[1]. Le diverse reazioni della popolazione, addirittura contrastanti, appaiono interessanti e tipiche di molte città. Quasi a consolazione di fronte alla morte crebbero la ricerca del piacere e delle gioie dei sensi, ovviamente in tipiche sfumature:

«E erano alcuni, li quali avvisavano che il viver moderatamente e il guardarsi da ogni superfluità avesse molto a così fatto accidente resistere: e fatta lor brigata altro separati viveano, e in quelle case ricogliendosi rinchiudendosi, dove niuno infermo fosse e da viver meglio, dilicatissimi cibi e ottimi vini temperatissimamente usando e ogni lussuria fuggendo, senza lasciarsi parlare a alcuno o volere di fuori, di morte o d'infermi, alcuna novella sentire, con suoni e con quegli piaceri che aver poteano si dimoravano»[2].

A loro il Boccaccio contrappone i gaudenti e i crapuloni che cerca-

1. Cfr. BOCCACCIO (1985), pp. 11-20.
2. BOCCACCIO, *op. cit.*, p. 14.

vano di scacciare il pensiero della morte bevendo e abbandonandosi alla dissolutezza: «Altri, in contraria opinion tratti, affermavano il bere assai e il godere e l'andar cantando a torno e sollazzando e il sodisfare d'ogni cosa all'appetito che si potesse e di ciò che avveniva ridersi e beffarsi esser medicina certissima a tanto male: e così come il dicevano il mettevano in opera a lor potere il giorno e la notte ora a quella taverna ora a quella altra andando, bevendo senza modo e senza misura, e molto più ciò per l'altrui case facendo, solamente che cose vi sentissero che lor venissero a grado o in piacere»[3].

Il poeta constata con sobrietà che esisteva anche una via di mezzo e anche la possibilità della fuga che egli giudica però immorale: «Molti altri servavano, tra questi due di sopra detti, una mezzana via, non stringendosi nelle vivande quanto i primi né nel bere e nell'altre dissoluzioni allargandosi quanto i secondi, ma a sofficienza secondo gli appetiti le cose usavano e senza rinchiudersi andavano a torno... Alcuni erano di più crudel sentimento, come che per avventura più fosse sicuro, dicendo niuna altra medicina essere contro alle pistilenze migliore né così buona come il fuggir loro davanti: e da questo argomento mossi, non curando d'alcuna cosa se non di sé, assai uomini e donne abbandonarono la propia città, le proprie case, i lor luoghi e i lor parenti e le lor cose, e cercarono l'altrui o almeno il lor contado, quasi l'ira di Dio a punire le iniquità degli uomini con quella pistolenza non dove fossero procedesse»[4].

Anche a Firenze, dove la convivenza umana era regolata da norme esemplari, dove si era orgogliosi della propria tradizione culturale e a questo proposito ci si sentiva superiori alle altre città, si diffusero individualismo ed egoismo. Il Boccaccio provava vergogna di questo imbarbarimento che, come in molte città, fu accompagnato dall'affievolimento del cristiano senso di amore verso il prossimo: «E lasciamo stare che l'uno cittadino l'altro schifasse e quasi niuno vicino avesse dell'altro cura e i parenti insieme rade volte o non mai si visitassero e di lontano... Per la qual cosa a coloro, de' quali era la moltitudine inestimabile, e maschi e femine, che infermavano, niuno altro subsidio rimase che o la carità degli amici (e di questi fur pochi) o l'avarizia de' serventi, li quali da grossi salari e sconvenevoli tratti servieno»[5].

3. BOCCACCIO, *op. cit.*
4. BOCCACCIO, *op. cit.*, p. 15.
5. BOCCACCIO, *op. cit.*, p. 16.

Il poeta descrive modelli di comportamento che già conosciamo[6]. Il timore e la vigliaccheria dei vicini che solo per paura delle esalazioni pestilenziali rimuovevano i cadaveri dei loro concittadini, la routine delle sepolture, il crollo delle strutture familiari, l'inadeguatezza di molti chierici, notai e funzionari, i tentativi di alcuni di trarre profitti dalla crisi ed estorcere denaro agli ammalati, sono confermati in diverse sfumature dagli autori del tempo, non solo in Italia. Il Boccaccio riconobbe che l'imbarbarimento e la mancanza di sensibilità erano da collegarsi strettamente con la paura della morte che paralizzava la società e riconobbe che con il pericolo diminuì anche la capacità di soffrire «per che assai manifestamente apparve che quello che il naturale corso delle cose non aveva potuto con piccoli e radi danni a' savi mostrare doversi con pazienza passare, la grandezza de' mali eziandio i semplici far di ciò scorti e non curanti»[7].

Il lutto, fino ad allora obbligatorio, istituzionalizzato in molti rituali, portato dai familiari, amici e vicini in occasione della morte di parente o amico, diventò l'eccezione.

L'indifferenza prevalse sulla compassione e sui lamenti. Ci si abituò alla morte. «Risa e motti e festeggiar compagnevole» caratterizzavano le sepolture e i banchetti funebri che presto furono ovviamente soppressi[8]. Con tristezza il poeta constata che anche le donne si erano adattate «ottimamente» a questa usanza[9]. Il racconto del Boccaccio rappresenta uno psicogramma della società fiorentina che può essere applicato a molti altri luoghi. A ragione è il più famoso documento del tempo che ci è stato tramandato sulla peste nera del 1348.

Il cronista e commerciante Giovanni Villani ricorda in primo luogo le catastrofi naturali che precedettero la peste nei primi mesi del 1348, anche il terremoto registratosi a Venezia il 25 gennaio[10]. Successivamente alla sua morte per peste, avvenuta nell'estate, suo fratello Matteo proseguì la cronaca. L'epidemia colpì in particolar modo i poveri della città, che vivevano in spazi angusti e non avevano alcuna possibilità di fuga: «E morì tra nella città, contado

6. Cfr. il motivo ricorrente secondo il quale i membri di una stessa famiglia si evitavano reciprocamente. A questo proposito si veda cap. 9, nota 57.
7. Cfr. BOCCACCIO (1985), p. 19.
8. BOCCACCIO, *op. cit.*, p. 17.
9. BOCCACCIO, *op. cit.*
10. Cfr. BERGDOLT (1990), p. 232; si veda anche VILLANI (1857) I, p. 512.

e distretto di Firenze, d'ogni sesso e di catuna età de' cinque i tre, e più, compensando il minuto popolo e i mezzani e' maggiori, perché alquanto fu più menomato, perché cominciò prima, ed ebbe meno aiuto, e più disagi e difetti»[11].

Nonostante questo generale decadimento della morale, anche a Firenze vi erano persone che, come Matteo con plauso nota, animate da pio amore per il prossimo, si prendevano cura dei malati e dei moribondi: «E molti altri si dispuosero alla morte per servire i loro parenti e amici malati, camparono avendo male, e assai non l'ebbono continovando quello servigio; per la qual cosa ciascuno si ravvide, e cominciarono senza sospetto ad aiutare e servire l'un l'altro; onde molti guarirono...»[12]

Nel convento domenicano di Santa Maria Novella dove il Boccaccio fa cominciare l'azione di cornice del *Decamerone* di centotrenta confratelli, ottanta morirono. Fra Paolo Bilenchi, incaricato delle annotazioni sul registro dei morti, osserva con costernazione: «Spero che questo avvenimento non abbia ad apparire ai posteri come una leggenda popolare. I sopravvissuti dovrebbero piuttosto raccontare l'inesorabilità della giustizia divina la cui conseguenza espose il mondo intero alla morte»[13].

Marchionne di Coppo Stefani riferisce nella sua cronaca iniziata immediatamente dopo il 1348 come l'organizzazione medica crollò in poco tempo. Evidentemente l'etica ippocratica cedette al freddo senso degli affari: «Medici non si trovavano, perocchè moriano come gli altri; e quelli che si trovavano, voleano smisurato prezzo in mano innanzi che intrassero nella casa, ed entratovi, tocavano il polso col viso volto adietro...»[14]

I prezzi dei generi alimentari avevano subìto un repentino rincaro. I prodotti del fornaio e lo zucchero diventarono «esageratamente cari» allo stesso modo dei polli (la cui carne era considerata un rimedio profilattico contro la peste) e delle uova. «E beato chi ne trovava tre il dì con cercare tutta la città»[15]. In seguito alla grande richiesta di candele votive il prezzo della cera subì smisu-

11. Cfr. VILLANI (1858) II, p. 9.
12. VILLANI, *op. cit.* Senza dubbio la disponibilità all'aiuto che qui viene descritta rappresenta un'eccezione.
13. Testo latino in FALSINI (1971), pp. 434 s.
14. Cfr. CARDUCCI-FIORINI (1903), p. 230; circa la problematica del comportamento dei medici cfr. anche cap. 23.
15. CARDUCCI, *op. cit.*, p. 231.

rati rincari e alla fine dovette essere regolato dallo stato. Nessuno poteva comprare più di due candele. Speziali e becchini vendevano a prezzi esosi bare, coperte e cuscini utilizzati per i funerali, guadagnando una fortuna. L'abito funebre di una donna costava normalmente tre fiorini. Nel 1348 il suo prezzo a Firenze balzò in pochissimo tempo a trenta fiorini «e sarebbe ito in fiorini cento, se non che si levò il vestire della stamigna», come viene esposto da Marchionne[16]. A Firenze si arricchirono anche i sacerdoti e i frati mendicanti che si facevano pagare a caro prezzo la loro assistenza spirituale. Per non deprimere troppo gli abitanti il governo fiorentino proibì di suonare a morto le campane «perocchè l'udivano gli ammalati, sbigottivano li sani, nonchè i malati»[17]. Sopraffatti dalla paura gli uomini voltavano le spalle ai loro concittadini votati alla morte. Con un pretesto qualsiasi prendevano le distanze:

«E moltissimi ne morirono che non fu chi li vedesse, e molti ne morirono di fame, imperocchè come uno si ponea in sul letto malato, quegli di casa sbigottiti gli dicevano: "Io vo per lo medico" e serravano pianamente l'uscio da via, e non vi tornavano più. Costui abbandonato dalle persone e poi da cibo, ed accompagnato dalla febbre si venia meno. Molti erano, che sollicitavano li loro che non gli abbandonassero, quando venia alla sera; e' diceano all'ammalato: "Acciocchè la notte tu non abbi per ogni cosa a destare chi ti serve, e dura fatica lo dì e la notte, tôtti tu stesso de' confetti e del vino o acqua, eccola qui in sullo soglio della lettiera sopra 'l capo tuo, e po' tôrre della roba". E quando s'addormentava l'ammalato se n'andava via, e non tornava. Se per sua ventura si trovava la notte confortato di questo cibo la mattina vivo e forte da farsi a finestra, stava mezz'ora innanzicchè persona vi valicasse, se non era la via molto mastra, e quando pure alcun passava, ed egli avesse un poco di voce che gli fosse udito, chiamando, quando gli era risposto, e quando no, e se gli era risposto, non era soccorso. Imperocchè niuno, o pochi voleano intrare in casa, dove alcuno fosse malato»[18].

La cronaca di Marchionne è una delle testimonianze più sconcertanti sulla peste. Come alcuni governi, «per ragioni di sicurezza», facevano trasportare malati di peste ancora in vita alle fosse comuni,

16. CARDUCCI, *op. cit.*
17. CARDUCCI, *op. cit.*
18. CARDUCCI, *op. cit.*, pp. 230 s.

non di rado succedeva che malati votati alla morte fossero chiusi nelle proprie case dai parenti e qui lasciati morire di fame[19].

In accordo con la teoria dei miasmi[20], a Firenze fu vietato l'approvvigionamento di quei frutti ritenuti nocivi e facilmente deperibili, come le prugne, le mandorle e i fagioli «ed ogni frutta non utile e non malsana»[21]. I laboratori e le botteghe degli artigiani rimasero chiusi mentre aperte erano le botteghe degli speziali e le chiese. Marchionne conferma il racconto del Boccaccio sul fatto che si cercasse di farsi coraggio vicendevolmente organizzando pasti in comune: «Fu questa cosa di tanto sbigottimento e di tanta paura che le genti si ragunavano in brigata a mangiare per pigliare qualche conforto; e dava l'uno la sera cena a dieci compagni e l'altra sera davono ordine di mangiare con uno di quelli, e quando credevono cenare con quello, ed egli era senza cena, che quegli era malato, o quando era fatta la cena per dieci, vi se ne trovava meno due o tre»[22].

Come reagirono le autorità? Già in seguito alla carestia del 1344 e 1347 si erano trovati costretti a prendere dei provvedimenti. Migliaia dovettero essere mantenuti a spese dello stato e nonostante ciò, a partire dal 1346, erano morti di fame in quattromila (!)[23]. I prezzi delle derrate alimentari avevano subito un rapido aumento già prima dell'epidemia di peste in seguito a cattivi raccolti. Quando la voce dell'imminente sciagura si fece più insistente gli «oficiali sopra ciò ordinati» furono incaricati di allontanare l'immondizia dalle strade della città perché il puzzo di questa, secondo la teoria dei miasmi, favoriva la diffusione dell'epidemia[24]. Persone sospettate di essere malate e provenienti da altre città non ottenevano il permesso d'ingresso e il governo, seguendo le direttive dei medici, impartì alla popolazione consigli e suggerimenti per la profilassi includendo in primo luogo tra questi i non innocui fuochi di purificazione[25]! Ma la catastrofe non poteva più essere arrestata.

Una volta scoppiata l'epidemia furono fatti costruire nuovi cimiteri. Come racconta Marchionne i cadaveri vennero am-

19. Cfr. le misure adottate a Venezia (cap. 10).
20. Cfr. cap. 4.
21. Cfr. CARDUCCI (1903), pp. 231 s.
22. CARDUCCI, *op. cit.*, p. 232.
23. Cfr. STICKER (1908), p. 53.
24. Cfr. BOCCACCIO (1985), p. 12.
25. Cfr. STICKER (1908), p. 53.

mucchiati a strati, gli uni sugli altri. Le messe e le processioni supplicatorie caratterizzavano la vita quotidiana. L'immagine di santa Maria Impruneta fu trasportata per le vie della città[26]. E siccome dalle campagne molti erano fuggiti in città, a Firenze morirono più persone di quanto il numero di abitanti della città potesse lasciar prevedere (Boccaccio parlò di quasi centomila uomini)[27].Quando l'epidemia di peste ebbe raggiunto il suo apice si constatò «che solo con grandissima difficoltà e fatica il consiglio del podestà e della città potevano essere convocati alle riunioni nel numero necessario dal momento che molti cittadini erano rimasti altrove»[28]. Siccome la Signoria non voleva che gli affari di stato subissero delle interruzioni, stabilì che fino al primo novembre potessero essere sufficienti cento consiglieri. Il cambiamento del *quorum* legittimante la votazione si rese ancor più necessario dal momento che molti di quei nuovi membri del consiglio eletti all'inizio dell'estate erano nel frattempo morti[29]. I paralleli con Venezia erano evidenti. Solo con delle leggi per lo stato d'emergenza il consiglio credette di poter controllare la crisi[30].

Non si era neppure più in grado di distribuire nella città le granaglie e dunque la carestia aumentò. E siccome mancavano le necessarie guardie notturne e i sorveglianti, i cittadini non potevano neppure essere protetti dalla crescente criminalità. Molte professioni scomparvero. Ancora nel gennaio del 1349 mancavano persone capaci di coniare monete e così artigiani esperti furono invitati a trasferirsi in città da Napoli[31]. Una volta smorzatasi la prima ondata di peste il consiglio iniziò in linea generale a favorire l'immigrazione. Ai delinquenti fuggiti fu garantita persino l'impunità nel caso di un loro ritorno. A coloro che erano stati esiliati fu permesso di ritornare, dietro pagamento di una somma, che andava a rimpinguare le casse vuote dello stato. La riflessione odierna può prendere le mosse dalla constatazione che nel corso dell'epidemia di peste la popolazione di Firenze scese da circa no-

26. Cfr. Marchionne di Coppo, in CARDUCCI (1903), p. 232.
27. Cfr. BOCCACCIO (1985), p. 20.
28. Testo lat. in FALSINI (1971), p. 438 (si veda ivi anche nota 37).
29. FALSINI, *op. cit.*
30. Cfr. cap. 10.
31. Cfr. FALSINI (1971), pp. 441 s.

vantamila[32] abitanti alla metà[33]. Mentre molti negozi, case, ville e palazzi erano vuoti, l'abbandono in cui si trovava il contado rappresentava un problema ancora maggiore perché a lungo termine comprometteva l'approvvigionamento di generi alimentari. In un annuncio ufficiale dell'ottobre 1348 il governo lamentava «che da una parte molti cittadini si erano impoveriti e dall'altra molti poveri (grazie alla peste) erano diventati ricchi»[34]. Anche molti conventi e confraternite avevano tratto profitti dalla peste nera essendo stati nominati beneficiari di testamenti. Matteo Villani si esprime in modo molto critico a proposito della somma considerevole di ben trecentocinquantamila fiorini che era stata devoluta alla Compagnia di Orsanmichele[35]. L'«Arcispedale» di Santa Maria Nuova e la Compagnia caritativa della Misericordia avevano invece ricevuto rispettivamente solo venticinquemila e trentacinquemila fiorini[36]. Non si trovava più nessuno disposto a prestare il servizio militare e la sorveglianza delle fortificazioni si faceva difficile[37]. La gente semplice preferiva godersi gli oggetti di lusso ereditati o che non avevano più padrone, compiacersi di abiti e banchetti. In una Legge contro il lusso del novembre 1349 fu vietato ad ogni «donna, giovane o vecchia» di indossare pellicce di ermellino[38].

Anche a Firenze la peste causò mutamenti nella società in modi così diversi che molti uomini del tempo rimasero confusi dalla trasformazione del loro mondo. Il Boccaccio ammise apertamente: «Maravigliosa cosa è audire quello che io debbo dire: il che, se dagli occhi di molti e da' miei non fosse stato veduto, appena che io ardissi di crederlo, non che di scriverlo, quantunque da fededegna udito l'avessi»[39].

32. Secondo quanto affermato da Giovanni Villani nel 1339 Firenze aveva 90.000 abitanti, cfr. DRAGOMANNI (1845), p. 324.
33. Nel 1352 la città aveva 42.000 abitanti, cfr. FALSINI (1971), p. 431. Si trovavano però in città anche numerosi fuggiaschi, per cui il numero delle vittime della peste ammontava comunque a più di 50.000, cfr. *op. cit.*, p. 428.
34. La citazione è riportata da FALSINI, *op. cit.*, p. 449.
35. Cfr. VILLANI (1858) II, p. 10.
36. Cfr. FALSINI (1971), p. 456.
37. FALSINI, *op. cit.*, p. 439.
38. FALSINI, *op. cit.*, pp. 486 s.
39. Cfr. BOCCACCIO (1985), p. 13.

Dodici

LA PESTE IN FRANCIA

La peste arrivò in Francia attraverso il porto di Marsiglia dove una nave, cui a Genova era stato impedito di sbarcare il proprio carico, portò probabilmente l'epidemia[1]. Solo in città morirono migliaia di persone e tra questi quasi tutti i medici, i religiosi e i notai[2]. Verso nord la peste nera seguì il corso del Rodano mentre a ovest le zone della Linguadoca e Montpellier furono raggiunte dopo poco tempo. Come racconta il medico Simon de Couvin la morte degli studenti poteva essere paragonata all'avvizzire dei fiori[3]. Le donne gravide e i bambini sembravano particolarmente soggetti a contrarre la malattia allo stesso modo delle persone anziane.

Carcassonne e Bordeaux furono «appestate» nell'agosto del 1348. Presto furono colpite anche Aix e soprattutto Avignone che nel XIV secolo, come sede della curia papale, era una delle città più importanti d'Europa. Già nei primi tre giorni morirono milleottocento abitanti. Le ondate di peste avrebbero decimato la città per due anni. Guy de Chauliac, medico personale di Clemente VI, non descrisse soltanto nel modo «classico» i sintomi della peste ma anche quell'atmosfera di sfiducia che si diffuse nella Francia meridionale: «Erano in molti a chiedersi la ragione di una tale incredibile epidemia. In alcune zone si credeva che gli ebrei avessero avvelenato il mondo. E per questo motivo furono uccisi. In alcune regioni furono i poveri ad essere uccisi o cacciati dalla città, in altre anche i ricchi. Si aveva paura a intraprendere dei viaggi. Succedeva che

1. Cfr. ZIEGLER (1972), p. 63; STICKER (1908), p. 56.
2. Nel territorio cittadino si dice siano morte 50.000 persone e tra queste per esempio tutti i 150 membri del convento francescano, cfr. BOEHMER (1868), p. 261; si veda anche STICKER, *op. cit.*, p. 56.
3. Testo lat. in HAESER (1865), p. 31, righe 778 s.

le guardie fermassero le persone all'ingresso di villaggi e città e lasciassero entrare soltanto quelli che erano ben conosciuti. E se trovavano qualcuno con polveri o unguenti, li costringevano ad inghiottirli per paura che si potesse trattare di un qualche veleno»[4].

L'accusa di avvelenamento come la persecuzione delle minoranze sono documentabili nei periodi di epidemia fino al XVIII secolo[5]. Guy de Chauliac era inoltre convinto che, in seguito all'avvento nel 1345 della costellazione dei tre pianeti «superiori», la peste fosse inevitabile[6]. Per lui i fenomeni naturali di questo tipo annunciavano sempre avvenimenti di fondamentale importanza, meravigliosi o terribili come «la fine di dominazioni, l'arrivo di profeti o di grandi epidemie»[7]. Naturalmente, come medico, sosteneva la patologia umorale, il che, tra l'altro, spiega alcuni dei suoi consigli terapeutici. Prima del contagio si raccomandava, in un ordine decrescente di efficacia, la fuga, pillole d'aloe, un salasso, la suffumicazione della propria casa, la triaca, sostanze odorose e infine il «bolo armeno», una ricetta segreta dell'autore per rendere acidi gli umori. Dopo lo scoppio della malattia si rendevano necessari il salasso, i clisteri, l'elettuario e bevande la cui composizione doveva contrastare la putrefazione in atto nell'organismo. I bubboni venivano trattati con fichi, cipolle cotte e pistacchi[8]. Guy ammise di aver sopportato, come medico, terribili paure. Contrasse la malattia ma fu uno di quei pochi che riuscì a sopravvivere alla peste. Solo la preoccupazione per la sua fama lo aveva trattenuto dal fuggire come egli stesso ammise apertamente: «Per paura del disonore non osai fuggire. Tormentato continuamente dalla paura, cercai di proteggermi alla meno peggio, nel modo che ho illustrato. Nonostante ciò sopraggiunse la febbre, persistente, accompagnata dalla comparsa di bubboni nella regione inguinale. Rimasi malato per circa sei settimane. La mia vita era davvero in pericolo al punto che tutti i miei amici credevano che sarei morto. Ma per volontà di Dio i bubboni guarirono completamente e poterono essere curati. Fu così che sfuggii alla morte»[9].

4. Testo latino in HAESER, *op. cit.*, p. 37, righe 15-21.

5. Questi fenomeni negativi concomitanti alla peste vengono dibattuti compiutamente nel cap. 19.

6. Cfr. HAESER (1865), p. 37, righe 24-29.

7. Testo latino in HAESER, *op. cit.*, righe 27-29.

8. HAESER, *op. cit.*, p. 38.

9. HAESER, *op. cit.*, righe 17 s.

Mentre circa metà della popolazione di Avignone fu vittima della peste, di quattrocentocinquanta curiali ne morirono «solo» novantaquattro e per questa circostanza diverse furono le motivazioni[10]. Il papa stesso evitava il contatto con il mondo esterno e faceva alimentare in continuazione grossi fuochi. Nessuno aveva accesso alle sue stanze[11]. Clemente VI fece anche sezionare dei cadaveri di morti di peste alla ricerca della causa della malattia. Naturalmente i medici curiali erano così convinti della teoria umoralpatologica della peste che nelle dissezioni ne cercarono e trovarono la conferma. Nei periodi di epidemia fu introdotta anche una particolare forma di messa supplicatoria (*pro evitanda mortalitate*)[12]. Inizialmente ad Avignone si svolgevano ogni settimana delle processioni che ottennero grande consenso, suscitarono addirittura uno strano entusiasmo, al tempo stesso inquietante. Si contarono duemila persone, «uomini e donne, scalzi, molti vestiti del saio, alcuni coperti di cenere, procedevano lamentandosi e strappandosi i capelli e flagellandosi fino a sanguinare...»[13]

Ben presto il papa vietò questa nuova variante molto emozionale dei riti penitenziali perché minacciava di sottrarsi al controllo della Chiesa e inoltre favoriva la diffusione dell'epidemia[14]. La curia si trovava temporaneamente a Valence in un castello sul Rodano ma in autunno tornò comunque ad Avignone anche se qui la peste nera non sembrava ancora dare segni di regressione. Dopo che inizialmente i morti di peste erano stati gettati nel fiume nel corso del primo mese di epidemia si procedette alla costruzione di enormi cimiteri d'emergenza. In concomitanza con la fase acuta della peste, Clemente VI si vide costretto a impartire un'assoluzione generale dal momento che non si poteva più disporre di un numero sufficiente di sacerdoti per la somministrazione degli estremi conforti religiosi[15]. Prima ancora che il pericolo del contagio fosse riconosciuto, immediatamente dopo lo scoppio dell'epidemia, morirono ad Avignone anche tutti i membri del convento dei carmelitani. Se si presta fede a Knighton, canonico presso l'abbazia di Leichester, la loro fama non doveva

10. Cfr. RENOUARD (1950), p. 111.
11. Cfr. BOEHMER (1868), p. 261; si veda anche ZADDACH (1971), pp. 58 s.
12. ZADDACH, *op. cit.*, pp. 59 e 77 (si veda anche nota 75 a).
13. Testo inglese in ZIEGLER (1972), pp. 66 s.
14. ZIEGLER, *op. cit.*, p. 67; cfr. anche cap. 18.
15. Cfr. ZADDACH (1971), p. 59; si veda anche TUCHMAN (1984), p. 99.

essere certo delle migliori: «I frati carmelitani di Avignone morirono (tutti) e sessantasei prima ancora che gli abitanti della città fossero a conoscenza, della causa della catastrofe. (In un primo momento) si pensò che i frati si fossero uccisi l'un l'altro...»[16]

Anche degli eremiti agostiniani non sopravvisse nessuno. È fuori di dubbio che molti frati mendicanti e monaci dimentichi di se stessi e sorretti dal senso cristiano di amore verso il prossimo, si presero cura dei malati e questo, oltre alle anguste condizioni di vita dei conventi che favorivano il contagio, ridusse drasticamente la percentuale di probabilità della loro sopravvivenza.

Ogni giorno circolavano in città nuove teorie sulle cause e la provenienza della peste. E il già citato religioso fiammingo[17] che fu casuale testimone ad Avignone della peste nera e descrisse minuziosamente la situazione, annotava che molte persone all'improvviso si rifiutarono di mangiare pesce «perché a causa del suo odore dicevano fosse infetto. Evitavano pure tutte le spezie e facevano uso solo di quelle che erano state conservate dall'anno precedente. Temevano infatti che queste fossero state importate solo recentemente con le sunnominate navi. Ed effettivamente poté spesso osservare che coloro che consumarono quelle spezie appena importate o una determinata qualità di pesce di mare, all'improvviso si ammalavano...»[18]

Petrarca, che accanto al Boccaccio è uno dei più famosi personaggi vissuti al tempo della peste nera ed è cronista scrupoloso degli avvenimenti, lamentava la morte di Laura, di quella Laura cantata in molte delle sue opere. Morì ad Avignone il 6 aprile. Il poeta annotò nel suo Codice di Virgilio: «Il suo corpo castissimo e bellissimo fu messo a riposare nel cimitero dei frati minori, il giorno stesso in cui ella morì, al vespro. Sono convinto che l'anima sua sia ritornata al cielo, da dove era venuta...»[19].

Naturalmente la sepoltura delle vittime della peste all'interno delle chiese fu ben presto vietata. Tuttavia sembra che nel 1348 fosse stata una consuetudine anche a Roma[20]. Eccezioni si ebbero

16. Cit. in ZIEGLER (1972), p. 66.

17. Un altro racconto dello stesso religioso è riportato al cap. 7. Cfr. nello stesso capitolo la nota 13.

18. Testo inglese in ZIEGLER (1972), p. 67.

19. Testo inglese in ZIEGLER, *op. cit.*, p. 65; cfr. anche WILKINS (1980), p. 108.

20. Precisamente nella basilica di San Lorenzo in Damaso come dimostrano scavi del Max-Planck-Institut per la storia dell'arte di Roma. (Biblioteca Hertziana).

ancora nel XVI secolo, come avvenne per Tiziano, sepolto nella chiesa veneziana dei Frari[21].

Altre informazioni sulla situazione avignonese vengono da Chalin de Vinario che come Guy de Chauliac era medico personale del papa. Tipico medico del suo tempo, va fiero delle sue analitiche conoscenze delle teorie sulla peste, sia antiche sia medievali. Le opere di personaggi autorevoli di questo campo «al di qua e al di là delle Alpi, da Parigi ad Avignone», rimangono per lui intoccabili[22]. La sua convinzione che i medici del suo tempo disponessero in confronto agli antichi di un enorme bagaglio di conoscenze non resiste naturalmente a un esame oggettivo[23]. La teoria sulla peste di Chalin corrispondeva in sostanza a quella di Guy de Chauliac con il quale condivideva pure la fede nel determinismo astrologico. Interessante è la descrizione che dà della capitale spirituale d'Europa nel XIV secolo. Constatò infatti che le persone appartenenti ai ceti bassi «vivendo nella sporcizia e dunque ammalandosi con più facilità di peste» morivano in gran numero ed era inoltre convinto che popoli e regioni fossero minacciati dall'epidemia in modo diverso e i suoi preconcetti sono certamente da considerarsi come tipici del tempo:

«Dapprima furono gli spagnoli a morire perché erano sporchi e mangiavano molta carne. La carne fa molto sangue e quando il sangue è presente in grande quantità va facilmente in putrefazione. Poi perché vivevano in modo immorale e quarto perché vennero ad Avignone da zone già contaminate. Contagiati furono poi anche gli ebrei perché vivevano (anche) loro in condizioni non igieniche e perché anche loro si erano trattenuti in un'altra regione dove a causa della singolarità e del clima della zona imperversava un'epidemia mortale. Per questa ragione morirono anche le persone indebolite dal lavoro fisico come ad esempio i contadini. Con il loro lavoro respirano necessariamente una maggior quantità di aria ammorbata. Si ammalano dunque perché, sotto il cielo aperto, sono esposti giorno e notte all'aria che essi respirando introducono nel proprio corpo. Altre ragioni che spiegano perché durante un'epidemia la maggior parte delle persone si ammalano e muoiono sono da ricercarsi nella preoccupazione continua, nella paura e in (tutte) le impressioni

21. Cfr. VALCANOVER (1990), p. 416.

22. Il testo latino del trattato si trova in HOENIGER (1882), pp. 159-177; per il passo citato cfr. p. 159.

23. Questo vale in particolar modo per la teoria galenica sulla peste, cfr. cap. 4.

suscitate dal suono frequente delle campane, dai canti funebri e dai carri carichi di cadaveri. Si vede come la comunione venga portata ai malati e come ciascuno venga colpito dalla morte...»[24]

Chalin cercò di spiegare l'agghiacciante paura che ovunque accompagnava la peste. La sua cronaca ebbe inizio solo nel 1382 e questo lo mise nella condizione di stabilire paralleli delle epidemie verificatesi a partire dal 1348. Il convinto seguace della dottrina umorale considera particolarmente in pericolo un determinato tipo di soggetto e precisamente l'individuo caratterizzato da un eccesso di «calore e umidità»:

«Gli organismi delicati e inclini ad un eccesso di umidità erano maggiormente esposti all'infezione, così dunque i neonati, i bambini, le donne e i giovani. In tempi di questo tipo erano i primi a morire. Seguivano poi gli organismi deboli, debilitati e collerici, dai pori dilatati, che manifestano molto calore. Questi vengono subito dopo i bambini e sono ad esempio le donne di quattordici, quindici anni, dopo la mestruazione e i giovani intorno ai vent'anni che perdono molto seme e poi le persone che si allenano in una disciplina sportiva e che si accoppiano spesso e fanno frequenti bagni»[25].

Con l'aiuto della dottrina umorale si fa comprensibile anche l'osservazione di Chalin in base alla quale i soggetti «asciutti e freddi», inclini alla melancolia, siano ben protetti contro la peste[26]. Se a questo proposito Chalin rifletta soltanto la dottrina della medicina classica o attinga effettivamente dalla sua personale esperienza medica, rimane questione aperta.

I controlli di frontiera di cui parla Guy de Chauliac vengono confermati anche dal suo collega. Tuttavia sembra che in aprile la metà degli abitanti di Avignone fosse morta. Le autorità dovettero apporre i sigilli a settemila case perché coloro che vi abitavano erano morti. Nell'arco di sei settimane furono sepolte, in nuovi cimiteri situati fuori dalla città, ben undicimila persone. Secondo il racconto di Heinrich Rebford soltanto durante i primi tre giorni di quaresima morirono millequattrocento persone[27]. Mentre le cifre citate nelle cronache del tempo hanno per lo più un significato retorico, in questo caso possono effettivamente essere corrispondenti alla realtà.

24. Cfr. HOENIGER (1882), p. 172, righe 13-28.
25. HOENIGER, *op. cit.*, righe 33-40.
26. HOENIGER, *op. cit.*, riga 43.
27. Cfr. STICKER (1908), pp. 57 s.

Nel marzo del 1348 la peste raggiunse Narbona dove dalla carestia del 1347 si importavano granaglie dall'Italia. Attraverso i tintori che avevano le loro botteghe nei pressi del porto e lungo il fiume il contagio si estese al resto della popolazione. Secondo i più recenti studi sarebbero morte circa trentamila persone (dopo la peste nera la città non riacquistò più l'antica importanza). Come successe spesso, anche qui furono sospettati gli stranieri, in particor modo i nemici, ritenuti responsabili di aver diffuso veleni in grado di provocare la peste e di aver contaminato i pozzi. Essendo stato interrogato a questo proposito, il giudice André Bénézeit rese noto che erano stati arrestati alcuni uomini in possesso di una polvere sospetta e che, in parte volontariamente, in parte in seguito a tortura, avevano confessato azioni di avvelenamento. Per queste empietà dovevano essere stati pagati dagli inglesi e furono dunque torturati con delle pinze, fatti a pezzi e alla fine vennero bruciati[28].

Nel mese di aprile la peste imperversava a Toulouse e a maggio era arrivata a Parigi dove perdurò fino all'autunno. Un anno più tardi il cronista di St. Denis annotava che nell'arco di diciotto mesi erano morte quasi cinquantamila persone[29] (prima dell'arrivo della peste nera Parigi contava circa centottantamila abitanti!). Immediatamente prima della catastrofe, come era successo a Venezia e a Firenze, la popolazione della città era molto aumentata. La carestia e i disordini provocati dalla guerra dei Cent'anni avevano fatto sì che migliaia di persone trovassero rifugio nella capitale, dove mendicando e con lavori occasionali cercavano di mantenersi in vita. Non vi è dubbio che le cattive condizioni igieniche favorirono la diffusione dell'epidemia. Segni bui in cielo incupivano lo stato d'animo. Jean de Venette, carmelitano e valente professore di teologia, descrisse la situazione immediatamente prima dello scoppio della peste:

«Nell'anno del Signore 1348 la Francia e quasi tutto il mondo furono colpiti dal destino in un modo che non è (neppure) paragonabile ad una guerra. Era il mese di agosto quando sopra Parigi, verso ovest, dopo il vespro e cioè quando il sole iniziava a tramontare, apparve una stella molto grande e brillante. Non sembrava, come normalmente è, che fosse sospesa in alto, sopra il nostro emisfero ma al contrario che fosse molto vicina. Tramontato il sole e scesa la notte io e altri confratelli che la osservavamo avevamo l'impressio-

28. Cfr. BIRABEN (1976) I, pp. 58 s.; STICKER, *op. cit.*, p. 59.
29. Cfr. ZIEGLER (1972), p. 78.

ne che restasse immobile in quel punto. Con la meraviglia di tutti noi che la osservavamo, alla fine questa grande stella si frantumò in molti raggi diversi, scomparve e si dissolse completamente. La sua luce svanì sui quartieri orientali di Parigi. Se si sia trattato solo di un astro formato da esalazioni e dissoltosi poi in vapori, vorrei lasciarlo giudicare agli astronomi. Ma è anche possibile che si trattasse solo dell'annuncio della terribile epidemia di peste che in realtà, poco tempo dopo, travolse Parigi, la Francia e altri paesi...»[30]

Che le stelle potessero annunciare oscuri avvenimenti era per il teologo fuori di dubbio. Il suo scetticismo era limitato esclusivamente al problema relativo alla natura di questa stella, se si trattasse cioè veramente di un astro e non di un effetto illusorio.

Molti volevano confessarsi e fare testamento ma anche qui come altrove mancavano sacerdoti e notai[31]. Anche i giudici morivano, così come i professori e gli studenti universitari. Nel mese di luglio li seguirono il vescovo Foulque de Chanac, poco dopo la regina Giovanna, paralitica, e sua nuora Bona di Lussemburgo, moglie del delfino che insieme al re sopravvisse invece alla peste[32]. C'erano giorni in cui dall'Hôtel-de-Dieu venivano portati anche cinquecento cadaveri per essere poi sepolti nel cimitero dei Santissimi Innocenti. Jean de Venette racconta come i frati si prodigassero fino allo stremo nella cura dei malati e come il loro numero, anche se notevolmente ridotto, dopo la peste fu subito ricostituito grazie a volontari. Soprattutto le suore dell' Hôtel-de-Dieu dimostrarono di possedere grande coraggio. «Non avevano alcun timore, curavano i malati con estrema dolcezza e dedizione dimenticando ogni loro paura»[33].

Certamente fuggirono anche i sacerdoti e i monaci. Anche i benestanti lasciavano la città mentre i poveri, per far fronte alla fame, non di rado finivano col compiere scorrerie. Nel mese di novembre il vescovo dispose che in tutte le chiese si pregasse impetrando l'aiuto del santo Sebastiano. In questo momento l'epidemia aveva raggiunto il suo apice. La cronaca di St. Germain-l'Auxerrois, a quel tempo la parrocchia più importante della città, mostra come negli anni tra il 1340 e il 1358 i legati intestati alla parrocchia aumentassero al punto che a partire

30. Testo inglese in GOTTFRIED (1986), p. 56.

31. Jean de Venette, citato in GOTTFRIED, *op cit.*

32. Cfr. ZIEGLER (1972), p. 78.

33. Cfr. testo inglese in GOTTFRIED (1986), p. 55 s.; si veda a proposito anche STICKER (1908), p. 60.

dal 1349 non fu più possibile registrarli singolarmente. Durante l'epidemia di peste molte coppie di coniugi andavano insieme dal notaio e c'erano persone che vi crollavano morte[34]. A Parigi, durante la fase più acuta della peste nera sarebbero morte ottocento persone al giorno.

Con l'orgoglio di chi crede nelle proprie capacità, la facoltà di medicina della città presentò il già citato studio sulla peste richiestole dal re. Si trattava di un lavoro originale e al tempo stesso in linea con quanto espresso dalle autorità tradizionali. Per la popolazione di Parigi certo non fu di grande utilità:

«Noi, membri del collegio medico di Parigi, dopo meditata riflessione e scrupolosa discussione sulla peste mortale che infuria e dopo un esame approfondito del pensiero dei nostri antichi maestri, presentiamo con questo documento una chiara analisi di questa epidemia secondo le regole della scienza degli astri e delle scienze naturali. Spieghiamo quanto segue:

Si sa che in India e negli altri paesi che si affacciano sul grande mare, gli astri, che lottano con i raggi solari e la calura del fuoco celeste, esercitano la loro influenza soprattutto sul mare e oppongono vigorosa resistenza alle sue acque. In questo modo si originano vapori che offuscano il sole e trasformano la sua luce in oscurità. Questi vapori danno origine a un ciclo di innalzamento e abbassamento della durata di 28 giorni. Alla fine il sole e il suo fuoco esercitano una così possente influenza sul mare che ne assorbono una grande quantità trasformandola in vapore che si alza nell'aria.

Se accade che in qualche luogo l'acqua sia corrotta da pesci morti, il calore del sole non è più in grado di scioglierla e trasformarla in vapore salutare, né in grandine, neve o brina ma le esalazioni si diffondono nell'aria e avvolgono nelle nubi alcune regioni. Così accadde in Arabia, in alcune regioni dell'India, nelle pianure e nelle valli della Macedonia, in Albania, Ungheria, Sicilia e Sardegna dove nessun uomo restò in vita...»[35]

Naturalmente i medici parigini pronunciando prognosi positive lasciavano ben sperare. Nel momento in cui queste prognosi non si avverarono, la già compromessa considerazione riservata ai medici fu messa ulteriormente in crisi: «Crediamo che gli astri

34. Cfr. MOLLAT (1963).
35. Il testo originale latino è riportato da HOENIGER (1882), pp. 152-156; cfr. anche ZIMMERMANN (1988), pp. 8-10.

con l'aiuto della natura, grazie alla loro forza celeste, si adoperino per conservare il genere umano e liberarlo dalla sua sofferenza. Con l'aiuto del sole e grazie alla forza del suo fuoco, spezzeranno queste spesse nubi nell'arco di dieci giorni, entro il 17 luglio. La nebbia si trasformerà allora in una pioggia velenosa dopo la quale l'aria tornerà ad essere pura. Quando i tuoni e la grandine la annunceranno, si dovranno prevedere precipitazioni e durante la pioggia evitare il contatto con l'aria. In seguito si dovranno accendere grandi fuochi con tralci di vite, rami di alloro o altro legno verde e anche bruciare molto incenso e camomilla sulle pubbliche piazze e nelle case. Nessuno dovrà metter piede nei campi prima che siano completamente asciutti. Per tre giorni si dovrà assumere poco cibo e guardarsi dalla frescura del mattino, della sera e della notte»[36]. Interessanti, anche se di nessuna utilità ed efficacia per influire sul comportamento delle pulci, appaiono i consigli dietetici aggiunti. Anche questi sono comprensibili solo alla luce della teoria «ufficiale» sulle epidemie:

«Non devono essere mangiati pollame, uccelli acquatici e maialini da latte, non carne stagionata di manzo e carne grassa ma solo carne di animali di natura calda e asciutta e sono altresì da evitare carni che riscaldano ed infiammano. Consigliamo (anche) brodi con pepe pestato, cannella e altre spezie soprattutto per coloro che normalmente mangiano poco e in modo ricercato. È malsano dormire durante il giorno. Il sonno può durare fino all'alba. A colazione si deve bere poco e il pranzo andrà consumato intorno alle undici. A pranzo potrà essere assunta una maggiore quantità di liquidi rispetto alla colazione, in particolare del vino chiaro e leggero cui andrà aggiunto un sesto d'acqua. Innocui sono anche i frutti freschi e secchi se assunti insieme a del vino...»[37]

Per quanto queste proposte avessero l'aria di essere così interessanti (e chi nel 1348 avrebbe potuto dare consigli più sensati!) dovevano però apparire deprimenti nella quotidianità dell'epidemia. Il loro significato stava nell'azione di indirizzo che esse ebbero per gli altri «studi sulla peste» del XIV secolo[38]. Al capezzale di un malato anche i medici francesi usavano peraltro molta prudenza. Un professore di Montpellier consigliò ai suoi colleghi di far chiudere

36. Cfr. STICKER, (1908), p. 61.
37. STICKER, *op. cit.*, pp. 61 s.
38. Cfr. la raccolta di SUDHOFF (1912, 1913).

gli occhi ai pazienti o di coprirli con un piccolo telo in modo da evitare il contagio attraverso lo sguardo[39]. Durante la calura il dottore doveva tenere davanti al naso una spugna imbevuta d'aceto mentre nel caso di temperatura fredda si doveva tenere in mano della ruta e del cumino. Particolarmente infettivo era considerato il puzzo di sudore delle ascelle[40].

Da Parigi la peste arrivò in Normandia, in Piccardia e sulla costa del Canale della Manica, mentre dalla Linguadoca aveva raggiunto la Bretagna. Proprio nelle regioni settentrionali della Francia la popolazione era indebolita dalla fame che a partire dal 1347 aveva provocato un esodo generale dalle campagne. Infuriava inoltre nel paese il fuoco di sant'Antonio, conseguenza di un avvelenamento cronico da alcaloidi della segale cornuta causato da nutrizione carente di certe sostanze[41]. La peste nera ebbe gioco facile. Bandiere nere dall'alto dei campanili dei villaggi segnalavano ai forestieri che la peste vi aveva fatto il suo ingresso. Nel mese di agosto aveva raggiunto Calais, dal 1346 occupata dagli inglesi[42]. A Bayeux morirono il vescovo e la maggior parte dei membri del capitolo del duomo. Anche a Rouen si dovettero consacrare nuovi cimiteri.

A La Graverie «i corpi dei deceduti andavano in putrefazione ancora sui letti dove la morte li aveva colti»[43]. Sopraffatto dalla paura, il parroco della vicina parrocchia di Coulonces si rifiutò di celebrarvi i funerali dopo che tutti i sacerdoti erano stati vittime della peste. Persino la moglie del signore del castello fu sepolta nel parco del castello stesso senza che le fossero impartiti gli estremi conforti della religione[44]. Gilles Li Muisis, l'abate di St. Martin a Tournai, racconta che commercianti e pellegrini vedevano vagare ovunque mandrie e greggi di pecore senza pastore. Granai e cantine erano aperti e le case vuote[45]. Anche nella Francia settentrionale non mancarono i segni funesti che annunciavano il pericolo e la disgrazia. Il giorno dell'Ascensione ci fu un terribile temporale. «La popolazione di quel tempo non aveva mai

39. Cfr. MICHON (1860), p. 94.
40. Cfr. STICKER (1908), p. 63.
41. STICKER, *op. cit.*
42. Cfr. ZIEGLER (1972), p. 80.
43. ZIEGLER, *op. cit.*
44. ZIEGLER, *op. cit.*
45. Cfr. LEMAITRE (1906), p. 197 (testo latino).

assistito ad una tempesta così terribile e spaventosa», assicura il cronista di Tournai[46] dove già nella primavera la Madonna piangente aveva esortato gli abitanti alla penitenza. Invano il vescovo cercò di impedire la sciagura con una processione supplicatoria. Egli stesso fu una delle prime vittime dell'epidemia che raggiunse il proprio acme nel mese di agosto. Di nuovo i morti furono portati in massa al cimitero, «una volta cinque, una volta dieci, poi quindici e dalla parrocchia di S. Brizio qualche volta anche venti o trenta al giorno». Gilles Li Muisis giudicava in modo molto critico la condotta del clero: «In tutte le chiese cappellani, sacerdoti e sacrestani suonavano a morto le campane, al mattino, alla sera e durante la notte, così da intascare il loro compenso. L'intera popolazione della città, uomini e donne, erano dunque presi da una crescente paura»[47].

Pubblicamente si cercava di placare l'ira di Dio non soltanto con messe supplicatorie e preghiere ma anche correggendo la condotta morale. A Tournai le coppie non sposate furono invitate a sposarsi o separarsi[48]. Per i giochi d'azzardo fu prevista una pena così come per il lavoro domenicale e per le veglie funebri o per chi indossava abiti a lutto. Poveri e ricchi venivano sepolti «senza differenza» nei nuovi cimiteri al di fuori delle mura cittadine. Per la gioia dell'abate preoccupato ci fu un miglioramento dei costumi. Il numero delle «convivenze» diminuì. Il gioco, le bestemmie e il lavoro nei giorni di festa diventarono episodi rari. Nessuno voleva provocare la punizione divina.

Tuttavia l'esito di questi sforzi non fu soddisfacente. Va osservato che a Tournai i ricchi e i potenti morirono prima degli appartenenti a ceti inferiori. Il cronista non era in grado di spiegare questo fenomeno come non riusciva a trovare motivazioni sul perché nelle vicinanze della piazza del mercato o nei vicoli stretti e miseri la peste facesse più vittime che nelle strade ampie e signorili. Pur ammettendo che i benestanti avevano maggiori possibilità per prendere la saggia e prudente decisione di lasciare la città, già a quel tempo la gente sentiva «che nessuno era sicuro, ricco, del

46. Cfr. LEMAITRE, *op. cit.*, pp. 191 s. (righe 2 s.). Secondo la teoria umoralpatologica sulle epidemie erano considerate pericolose soprattutto le piogge estive perché diffondevano afa e calura.

47. Sul ruolo delle campane cfr. anche cap. 21. La citazione si trova in ZIEGLER (1972), p. 81.

48. ZIEGLER, *op. cit.*, pp. 81 s.

ceto medio o povero che fosse. Anzi, giorno dopo giorno, ciascuno aspettava di accettare la volontà di Dio»[49].

Amiens ancora nel 1348 era stata risparmiata dalla peste. Nel giugno dell'anno successivo il re dovette però permettere al borgomastro di aprire un nuovo cimitero «perché l'epidemia aveva avuto una diffusione così incredibile che la gente moriva improvvisamente, senza aver manifestato nessun sintomo, (spesso) dalla sera alla mattina, anche più rapidamente ancora...»[50] Anche nelle campagne la società subì delle trasformazioni. La peste assomigliava a una catastrofe naturale. Su di una popolazione che si aggirava intorno ai milleduecento-millecinquecento abitanti nel villaggio di Givry, in Borgogna, nei pressi di Chalon-sur-Saône, fino al 1348 morivano mediamente trenta persone all'anno mentre tra il 5 agosto e il 19 novembre del 1348 ne morirono seicentoquindici[51]! A Sainte-Pierre-du-Soucy, un comune della Savoia, da un numero di 108 nuclei familiari del 1347 ne rimanevano nel 1349 solo 55. Nei sette villaggi limitrofi il numero dei nuclei familiari si dimezzò. La campagna era desolata: non si seminava né si mieteva. Gilles Li Muisis conferma gli improvvisi e drastici cali demografici. «Villaggi, città e castelli» furono abbandonati. Come in Italia anche in Francia si credeva che l'umanità, diluvio universale a parte, prima di allora non fosse mai stata funestata da una sciagura così terribile. Con rassegnazione il canonico constata: «L'epidemia mortale imperversava a Marsiglia e (nelle città) sul mare. Nell'entroterra aveva poi conquistato Montpellier, l'intera Provenza e Avignone dove a quel tempo si trovava la curia romana, per poi impadronirsi dell'intera patria, di ogni luogo, cosa non facile a credersi...»[52]

49. Cit. in ZIEGLER, *op. cit.*, p. 82; STICKER (1908), p. 64.
50. Cit. in ZIEGLER, *op. cit.*, p. 80.
51. Cfr. a questo proposito gli studi di CARPENTIER (1962), p. 1065.
52. Testo latino in LEMAITRE (1906), pp. 196 s.

Tredici

LA PESTE NELLA PENISOLA IBERICA

Da un pellegrino che nel 1348 faceva ritorno da Santiago de Compostela si venne a sapere a Tournai che lungo i sentieri battuti dai pellegrini che si recavano alla tomba di san Giacomo numerosi villaggi erano stati annientati dalla peste nera. In particolar modo la Galizia lamentava migliaia di vittime. La storia che segue ci viene ancora una volta da Gilles Li Muisis e suona caratteristica del tempo ma inesorabilmente agghiacciante:

«Un viandante mi raccontò che (pellegrino insieme ad un compagno) sedeva in una locanda. Con loro sedeva anche l'oste. Le sue due figliolette e un servo erano insieme a lui gli unici sopravvissuti (alla peste). Nulla lasciava presagire la malattia. Furono fatti i conti delle consumazioni e dopo che l'oste ebbe ricevuto il denaro se ne andarono tutti a dormire. Il giorno seguente i pellegrini si alzarono di buon mattino con l'intenzione di prendere congedo dai loro commensali. Non trovarono però nessuno che rispondesse loro. Da una donna, scovata nel suo letto, seppero allora che l'oste insieme alle due figliolette e al servo della casa erano morti durante la notte. Sentito ciò si allontanarono in gran fretta...»[1]

In Spagna l'infezione si diffuse a partire dalle sue regioni meridionali dove erano ancorate le navi provenienti dall'Italia e da Marsiglia. Secondo il racconto del cronista della corte di Aragona, Pedro Carbonell, da Teruel la peste raggiunse Aragona e nel settembre del 1348 arrivò a Saragozza[2]. Già in primavera c'erano stati dei morti alle Baleari. Nel mese di marzo Maiorca fu decima-

1. Testo latino in LEMAITRE (1906), pp. 198 s.
2. Cfr. ZIEGLER (1972), p. 113.

ta. La popolazione, indebolita dall'epidemia, non fu in grado di opporre resistenza né ad un attacco dei pirati né al bey di Tunisi, così come non fu possibile fermare le truppe occupanti Minorca che, nonostante l'invio da parte del re di una flotta di sblocco, non poté essere difesa con successo. Solo a Maiorca sarebbero morti trentamila uomini[3]. Subito dopo la peste nera imperversò a Barcellona e Valenza per raggiungere poi nel mese di giugno Almeria e altre città dell'Andalusia che nel XIV secolo erano ancora in massima parte sotto il dominio islamico. Nella città di Almeria le morti continuarono fino al febbraio dell'anno successivo senza che l'epidemia di peste accennasse a indebolirsi. Ogni giorno si lamentavano settanta morti. Cronisti cristiani assicuravano che alcuni musulmani avevano espresso la volontà di convertirsi perché consideravano la peste una punizione per la loro fede chiaramente non gradita a Dio. «Quando però si accorsero che la peste aveva colpito anche i cristiani, abbandonarono i loro buoni propositi e tornarono alla loro (vecchia) religione»[4].

Strano a dirsi, l'armata castigliana accampata di fronte a Gibilterra resistette all'epidemia fino al marzo del 1350 per essere poi decimata all'improvviso. Nonostante lo si fosse pregato di mettersi al sicuro, Alfonso XI morì in mezzo ai suoi soldati, il giorno del Venerdì santo. Fu l'unico sovrano d'Europa ad essere vittima della peste nera[5]. Anche la regina d'Aragona, Leonora, sua figlia Maria e una nipote morirono nei mesi successivi. Durante il viaggio che doveva portarla a incontrare il suo futuro sposo, Pietro di Castiglia, morì anche Giovanna, figlia di Edoardo III d'Inghilterra[6]. Come in Italia, si aggiravano per il paese bande di briganti, depredando le case di coloro che erano deceduti e non di rado seguendo poi essi stessi nella morte coloro che avevano derubato. Anche i signori erano in continua fuga di fronte al contagio.

I medici arabi dell'Andalusia riconobbero molto presto il pericolo. Tema centrale della cronaca lasciataci da Ibnul Khatib, medico e politico di Granada, non è tanto la teoria galenica della corruzione dell'aria che dava molto da pensare ai dotti d'Occidente ma piuttosto l'aggressivo contagio da uomo a uomo o attraverso

3. ZIEGLER, *op. cit.*, p. 114; cfr. anche STICKER (1908), p. 64.
4. Cit. in ZIEGLER (1972), p. 114.
5. ZIEGLER, *op. cit.*
6. Cfr. TUCHMAN (1978), pp. 103 s.

oggetti e sostanze «appestate», così come l'esperienza quotidiana insegnava:

«A favore (della teoria) del contagio depone quanto segue: il contatto con malati porta per lo più alla morte. Un abito o un recipiente possono trasmettere il morbo. Persino l'orecchino di un malato indossato da un sano segnava la fine di quest'ultimo il quale a sua volta trascinava con sé nella morte anche tutte le persone che con lui vivevano. All'inizio nella città vi è una sola casa colpita.

Poi vengono contagiati quelli che hanno avuto a che fare con malati, poi i vicini e i parenti e quelli che hanno fatto visita ai malati. Le città sul mare godono della salute generale finché non arriva un infetto da una terra straniera. Ecco allora che l'epidemia scoppia. Le persone che si isolano totalmente dal mondo esterno rimangono invece sane così come fece il pio Ibn Abu Madyan che viveva nella città di Salé e che, convinto del potere contagioso (della peste), dopo essersi approvvigionato di viveri, murò la porta della sua casa»[7].

Il successo di un tale comportamento non era conciliabile con la teoria dominante dell'appestamento dell'aria che veniva insegnata nelle università dell'Occidente e in molte università arabe. Che Dio avesse mandato la peste come punizione ma potesse al tempo stesso proteggere dal contagio le persone rette, era peraltro fuor di dubbio anche per i dotti arabi. «La cosa più straordinaria di questo periodo fu che diverse migliaia di musulmani, tenuti prigionieri di guerra nell'arsenale di Siviglia, con l'aiuto di Dio furono risparmiati dalla peste mentre la città rimase spopolata»[8], annotava con grande ammirazione Ibnul Khatib. Anch'egli cita la teoria dei miasmi ma questa, nella sua dottrina sulle epidemie, occupa alla fin fine un ruolo subordinato. Più tradizionalista appare Ibn Hatimah, medico di Almeria, per il quale l'ubicazione di questa città doveva quasi necessariamente esercitare una certa attrazione sulla peste. La sua posizione aperta verso sud che favoriva i pericolosi venti afosi e umidi, il terreno paludoso e l'alimentazione a base di pesce degli abitanti, predestinavano Almeria in

7. Per il trattato *Sulla peste* di Ibnul Khatib cfr. MÜLLER (1863), pp. 1-28 (testo tedesco).
8. MÜLLER, *op. cit.*

modo «classico»[9]. In effetti questa fu la prima città musulmana della Spagna che la peste nera cancellò quasi totalmente.

Interessante è vedere come Ibnul Khatib giustifichi con argomentazioni religiose la fuga davanti alla peste che in così molti uomini del tempo causò conflitti di coscienza e che tra i dotti arabi era manifestamente discutibile da un punto di vista morale: «La spada della peste infuriava tra gli uomini. Dio li lasciava (in questo) in balia di alcuni giureconsulti sotto i cui calami appuntiti erano così tanti a morire dissanguati che solo Dio conosce il loro numero, sebbene questi giureconsulti, seguendo alla lettera la tradizione, agissero nel rispetto della legge. Questi negavano il potere di contagio dell'epidemia e proibirono dunque la fuga dalla zona di pericolo anche se il compagno del profeta, il califfo Omar Ibn al Khattab, nella sua spedizione verso la Siria, quando sentì che in quel paese era scoppiata la peste, cambiò opinione e disse: rifuggo la terra che per giudizio divino è funestata dalla peste per andare nella terra che per suo decreto è stata risparmiata. L'atteggiamento di coloro che non riconoscono le cause del contagio denota invece malvagità e condotta sacrilega di fronte a Dio e spregio delle anime dei musulmani»[10].

Secondo Ibnul Khatib soltanto alcuni ipocriti e ignoranti «che non avevano mai conosciuto la peste» potevano metterne in discussione la contagiosità. Ricavò inoltre l'impressione che non tutte le classi e i ceti sociali furono decimati allo stesso modo. I poveri, in particolar modo, gli sembravano in pericolo non soltanto come conseguenza dei loro più stretti contatti con moribondi e morti, ma anche a causa «delle anguste abitazioni e della massa di persone che vi abitavano e anche per via della cattiva alimentazione, della stupidità e ignoranza della gente comune»[11]. Sulla base delle conoscenze attuali della peste, questa affermazione dovrebbe trovare una maggior corrispondenza con la reale quotidianità dell'epidemia che non la convinzione espressa da Gilles Li Muisis secondo il quale erano invece i ricchi ad essere maggiormente colpiti dalla peste[12].

La peste nera imperversò in Spagna fino all'autunno del 1350.

9. Cfr. STICKER (1908), p. 64; cfr. anche SUDHOFF (1927), pp. 27-81.
10. STICKER, *op. cit.*, pp. 65 s.
11. Cfr. MÜLLER (1863), pp. 1-28; si veda anche STICKER, *op. cit.*, p. 64.
12. Cfr. ZIEGLER (1972), p. 82.

Ibnul Khatib dopo un certo tempo si rese anche conto che coloro che erano già venuti a contatto con la peste, e che, per quanto fosse abbastanza raro, ne erano sopravvissuti, si ammalavano in modo meno grave. Affermava inoltre che in alcuni luoghi si era cercato di infettare le concubine dei re e dei sovrani ostili così da uccidere il nemico stesso[13].

In Portogallo Coimbra fu funestata dall'epidemia nel 1350. Secondo le fonti del tempo sarebbe morto il novanta per cento degli abitanti benché nella parte occidentale della penisola iberica la morte infuriò meno violentemente che in Spagna. Nel convento di San Pedro morirono il priore e tutti i frati[14]. Sulle orme dei pellegrini che si recavano alla tomba di san Giacomo, la peste raggiunse infine Santiago. Come era successo nel Mediterraneo, attraverso il traffico marittimo essa arrivò anche in molti porti sulla costa dell'Atlantico.

13. Cfr. STICKER (1908), p. 66.
14. Cfr. ZIEGLER (1972), pp. 115 s.

Quattordici

LA PESTE NEI PAESI DI LINGUA TEDESCA

Attraverso Venezia e il Friuli la peste nera raggiunse il territorio austriaco nella primavera del 1348. «La peste fece la sua comparsa in modo subdolo in Carinzia per infuriare poi in modo violentissimo in Stiria», si dice con tono laconico nella cronaca dell'abbazia di Neuberg dove morirono quasi tutti i canonici. Come accadde in Francia, l'agricoltura fu trascurata, gli animali vagabondavano per i campi. «Nessuno aveva voglia di curarsi del futuro»[1]. Gli stessi animali si comportavano in modo strano come se avessero sentore del pericolo. I lupi provenienti dalle Alpi alla ricerca di pecore da sbranare, tornavano indietro e fuggivano «ritirandosi nuovamente nei boschi come spaventati da un invisibile sistema di allarme»[2].

Da Trento, attraverso il Brennero, la val Pusteria e il passo Resia la peste aveva raggiunto nell'estate la Baviera e il Tirolo. Bolzano, San Candido e le città della val Venosta furono tappe del suo cammino. Nessuna meraviglia che, come racconta Konrad von Megenberg, canonico di Ratisbona, «tra le montagne morì molta gente»[3]. Fu Mühldorf sull'Inn, dove il 29 giugno del 1348 furono sepolte le prime vittime dell'epidemia, a guadagnarsi la triste fama di prima città di lingua tedesca situata a nord delle Alpi ad essere funestata dall'epidemia. Nell'arco di pochi mesi morirono millequattrocento persone «su di una popolazione già precedentemente decimata». La peste infuriò anche a Braunau, Monaco e Landshut, città per le quali ancora oggi si discute se siano realmente state sorprese dalla peste

1. Cfr. LECHNER (1884), p. 24.
2. ZIEGLER (1972), p. 84.
3. Cfr. LECHNER (1884), p. 33.

nera già nel 1348[4]. Secondo Konrad von Megenberg la peste arrivò solo nel 1349 «in Baviera, a Passau e oltre»[5]. Come i medici italiani, anche il canonico era sicuro che «questa morte diffusa venisse... dall'aria avvelenata», come si poteva riconoscere «da molti segni»[6]. A Mühldorf sembra però che la peste abbia per il momento subito una battuta d'arresto. La maggior parte della Baviera fu colpita dalla peste soltanto nel 1349. Tuttavia i cronisti tedeschi registravano già nel 1348 gli stessi sintomi di malattia osservati dai loro colleghi italiani. Secondo Goswin, monaco presso l'abbazia di Monte Maria nella val Venosta, si trattava sicuramente di peste: «L'epidemia sunnominata era inquietante. Alcuni presentavano rigonfiamenti alle ghiandole della regione inguinale e, in una condizione di profondo intontimento, morivano nell'arco di tre giorni. Altri avevano sangue nella saliva e nelle espettorazioni. E chi si infettava con questo escreto o con il sangue, moriva»[7].

In poche parole anche il cronista bolzanino distingueva le due principali manifestazioni dell'epidemia. Le persone morivano dunque «o in seguito all'ingrossamento delle ghiandole o rigettavano sangue»[8]. Nel 1349 la peste imperversava «violentissima a Vienna»[9]. Alcuni credevano di avervi visto la *Vergine della peste*. Quando stendeva verso l'alto la sua mano indicava che una persona sarebbe stata colta dall'infezione. Come una fiamma azzurra volava attraverso l'aria «e spesso la si vedeva esalarsi dalla bocca di un morto». Un più che comprensibile bisogno di causalità non metteva quasi limiti alla fantasia degli uomini del tempo, come era successo anche in Italia e in Francia[10].

Alla fine del 1348 dalla Lombardia la peste nera aveva raggiunto il Ticino per poi rallentare la sua corsa verso nord. Il convento di Disentis fu funestato già nello stesso anno, Pfäfers e San Gallo invece solo nel 1349. Nelle zone occidentali della Svizzera la «grande moria» giunse da Avignone attraverso la valle del Rodano. «La morte

4. Cfr. BIRABEN (1976) I, pp. 75 e 82; Hoeniger mette in dubbio questa possibilità, cfr. HOENIGER (1882), p. 16; si veda anche LECHNER, *op. cit.*, pp. 23 s.
5. Cit. in HOENIGER, *op. cit.*, p. 16.
6. Cfr. BUEß (1956), p. 50; a proposito di Konrad von Megenberg cfr. KRÜGER (1972).
7. Testo latino in LECHNER (1884), p. 14.
8. LECHNER, *op. cit.*
9. Cfr. i *Matseer Annalen*, tr. lat. in HOENIGER (1884), p, 15; cfr. anche SCHMÖLZER (1985), pp. 26 s.
10. Cfr. CRAWFURD (1914), p. 125.

veniva da dove tramonta il sole e andava verso i luoghi in cui il sole sorge», afferma Konrad Justinger nella *Cronaca di Berna*[11]. Ginevra e Berna furono travolte. Si dice che morissero sessanta persone al giorno[12]. Per quanto nel XIV secolo queste cifre venissero usate in modo così arbitrario e retorico, lasciano comunque intuire quanto incredibili siano state le perdite di vite umane. A Berna, nel dicembre del 1349, la peste doveva aver superato la fase acuta tanto che il giorno di Santo Stefano, «passata la grande morte», gli abitanti della città si trovarono «allegramente» coinvolti in una piccola scaramuccia[13]. Nel mese di settembre morirono i monaci dell'abbazia di Engelberg mentre Zurigo, secondo quanto si dice nella cronaca di Klingenberg, fu raggiunta l'11 settembre («Nell'autunno, per la festa dei santi Felice e Regola, la terribile morte faceva da padrona qui e in molti altri luoghi»)[14]. In una cronaca di Rapperswil si richiama l'attenzione sulla terribile contagiosità della peste che lasciava dietro di sé «molte città, villaggi, conventi, regioni e isole… spopolati». L'osservazione che un soggetto sano doveva morire se «era stato vicino a un ammalato o aveva in qualche modo avuto un contatto con il suo respiro o con le sue esalazioni o con i suoi abiti» tradiva la sintesi tipica del tempo tra l'esperienza medica quotidiana e la teoria sulle epidemie della medicina classica. Era vero che il contatto con i malati rappresentava un pericolo per la vita non per via delle esalazioni ma, nel caso della peste polmonare, per il pericolo del contagio per via aerea, o nel caso della peste bubbonica, per il rischio rappresentato dalla puntura della pulce[15]. La cronaca di Rapperswil mostra come, analogamente a quanto era successo in Italia, anche qui i becchini si rifiutassero di trasportare le salme alla chiesa o al luogo di sepoltura, «nonostante i lauti compensi»[16]. Questo atteggiamento era più che comprensibile se si considera che la maggior parte degli eruditi era fermamente convinta che i morti diffondessero nell'aria sostanze velenose.

Nell'inverno del 1349 si registrava «una grande moria a Costanza», già nell'estate un «gran numero di morti» a Basilea dove «dalla Porta di Eschheim giù fino alla Porta del Reno morirono gli abi-

11. Cfr. HOENIGER (1882), p. 17.
12. Cfr. FELLER (1980), p. 152.
13. Cit. in HOENIGER (1882), si veda nota 3.
14. Cfr. LECHNER (1884), p. 28.
15. Cfr. STETTLER (1975), p. 277.
16. STETTLER, *op. cit.*; cfr. anche MAURER (1989).

tanti dell'intera strada»[17]. In città sarebbero morte quattordicimila persone. Come verrà illustrato in successivi capitoli, lungo il corso superiore del Reno la peste nera era stata preceduta da terribili persecuzioni degli ebrei il cui prezzo in vite umane fu molto elevato. Si aggiunga che da Avignone, passando per la Porta di Borgogna, i flagellanti si erano spostati verso nord dove, dipingendo la peste che si avvicinava come punizione divina, accendevano negli animi la paura. Non fu dunque l'epidemia sola a imprimere in molti luoghi un carattere apocalittico agli anni tra il 1348 e il 1351[18].

Da Basilea la peste nera raggiunse Mulhouse e l'Alsazia. Matthias von Neuenburg, canonico della cattedrale di Strasburgo, si rese conto che si trattava di un evento dalle mortali conseguenze che minacciava tutti gli uomini «come non si era più visto dopo il diluvio universale». Aggiungeva: «Alcuni paesi furono completamente spopolati. Gli eruditi, pur avanzando molte ipotesi, non erano in grado di addurre la causa certa limitandosi ad affermare che la peste rispondeva alla volontà divina...»[19]

Che questa grande peste portasse come conseguenza una crisi della medicina del tempo, addirittura delle scienze naturali tardoscolastiche, è già stato ricordato[20]. Attraverso Colmar la peste arrivò l'8 luglio 1349 a Strasburgo dove fino a ottobre fece molte vittime. Un flagellante lamentava che ormai in tutta Europa, da Cipro a Padova, da Roma a Lione, «un terzo degli uomini era morto», addirittura che la morte si era spinta in avanti «fino a Berna e in Carinzia e in Austria e persino in Alsazia»[21]. Ed erano proprio i flagellanti a diffondere di villaggio in villaggio la fama della peste. Il pericolo che si avvicinava conferiva alla loro dottrina millenaristica una particolare efficacia.

Fritsche Closener descrisse la *Pestilentia magna* nella capitale alsaziana: «Questa moria era così terribile che ogni giorno in ogni comune venivano sepolte sette, otto, nove, dieci o più persone nei cimiteri dei conventi e degli ospizi. Le vittime erano così numerose che la vecchia fossa dell'ospizio risultò troppo piccola e stretta e fu dunque spostata lontano dalla chiesa

17. Cfr. BUEß (1956), p. 54.
18. Cfr. capp. 18 e 20.
19. Testo latino in BOEHMER (1868), p. 261.
20. Cfr. cap. 4.
21. Cfr. HOENIGER (1882), p. 19.

in un grande giardino... Il contagio si trasmetteva da una persona all'altra. Nelle case in cui si era verificata una morte era difficile che si rimanesse ad una sola vittima...»[22]

Come in Italia e Francia anche nelle città lungo il corso superiore del Reno le convenzioni sociali si sgretolarono. Le associazioni basate sull'appartenenza allo stesso ceto o fondate su vincoli di solidarietà non si mostravano più all'altezza dei loro compiti e ideali. La paura paralizzava gli uomini quantunque questo loro comportamento non di rado apparisse a loro stessi persino discutibile:

«In quel periodo era altresì vietato seppellire i morti nelle chiese o lasciarli nelle loro case durante la notte. Le persone decedute dovevano essere sepolte immediatamente dopo la loro morte anche se un tempo era stata consuetudine portarli la mattina (seguente) in chiesa. Se il morto era benestante sarebbero stati altri cittadini facoltosi a portarlo alla chiesa e se invece apparteneva ad un basso ceto sociale, sarebbe stata la gente comune. Se apparteneva a una corporazione artigiana avrebbero reso questo servizio gli altri membri della corporazione stessa. Durante la peste questa vecchia consuetudine tornò inizialmente ad essere permessa, anzi, fu addirittura imposta. Le persone si erano però (nel frattempo) abituate ad un altro tipo di comportamento. Se un morto doveva essere portato alla sepoltura nessuno più si rendeva disponibile. Siccome per i nobili era però penoso che fossero persone di altro ceto sociale a svolgere questo servizio o che si dovesse addirittura pagare dei servi per accompagnare alla tomba persone del loro ceto, questa usanza venne nuovamente proibita...»[23]

A Pasqua la peste arrivò a Francoforte. Processioni supplicatorie non avevano potuto tenerla lontana. Ancor prima del suo arrivo morì a Francoforte Günther von Schwarzburg, l'eletto re tedesco. «Regnò (soltanto) due mesi e tre giorni», si legge negli *Annales Francofurtani*. «Non arrivò ad essere incoronato imperatore...»[24]

L'avversario di Carlo IV nel 1348 non fu dunque vittima della peste che arrivò a Francoforte solo l'anno successivo. La *Cronaca* di Caspar Camentz riferisce: «Nello stesso anno (1349) la peste regnò

22. *Chroniken der oberrheinischen Städte* (1870), p. 120 (nel dialetto originale).
23. *Chroniken...*, cit., p. 121.
24. L'annotazione di Johannes Latomus si trova in BOEHMER (1868), p. 411.

ovunque dal giorno di santa Maddalena fino al giorno della Visitazione di Maria. Nell'arco di settantadue giorni morirono più di duemila persone. La mattina di uno stesso giorno furono sepolte trentacinque persone senza suonare le campane, senza candele e sacerdoti»[25]. Terribile, anche se non del tutto corrispondente alla realtà, suona la frase seguente: «Nello stesso anno, in Germania, furono cancellati dal fuoco tutti gli ebrei insieme alle loro case…»[26]

Nel frattempo la «grande peste» si era nuovamente diffusa in Baviera e nel Tirolo. Nel 1349 Hugo von Reutlingen domandò alla Madonna che risparmiasse la sua città ma a quel tempo l'epidemia decimava già molte città situate lungo la via commerciale verso la Svevia. Ad Augusta, Ulma, Essling e Stoccarda molte furono le vittime, come a Magonza, Kassel e Limburgo. Seguirono poi Kreuznach e Sponheim[27]. Colonia fu raggiunta nel mese di dicembre quando divenne vescovo Wilhelm von Gennep. Una cronaca locale descriveva la «grande moria che veniva dalle ghiandole».[28]

Tra le grandi città dell'impero furono stranamente risparmiate negli anni tra il 1348 e il 1350 Norimberga e Würzburg così come Praga e molte località della Boemia e della Slesia. All'inizio del 1350 la peste nera fece la sua comparsa in Turingia. Una cronaca di Erfurt riferisce di come i consiglieri comunali «su suggerimento di eminenti Medici» proibirono l'apertura di nuovi cimiteri[29]. Così più persone furono sepolte necessariamente nella stessa fossa. A Neuseß, cioè fuori dalla città, furono scavate undici grandi fosse «dove furono portate con carri d'ogni genere le salme di circa dodicimila persone. Nel periodo tra la festa di san Giacomo e la festa della Purificazione di Maria Vergine tre o anche quattro carri raccoglievano durante il giorno i cadaveri, un po' in tutti i luoghi, nei cimiteri e per le strade»[30]. Nel maggio dello stesso anno furono colpite Magdeburgo, Halberstadt e Brema. A Magdeburgo mori-

25. Cfr. la *Cronaca* di Caspar Camentz in BOEHMER, *op. cit.*, p. 434.
26. BOEHMER, *op. cit.*, («Anno eodem Iudei omnes et domus eorum per totam Alemaniam igne combusti»).
27. Cfr. gli *Annales Hirsaugensis* di Trithemius, LECHNER (1884), p.37; sulla diffusione della peste si veda BIRABEN (1976) I, pp. 77-85; a proposito di Hugo von Reutlingen cfr. HOENIGER (1882), pp. 21 s.
28. HOENIGER, *op. cit.*, p. 22.
29. Testo latino in HOLDER-EGGER (1899), p. 381.
30. HOLDER-EGGER, *op. cit.*

rono «nell'arco di cinque settimane cinque membri del consiglio, mentre sei sopravvissero»[31].

Nel 1349 e 1350 si dice che i morti siano stati seimila a Magonza, duemilaquattrocento a Limburgo sulla Lahn, undicimila a Münster, tremila ad Hannover, dodicimila a Erfurt e duemila in un solo mese nella cittadina di Wismar[32]. Nel registro municipale di Brema è fatta annotazione in riferimento all'anno 1351: «Nell'anno del Signore 1351, quando la peste che funestò il mondo raggiunse anche Brema, il consiglio (della città) fece mettere per iscritto il numero dei deceduti. E tra i membri registrati presso la parrocchia di S. Maria se ne annotarono 1.816, 1.415 a S. Martino, 1.922 a S. Ansgario e 1.813 a S. Stefano così che il numero dei morti era di circa settemila»[33].

Secondo altre fonti sempre locali la peste nera imperversava a Brema come anche ad Amburgo già nel 1350. Anche la cronaca della regione dello Schleswig rivela che l'odierno Schleswig-Holstein fu colpito già in questo anno. Per la Pentecoste del 1350 fu raggiunta anche Lubecca. «Moriva un gran numero di persone e molti anche per la paura e il terrore all'idea che il loro paese rimanesse spopolato», raccontava Detmar nella sua Cronaca[34].

Il 28 per cento di coloro che possedevano una casa e il 35 per cento dei membri del consiglio trovarono la morte. Nel convento domenicano di Wismar ancora nel XIX secolo si trovava un'iscrizione secondo la quale nell'anno 1350, nello spazio di un solo mese, sarebbero morte più di duemila persone[35]. Nel mese di luglio fu vietato il canto funebre delle prefiche. Una certa *littera contra pestilentiam*, citata da personaggi del tempo, non ci è purtroppo pervenuta[36].

Si accusava Dio, ma nella peste e negli affanni del tempo si vedevano anche le tribolazioni che erano state profetizzate nella Bibbia. In molti luoghi il sospetto di aver provocato l'epidemia ricadeva sugli stranieri, talvolta addirittura sui concittadini. Mentre a Stralsund, Wismar e Lubecca furono gli ebrei ad essere interrogati e sospettati, a Rostock si accusò anche un sacerdote di aver sparso il veleno e in questo modo aver causato la peste. Legato e imbavagliato, il sacerdote lottò per ben sei mesi, tenuto a pane e acqua, per ottenere

31. Cit. in HOENIGER (1882), p. 59.
32. HOENIGER, *op. cit.*, pp. 58 s.; cfr. anche HECKER (1832), pp. 30 s.
33. Testo latino in LECHNER (1884), p. 41.
34. Cfr. HIRSCH (1884), p. 522.
35. Cfr. LECHNER (1884), p. 42.
36. LECHNER, *op. cit.*

giustizia. Quando alla fine fu assolto dall'accusa, dovette giurare di mantenere il silenzio su quanto era accaduto[37].

Attraverso Utrecht l'epidemia raggiunse la Frisia e la Frisia orientale che ancora una volta fu contagiata attraverso i suoi porti. Per placare l'ira di Dio il 25 gennaio 1350 la popolazione delle isole Frisone lasciò in eredità la chiesa di Marienfelde al convento domenicano di Norden. Altri conventi di questa città furono letteralmente cancellati[38].

Attraverso i porti sul mar Baltico, luoghi ideali di trasbordo per le pulci dei ratti e dell'uomo, la Prussia fu raggiunta dall'epidemia già nel 1349. Secondo il più antico registro municipale della città di Braniewo, la peste in quell'anno imperversò anche a Elblag, Frombork e Oliva. Una cronaca del luogo annuncia: «La sunnominata pestilenza, che già ha funestato quasi tutte le regioni più calde, si è spinta alle nostre latitudini e quasi ovunque in Pomerania e Pomerelia ha falciato innumerevoli uomini e donne, e fino a oggi non si è placata»[39].

Anche a Braniewo furono accusati gli ebrei di aver causato con del veleno l'epidemia. Dal già ricordato registro municipale apprendiamo anche che «dal giorno di san Bartolomeo fino al giorno della nascita di Gesù Cristo, morirono più di novemila persone». Lo stesso anno la peste imperversò a Malbork, Wladyslawowo, Heiligenbühl, Frombork e nel Samland dove «molti prussiani furono vittime del veleno»[40]. A distruggere la società non era dunque solo la peste ma anche il sospetto.

Mentre la restante parte della Boemia e la Moravia furono quasi completamente risparmiate, nel 1350 Brno fu «crudelmente spopolata e svuotata». Una cronaca del tempo parlava persino di «desolazione»[41]. Lo stesso vale per i monasteri austriaci di Melk, Heiligenkreuz e Klosterneuburg. Attraverso Hainburg e Bratislava i flagellanti giunsero in Ungheria e insieme a loro, ancora una volta, la peste[42].

Nel 1351 nessun luogo in Germania poteva più essere ritenuto sicuro rispetto alla peste. L'esperienza insegnava addirittura che le

37. Cfr. ZADDACH (1971), pp. 65 s.
38. Cfr. LECHNER (1884), p. 39.
39. Testo latino della cronaca di Oliva in HOENIGER (1882), p. 24.
40. Testo latino del registro municipale di Braniewo in LECHNER (1884), p. 43.
41. Questo risulta da un documento del dicembre 1351. Per il testo latino cfr. LECHNER, *op. cit.*, p. 32.
42. Cfr. cap. 19.

località fino a quel momento risparmiate, ne erano state presto o tardi colpite, in modo ancor più violento e per lo più inaspettatamente (come accadde tra l'altro a Praga nel 1359 e come dimostra una lettera pastorale di quell'anno dell'arcivescovo Ernst)[43]. L'imperatore, i principi e i signorotti fuggivano da un luogo all'altro, convinti che la fuga fosse la miglior difesa contro l'epidemia. Viaggiatori e stranieri erano guardati ovunque con sospetto. Il contatto con persone sconosciute rappresentava un rischio incalcolabile. Come era successo per l'Italia e la Francia, nell'arco di due anni la *pestilentia totius mundi*, aveva prodotto cambiamenti anche in Germania e nessuno era più in grado di escludere che la fine dell'umanità fosse imminente.

43. Cfr. LECHNER (1884), p. 33.

Quindici

LA PESTE IN SCANDINAVIA E NEI PAESI BASSI

Dalla Germania settentrionale la peste conquistò anche la Scandinavia. Le città anseatiche rappresentarono le sue più importanti teste di ponte. Nel 1350 imperversava nello Jütland e nel Gotland[1]. Ma il pericolo giungeva anche dall'Inghilterra e minacciava i porti svedesi e norvegesi. Già nel maggio del 1349 un veliero proveniente da Londra, il cui equipaggio, senza eccezione alcuna, era morto in alto mare, si sarebbe incagliato davanti a Bergen. Quando gli abitanti della costa vollero correre in aiuto, furono contagiati e portarono poi la peste in Norvegia. Bergen fu la prima città del paese ad essere colpita. Alcuni abitanti fuggirono a Tusededal ma la peste nera li raggiunse anche là. In una regione selvaggia, abbandonata a se stessa, sopravvisse ai suoi familiari soltanto una giovane fanciulla. Solo alcuni anni più tardi tornò nel mondo civilizzato e fu la capostipite di una famiglia norvegese che ebbe grande e ramificata discendenza[2].

Naturalmente in poco tempo l'epidemia raggiunse anche la Svezia. Invano il re aveva esortato il suo popolo alla penitenza. Per lui l'epidemia era senza alcun dubbio una punizione divina. Quando vide che la peste imperversava «nel paese situato ad occidente del nostro» impose che di venerdì il popolo si nutrisse solo di pane e acqua e stabilì si andasse scalzi in chiesa e che le reliquie dei santi patroni fossero portate in processione intorno ai cimiteri. Preghiere supplicatorie dovevano salvare il paese da quella precaria situazione mentre «la morte infuriava in Norvegia e Olanda e si avvicinava al nostro regno»[3]. Ogni sforzo fu però vano. Morirono persino due fratelli del re.

Il cronista Detmar, di Lubecca, annotava a proposito della diffu-

1. Soltanto nel Gotland occidentale morirono 466 sacerdoti, cfr. HECKER (1832), p. 39
2. Cfr. STICKER (1908), p. 70; ZIEGLER (1972), p. 112.
3. ZIEGLER, *op. cit.*

sione della peste in Scandinavia e nelle regioni del mare del Nord e del mar Baltico che si ebbe nel 1350: «Poi la grande moria regnò in Inghilterra, nelle Fiandre, in Svezia, in Danimarca, nello Jütland e nello Sjaelland settentrionali in Prussia fino a Königsberg ed Elblag»[4].

La costa del mar Baltico nelle regioni orientali fino alla Livonia fu «appestata» nel 1350, insieme a numerose isole, alla Zelanda e allo Schleswig-Holstein. In Danimarca, come in Norvegia, il contagio arrivò in un primo momento verosimilmente dall'Inghilterra. Morirono anche molti religiosi, e l'arcivescovo di Trondheim insieme a quasi tutto il capitolo del duomo[5]. Tuttavia in Scandinavia la peste si diffondeva più lentamente rispetto a quello che era avvenuto in Italia o in Francia, forse perché qui già si sapeva quale pericolo si stava avvicinando al paese e si poteva fuggire in tempo. In questo caso può anche aver avuto un effetto positivo un'occupazione meno massiccia del territorio rispetto a quella dell'Europa centrale e meridionale.

D'altra parte la peste nera si spinse forse persino in Groenlandia dove danesi e norvegesi da secoli mantenevano punti d'appoggio per la caccia e la pesca. Questi luoghi sembrano essere stati cancellati dalla peste. Gli iceberg, che a quell'epoca emergevano nel mare del Nord, bloccavano i contatti commerciali tra l'Europa e le isole, abbandonando definitivamente al proprio destino quegli abitanti eventualmente sopravvissuti[6].

Nelle città commerciali della Fiandra il tasso di mortalità sembra essere stato inferiore rispetto alla Germania anche se non sono disponibili dati certi. A Bruges, Gand, Ypres, Bruxelles e Anversa trovarono la morte circa il venti per cento della popolazione[7]. Simon de Couvin, canonico presso la cattedrale di San Giovanni di Liegi, nella cronaca in versi da lui scritta a Parigi intorno al 1350 parla di una funesta costellazione che ebbe necessariamente come conseguenza la peste. La sua teoria sull'epidemia aveva molto in comune con lo studio redatto nel 1348 a Parigi e avente per oggetto la peste[8], ma, prescindendo dai riferimenti alla mitologia antica, in

4. Cfr. HOENIGER (1882), p. 25.
5. Cfr. STICKER (1908), p. 70.
6. Cfr. ZIEGLER (1972), pp. 112 s.
7. Cfr. GOTTFRIED (1986), p. 57.
8. Il testo latino è riportato in HAESER (1865), pp. 30-36; per lo studio parigino sulla peste di Parigi cfr. cap. 12, nn. 35-37.

essa ricopre un ruolo centrale una fede primordiale nella provvidenza e nella giustizia divina. Il pensiero cristiano di base assume connotazioni mitologiche: in Simon gli astri stessi litigano per il destino dell'uomo e il Sole, nella sua qualità di autorità preposta, pronuncia nel nome di Dio la sentenza di condanna. Per sua decisione l'umanità è stata condannata a espiare con la propria rovina i peccati commessi. Alla fin fine è Dio stesso che ha nelle proprie mani il potere sulla salute e sulla malattia, sulla vita e sulla morte[9].

Secondo Simon de Couvin furono vittime della peste soprattutto i poveri. Anch'egli constatò che le medicine prescritte dai dottori erano assolutamente inutili. Della medicina classica apprezzava soltanto l'entusiasmo per l'astrologia[10].

9. Cfr. HAESER, *op. cit.*, pp. 31 s.

10. Anche lo studio parigino sulla peste ne sottolinea il significato, cfr. HOENIGER (1882), p. 153.

Sedici

LA PESTE IN INGHILTERRA

Nell'agosto del 1348 la peste aveva raggiunto Calais, a quel tempo occupata dagli inglesi[1]. Nelle chiese dell'Inghilterra meridionale si supplicava Dio perché risparmiasse il paese. Per un'adeguata intercessione il vescovo di Bath concesse un'indulgenza di quaranta giorni. Terrorizzati dalla paura ci si domandava se il canale costituisse una zona di protezione sufficiente, ma la risposta a questo interrogativo non si fece attendere a lungo. Ancora una volta gli scambi commerciali furono responsabili di una rapida diffusione dell'epidemia. La morte arrivò sull'isola non da Calais ma a quanto sembra dalla Guascogna. In una cronaca del tempo si legge: «Nell'anno 1348, appena prima della festa di san Giovanni Battista, gettarono l'ancora a Melcombe, nella contea di Dorset, due navi, una delle quali proveniente da Bristol. Uno dei marinai aveva portato dalla Guascogna la terribile peste e per colpa sua gli abitanti di Melcombe furono i primi in Inghilterra ad essere contagiati»[2].

Naturalmente molti porti dell'Inghilterra meridionale erano in stretto contatto con il continente e si trattò dunque piuttosto di un caso se fu proprio Melcombe Regis, oggi un sobborgo di Weymouth, ad aprire in Inghilterra le porte alla peste nera, nonostante nel 1350 e negli anni successivi la peste abbia sempre utilizzato come vie di accesso anche i porti dell'Inghilterra settentrionale. La Guascogna, feudo degli inglesi, si prese la propria vendetta in modo chiaramente doloroso. Con le navi la morte giunse dai territori occupati nella terra dei vincitori. Probabilmente Melcom-

1. Cfr. FOLZ (1987), p. 744. Dal 1347 Calais era occupata dagli inglesi.
2. Testo inglese in ZIEGLER (1972), p. 119.

be fu contagiata alla fine di giugno. Il primo indigeno morì all'inizio di luglio e a partire dal mese di agosto la peste travolse in brevissimo tempo l'Inghilterra.

In primavera le isole del Canale erano già appestate come si può desumere da una lettera che Edoardo III indirizzò al governatore dell'isola di Jersey. Il re rinunciava ai diritti di pesca che gli spettavano annualmente non potendo più essere riscossi «senza che i pescatori ancora in vita si impoverissero e ne fossero duramente provati...»[3] Naturalmente non è però possibile ricostruire in modo completo il cammino subdolo della peste verso l'Inghilterra. Anche i collegamenti militari con Calais potevano aver favorito l'arrivo dei ratti e delle pulci. Prime tappe della peste furono anche Bristol, Southampton, Plymouth ed Exeter. Il già citato Henry Knighton, canonico di St. Mary-of-the-Meadow a Leicester, descrisse l'azione della peste nera nelle regioni inglesi del sud:

«Poi quella terribile peste, seguendo la costa, raggiunse Southampton e anche Bristol dove la quasi totalità della popolazione fu sorpresa da questa morte improvvisa. Alcuni rimanevano a letto due o tre giorni, altri addirittura una mezza giornata. Poi la terribile morte si diffuse in tutte le direzioni, da oriente a occidente. Nella piccola parrocchia di Santa Croce a Leicester morirono quattrocento persone, a Santa Margherita settecento parrocchiani e così in tutte le parrocchie ci furono moltissime vittime...»[4]

Il clero si vide costretto ad adeguare la somministrazione dei sacramenti all'eccezionalità del momento. Privilegi vescovili vennero conferiti a semplici sacerdoti e religiosi. Non di rado, tuttavia, predominava nelle camere dei moribondi un terribile pragmatismo. «Il vescovo di Lincoln fece annunciare in tutta la sua diocesi che i sacerdoti, religiosi regolari o secolari che fossero, ricevevano mandato di ascoltare le confessioni di tutti con la piena autorità vescovile e di impartire l'assoluzione tranne alle persone che avevano debiti. In questo caso il debitore doveva prima regolare il suo debito per quanto era in condizione di fare da vivo. Diversamente si sarebbero dovute nominare altre persone che dopo la sua morte disponessero del suo patrimonio per il pagamento.

3. Circa la discussione sulle vie attraverso cui la peste fece irruzione in Inghilterra cfr. ZIEGLER, *op. cit.*, pp. 119-122; si veda anche TWIGG (1989), p. 77. A proposito della lettera di Edoardo cfr. *ibid.*, pp. 121 s.

4. Circa la conquista di Calais cfr. la *Chronique Normande* di Armand Molinier (1882); il testo di Knighton si trova nella versione inglese in GOTTFRIED (1986), pp. 58 s.

Allo stesso modo il papa concesse a tutti quelli che ricevevano l'assoluzione una piena remissione dei peccati al momento della morte. Questo privilegio aveva validità fino alla Pasqua che sarebbe seguita e ciascuno poteva scegliersi il proprio confessore»[5].

Geoffrey the Baker, altro cronista, confermava queste affermazioni. Nel 1348 Bristol aveva una popolazione tra i diecimila e i ventimila abitanti ed era, dopo Londra e accanto a Norwich, la seconda città più grande dell'Inghilterra. Un chierico su due morì e tra la cittadinanza le vittime furono circa un terzo e, come era successo a Tournai, si ebbero soprattutto tra i benestanti[6]. I ruoli delle imposte, i registri delle proprietà e dei debiti come gli atti giudiziari con i documenti di assegnazione permettono di farsi una chiara idea del drastico calo demografico registratosi in seguito alla peste nera[7]. In alcune città, date le numerose morti tra i membri e il rischio cui erano esposti alcuni settori artigiani, che sembravano destinati a scomparire, le corporazioni furono addirittura costrette ad abbreviare i periodi di apprendistato e rendere più facili gli esami per l'ottenimento del titolo di maestro. L'orgoglio corporativo venne meno con ripercussioni anche sulla qualità del lavoro[8].

Soprattutto gli elenchi dei defunti delle parrocchie ci permettono di ripercorrere il cammino della peste. Essa raggiunse Dorset nell'autunno del 1348 dove si arrivò alla fine di febbraio per registrarne una lenta flessione. La cittadina di Poole fu colpita in particolar modo. I consiglieri comunali disposero che i morti venissero sepolti su di una lingua di terra vicino al mare, acquistata dalla città proprio a questo scopo[9].

L'osservatore di oggi deve tener conto del fatto che non era la paura della morte in sé a paralizzare gli uomini al tempo della peste ma l'idea, vissuta come un incubo, della morte improvvisa, cioè il brusco abbandono di questa vita senza aver ricevuto gli estremi conforti della religione. Se qualcuno moriva trovandosi in uno stato di peccato mortale e senza aver per questo ottenu-

5. Le misure adottate dal vescovo ricordano per molti aspetti le disposizioni dell'arcivescovo di Catania, cfr. cap. 23. Per la citazione cfr. GOTTFRIED (1986), p. 59.

6. A proposito di Geoffrey the Baker cfr. GOTTFRIED, *op. cit.*

7. Riguardo ai metodi elencati cfr. BULST (1979), p. 51.

8. Rispetto a questo fatto, dopo la peste, si ebbero dei prolungamenti del periodo di apprendistato, imposti dalle corporazioni. Cfr. cap. 27.

9. Determinante fu il fatto che le vittime della peste venissero sepolte al di fuori delle città. Cfr. ZIEGLER (1972), p. 124.

to l'assoluzione, lo aspettava, questa era la convinzione generale, la dannazione eterna. Per non apparire ingiusta, la Chiesa doveva dunque tener conto di questa circostanza. Siccome la maggior parte dei sacerdoti moriva e i sopravvissuti non erano in grado di svolgere ovunque il proprio compito di confessori, il vescovo di Bath, Ralph Shrewsbury, emanò nel gennaio del 1349 la seguente ordinanza d'emergenza, tipica di quel tempo:

«La contagiosa epidemia di peste che infuria al momento e che interessa l'intero paese ha privato molte chiese e molti luoghi della nostra diocesi dei loro sacerdoti religiosi che avrebbero potuto prendersi cura dei loro parrocchiani. Dal momento che ora non si trovano più chierici che per attitudine, devozione o dietro compenso si occupino di quelle comunità, facciano visita ai malati e amministrino loro i sacramenti della Chiesa (forse anche per paura di essere contagiati o di ammalarsi) vi è da parte nostra comprensione per coloro che muoiono senza aver ricevuto il sacramento della confessione. Queste persone non sanno che in una simile evenienza è loro concessa altra possibilità e credono che anche in una situazione di emergenza la confessione dei loro peccati sia utile e meritoria soltanto se resa ad un sacerdote regolarmente investito della necessaria autorità.

Ora, come è nostro dovere, noi vogliamo occuparci della salvezza delle loro anime e allontanarli da quel sentiero dell'errore che essi hanno intrapreso e ricordando il giuramento di obbedienza a noi prestato, ordiniamo che voi rettori, vicari e parroci in tutte le vostre chiese e anche voi decani nelle vostre circoscrizioni, quando sia venuto meno il conforto di un religioso, rendiate noto e informiate le persone, in particolar modo gli ammalati o coloro che sono minacciati da future malattie, sul fatto che in punto di morte, quando venga a mancare l'assistenza di un sacerdote, essi possono confessare i propri peccati a chiunque *altro*, così come insegnano e permettono gli apostoli, e dunque a un laico e addirittura a una donna...»[10].

Naturalmente il vescovo obbligava questi confessori laici, uomini o donne, a mantenere la massima segretezza, così da non «provocare l'ira di Dio e della Chiesa tutta»[11]. Tuttavia solo i sacerdoti potevano consacrare le ostie con la somministrazione del-

10. Cfr. ZIEGLER, *op. cit.*, pp. 124 s.
11. Cit. in ZIEGLER, *op. cit.*, p. 125.

le quali si *concludeva* il sacramento dell'estrema unzione. Se mancavano i chierici nessun malato poteva ricevere la comunione. In questo caso «come in altri, doveva bastare la fede»[12]. Il pensiero del vescovo era inoltre rivolto a quei religiosi che per paura del contagio si rifiutavano di accostarsi ai capezzali dei moribondi. A dire il vero lo stesso vescovo non dava prova di grande coraggio. Durante i mesi più pericolosi, dal novembre del 1348 al maggio del 1349, per precauzione rimase nella sua casa di campagna, lontano, a Wiveliscombe, nella zona più periferica della sua diocesi. Sui sacerdoti rimasti nelle città, che si trovavano ad affrontare direttamente la peste, devono aver certamente avuto uno strano effetto quelle indicazioni di comportamento provenienti dal sicuro isolamento della residenza vescovile[13].

In Inghilterra sembra che i chierici siano davvero stati colpiti dalla peste in misura maggiore, più di tutti gli altri gruppi sociali. Il loro ufficio imponeva ai religiosi il contatto con i moribondi. Se questi erano affetti da peste polmonare ogni loro interlocutore, e quindi anche ogni confessore, diventava candidato alla morte. Per fare un esempio, nella citata diocesi di Bath, sembrerebbe morta quasi la metà dei membri del clero[14]. Analoghe perdite si registrarono nella maggior parte delle città del paese. Questi dati risultano tuttavia difficilmente applicabili alla totalità della popolazione anche se il fatto che nello Yorkshire il numero di vittime tra i chierici sia doppio rispetto a quello registratosi nel Northamptonshire potrebbe far emergere l'ipotesi che nella prima contea la percentuale delle perdite riferita alla popolazione in generale sia doppia in confronto a quella relativa alla seconda contea[15]. Di difficile interpretazione è inoltre la reazione della popolazione di Yeovil, che nel dicembre del 1349, «armata di archi, frecce e stanghe di ferro», aggredì il vescovo di Bath durante una sua visita pastorale[16].

A Bristol, la prima importante città inglese ad essere decimata dalla peste, morirono quindici dei cinquantadue membri del consiglio. A Exeter l'epidemia paralizzò il commercio e bloccò i

12. ZIEGLER, *op. cit.*, p. 126.
13. Sul comportamento dei vescovi cfr. anche cap. 22.
14. Morirono il 47,6 per cento degli ecclesiastici di Bath.
15. Cfr. ZIEGLER (1972), p. 128.
16. ZIEGLER, *op. cit.*, p. 129. Probabilmente questo contrasto non aveva nulla a che fare con la peste.

progettati lavori della cattedrale[17]. Molte città e influenti abbazie persero per secoli la loro antica importanza. Nel decanato di Woodstock morì il quarantadue per cento degli abitanti, in quello di Bicester il quaranta e in quello di Chipping Norton il ventinove per cento, mentre nella città universitaria di Oxford morirono quarantatré cittadini su cento. Le cifre indicate dal canonico Fitzralph appaiono però strane. Egli sostiene che, tra i morti e i fuggiti, di trentamila studenti ne sarebbero rimasti solo seimila[18]. Sulla base di più recenti indagini, alla facoltà di Teologia sarebbero per esempio morti «solo» il dieci per cento degli iscritti, tenendo conto che non si può neppure escludere che questo numero includa anche coloro che fuggirono. Ad ogni modo sembra che tra gli studenti di teologia la percentuale delle perdite debba essere stata sensibilmente più elevata[19].

Nell'inverno 1348/49 le vittime della peste nella città di Winchester furono così numerose che si rese necessario utilizzare tratti della via principale come luogo di sepoltura. Questa misura, sorprendente e unica nella storia della peste, deve aver incontrato lo scetticismo di molti medici perché si collocava in una posizione diametralmente opposta rispetto alla teoria galenica sulle epidemie (e rispetto al trattato sulla peste redatto a Parigi)[20]. Anche a Winchester la peste nera impedì il compimento della costruzione di una famosa cattedrale per la quale si rinunciò alla facciata e alle torri occidentali. Dopo che la città aveva da tempo perso quell'importanza di capitale inglese di cui godeva nell'alto Medioevo, con la peste iniziò a perdere di importanza anche dal punto di vista politico[21].

Nel mese di settembre, sia attraverso la strada da Bristol e Southampton, sia certamente anche attraverso il traffico marittimo, l'epidemia raggiunse Londra che nel XIV secolo, con i suoi circa cinquantamila abitanti, era la più grande città d'Inghilterra. Qui, già prima della peste, una rilevante sovrappopolazione aveva prodotto una crisi della sanità pubblica. Ancora nel 1348 il Fleet, un importante ramo secondario del Tamigi, era così pieno di immondizie e rifiuti che l'acqua poteva a stento continuare a scorrere. Come a Venezia, Firenze o Parigi i senzatetto che la fame ave-

17. Cfr. ZIEGLER, *op. cit.*, p. 135; si veda anche SHREWSBURY (1970), pp. 60-63.
18. Cit. in ZIEGLER, *op. cit.*, p. 140.
19. Cfr. GOTTFRIED (1986), pp. 62 s.
20. GOTTFRIED, *op. cit.*, p. 63.
21. Winchester perse più del 50 per cento degli abitanti, cfr. *op. cit.*

va condotto in città, avrebbero contribuito in modo decisivo alla diffusione dell'epidemia. Invano le autorità avevano dapprima cercato di isolare la città. Il commercio fu ridotto, agli stranieri fu proibito l'ingresso. Anche i mattatoi vennero sottoposti a severi controlli. Drastiche pene minacciavano i macellai che avessero venduto carne andata a male (che l'opinione della medicina classica e delle autorità riteneva potesse provocare nell'organismo la putrefazione pestilenziale)[22]. Misure efficaci non furono tuttavia realizzabili data la massa della popolazione. Ovunque rifiuti ed escrementi appestavano i vicoli. Chi depositava rifiuti all'aperto veniva però duramente punito. Un padrone di casa rispondeva del cumulo di sporcizia e immondizie davanti alla propria abitazione anche nel caso non ne fosse il diretto responsabile (per questa ragione i cittadini che avevano delle proprietà erano molto esigenti nel pretendere dalle autorità severi controlli). È accertato che un venditore ambulante, per aver abbandonato nei pressi di St. Mary-le-Bow alcune anguille maleodoranti, venne ucciso dalla folla infuriata[23].

Nonostante queste misure e malgrado un divieto emanato già nel 1344 esistevano in città enormi immondezzai e depositi di macerie. Nel 1349 il re esortò il borgomastro perché provvedesse finalmente a liberare le strade dalle feci che avvelenavano l'aria della città, cosa che, «in particolar modo durante questa contagiosa epidemia di peste», rappresentava un pericolo per la vita dei cittadini[24]. Mancava però il personale, essendo questo completamente impegnato con il trasporto dei cadaveri. Nel gennaio del 1349, quando il parlamento avrebbe dovuto riunirsi, il re sospese la convocazione «perché in quel luogo e nelle località vicine era scoppiata quella epidemia mortale e ogni giorno infuriava con maggiore violenza così che bisognava temere per l'incolumità delle persone che in quella data si sarebbero incontrate»[25].

In realtà il monarca temeva anche che il parlamento potesse revocare un aumento dell'imposta deciso l'anno precedente e l'argomento obiettivamente fondato del pericolo della peste ser-

22. Cfr. cap. 4.
23. Cfr. ZIEGLER (1972), p. 155; a proposito dei macellai, *op. cit.*, p. 154.
24. Cfr. RILEY (1868), p. 295.
25. Cfr. MCKISACK (1959), p. 220.

viva dunque al tempo stesso come pretesto. Alla fin fine tutte le misure contro la peste si rivelarono inutili. A ondate conquistò la città e imperversò per tutto l'inverno fino alla primavera del 1349. Con la peste polmonare aumentò anche il numero delle vittime. Tra Pasqua e la festa della Candelora, negli anni 1349 e 1350, secondo il racconto di Robert Avesbury, venivano sepolte ogni giorno più di duecento persone[26]. Su di una iscrizione cimiteriale del 1350[27] si poteva leggere: «Nell'anno del Signore 1349, quando infuriava la terribile peste, fu consacrato questo cimitero. Qui e all'interno dei confini dell'attuale proprietà del convento furono sepolti cadaveri di più di cinquantamila defunti senza considerare i molti altri che da allora fino ad oggi vi sono stati sepolti. Che Dio protegga le loro anime»[28].

Ma il peggio doveva ancora venire. Secondo quanto annotato dalle autorità, nei mesi tra giugno e settembre del 1349 morivano circa trecento persone al giorno[29]. Pur nell'eventualità che tali cifre siano esagerate, rispecchiano tuttavia il vissuto soggettivo di terrore degli uomini del tempo. La disperazione andava diffondendosi. Anche la famosa abbazia di Westminster non fu risparmiata. Il suo abate, Simon de Bircheston, fu vittima dell'epidemia anche se si trovava nella sua casa di campagna nell'Hampstead, lontano dalla città. Oltre a lui morirono anche altri ventisette monaci[30].

Quando a Londra la carestia si fece più grave, l'importazione di granaglie, necessaria per la sopravvivenza, rappresentò un'importante via per la diffusione del contagio. Si ebbero nuove e più violente ondate di peste. Nei mesi di giugno e luglio 1349 si resero vacanti quattro dei sette posti di canonico a Westminster. John Stratford, l'arcivescovo di Canterbury, morì, anche lui nella sua casa di campagna, nell'agosto del 1348; il suo successore, John Offord, esattamente un anno dopo e già nell'agosto del 1349 anche il successore di quest'ultimo, il famoso erudito Thomas Bradwardine. Questi ultimi morirono in città, Offord, tra l'altro, immediatamente prima della sua intronizzazione[31].

26. Cfr. HOPE (1925), p. 407.
27. L'iscrizione cimiteriale è oggi scomparsa, cfr. ZIEGLER (1972), p. 158.
28. Cfr. il testo in ZIEGLER, *op. cit.*
29. Cfr. GOTTFRIED (1986), p. 64.
30. Cfr. ZIEGLER (1972), p. 159.
31. Cfr. GOTTFRIED (1986), pp. 64 s.

La famiglia reale sembra essere stata risparmiata con l'eccezione della figlia di Edoardo III, Giovanna, che come si è già accennato, fu vittima dell'epidemia durante il viaggio che doveva portarla in Portogallo[32]. Morì invece il medico personale del re, Roger de Heyton[33]. Con particolare violenza furono colpite le corporazioni. Morirono tutti gli otto capi della corporazione dei sarti, tutti i sei della gilda dei cappellai e quattro della corporazione degli orafi[34]. Nel complesso la prima ondata di peste a Londra si protrasse fino alla primavera del 1350. Circa il trentacinque o il quaranta per cento della popolazione ne fu vittima. La città rimase tuttavia un magnete per immigranti provenienti da tutte le parti dell'Inghilterra e negli anni successivi alla peste nera acquistò molti nuovi cittadini. Tuttavia solo all'inizio del XIV secolo la sua popolazione tornò nuovamente a toccare la cifre dei cinquantamila abitanti di un tempo[35].

La peste investì con la sua terribile furia anche l'antica città universitaria di Cambridge che lamentò un numero di vittime di gran lunga superiore a quello della sua rivale Oxford. Dei quaranta professori che vi risiedevano, soltanto nel periodo compreso tra l'aprile e l'agosto del 1349, ne morirono sedici[36].

Il commercio dell'Inghilterra meridionale rimase paralizzato per anni. La criminalità era ovunque in aumento e, come era successo a Firenze, si diffusero l'edonismo e una frenetica sete di vivere. Ad essere considerati egoisti, orgogliosi e arroganti erano in particolar modo i londinesi. «Non si credeva più in Dio e anche gli antichi costumi persero di significato»[37]. Altri erano invece portati a ricordare i tormenti biblici. Ancor prima che l'epidemia scoppiasse a Winchester, William Edendon, vescovo della città e camerlengo reale, deplorava con la sua lirica il destino che aveva investito l'Inghilterra. La sua allusione andava alla strage degli innocenti:

«Una voce si levò in Rama. Ovunque, in tutti i paesi del mondo, si sentivano pianti e lamenti. Come si apprende con sommo sgomento, i popoli, derubati dei propri figli, di fronte all'abisso di

32. Cfr. cap. 14, nota 6.
33. Cfr. ZIEGLER (1972), p. 159.
34. ZIEGLER, *op. cit.*
35. Riguardo al numero di abitanti di Londra prima del 1348 cfr. GOTTFRIED (1986), p. 64.
36. GOTTFRIED, *op. cit.*, p. 65.
37. Questo secondo Walsingham, cfr. ZIEGLER (1972), p. 160.

un'epidemia di peste mai vista, non possono più essere consolati. Città, paesi, villaggi e castelli, adorni di nobili ed eleganti edifici, sino ad allora avvezzi a godere dei loro eccellenti abitanti, della loro saggezza, esperienza e rigore ma anche della bellezza delle loro donne e fanciulle, là dove ogni gioia era traboccante e innumerevoli persone si incontravano in libertà, sono ora stati sottratti ai popoli dalla sciagura di questa peste, più spietata di qualsiasi spada a doppio taglio. Non ci si può più arrischiare a frequentare questi luoghi ma bisogna tenersene alla larga come ci si guarda dal morso degli animali selvaggi. Ogni gioia è svanita, le parole liete rese mute, ogni sprazzo d'allegria è stato cancellato. Questi luoghi sono ora rocca di terrore e della più assoluta desolazione. Regioni fertili non vengono più coltivate perché i contadini vi sono morti. Lasciate incolte, sono ora luoghi desertici...»[38]

Come molti suoi contemporanei il vescovo vede nella peste nera la punizione divina, teme tuttavia che l'umanità di fronte a questa minaccia mortale difficilmente si correggerà e al contrario possa «sprofondare sempre più nel peccato e provocare l'ira di Dio»[39]. Per impetrare la clemenza divina suggerisce di andare in processione, scalzi e a capo scoperto, cantando i salmi. La malattia e la prematura morte erano considerate conseguenze del peccato. Risanata l'anima, pensa William Edendon, anche l'epidemia di peste si allontanerà.

Anche il Sussex e il Kent furono duramente colpiti. A Battle, nonostante l'abate, dieci anni prima della peste, avesse protetto il convento con mura di cinta e opere di fortificazione, la peste riuscì comunque a decimare i monaci. Circa la metà morirono[40].

Per quanto riguarda il Kent ci è pervenuta la cronaca di William Dene, un monaco dell'abbazia di Rochester. In poche parole descrive la situazione nella città: «Nel corso di questo anno, nel nostro paese, l'Inghilterra, ha imperversato una peste che mai si era vista prima. Il vescovo di Rochester che manteneva solo un piccolo seguito, perse quattro sacerdoti, cinque decani, dieci vicari, sette giovani religiosi e sei paggi così che in nessuna occasione poteva più essere servito. A Malling consacrò due badesse. Queste morirono però subito dopo lasciando solo quattro suore e quattro novizie.

38. ZIEGLER, *op. cit.*, p. 144.
39. Cfr. il testo inglese in ZIEGLER, *op. cit.*, p. 145.
40. ZIEGLER *op. cit.*, p. 161.

Ad una di queste il vescovo affidò la cura delle converse, ad un'altra quella delle suore perché gli sembrò impossibile trovare una donna che fosse stata adatta a ricoprire l'incarico di badessa»[41].

Sempre si ripropongono modelli di comportamento che ci sono ormai noti. Non si trovava più nessuno disposto a provvedere alla sepoltura dei defunti. Costretti dalla situazione erano gli stessi genitori a portare alla chiesa i loro figli morti «e a gettarli poi in una fossa comune»[42]. Da queste si sprigionava un tale penetrante fetore che le persone non si azzardavano ad avvicinarsi al cimitero. Le sepolture solenni si fecero più rare, ci si separava dai congiunti deceduti «come da animali». Il vescovo, come molti suoi pari, si teneva lontano dalla città e dal punto di vista psicologico questo fatto non aveva certo un effetto incoraggiante. Già molto in là negli anni, deplorava «il terribile mutamento subito dal mondo»[43]. La scarsità delle derrate alimentari si faceva sentire anche all'abbazia dove i frati dovevano macinarsi da soli la farina per il pane, ma alla fine, mancando i cereali, patirono la fame e si ammalarono. «Soltanto il padre priore mangiava ogni giorno le migliori cose...», aggiunge con tono critico William Dene[44].

A Canterbury il priore del monastero di Christ Church spiegava la morte di un numero ridotto di confratelli con la buona qualità dell'acqua. Questa opinione trovava riscontro nell'idea largamente diffusa che la peste fosse stata provocata dall'acqua inquinata dei pozzi[45]. Strano a dirsi il numero di pellegrini a Canterbury non accennò a diminuire. Molti volevano ringraziare Dio per la grazia di averli risparmiati (fino a quel momento) e al tempo stesso per domandare la salvezza futura.

Occorre tuttavia registrare come molti aspetti della diffusione della peste rimangano oscuri. Ancora oggi non riusciamo a spiegarci come alcuni villaggi siano stati risparmiati dalla peste nera e altri, al contrario, completamente spopolati. Strano è anche il fatto che alcune località abbiano perso solo il dieci per cento degli abitanti o ancora meno. In questi luoghi o l'aggressività delle pulci della peste o comunque il loro potere di contagio doveva essere stato più debole oppure quelle persone disponevano di una particolare capacità

41. Cfr. WHARTON (1695) I, pp. 375 s.
42. WHARTON, *op. cit.*
43. WHARTON, *op. cit.*
44. Cfr. anche il testo inglese in ZIEGLER (1972), p. 162.
45. Cfr. ROGERS (1906), p. 221; cfr. capp. 5 e 20.

di resistenza. Studi condotti sull'Inghilterra rilevarono anche che, al contrario di quanto raccontavano molti altri cronisti europei[46], furono vittime della peste maggiormente le persone anziane rispetto ai giovani. Rimane tuttavia la perplessità sul fatto che in altre località la morte dei giovani possa soltanto aver destato una maggiore impressione così che soggettivamente se ne sia ricavata una percezione fallace. In ogni caso in Inghilterra sopravvissero al periodo della peste più che altro i bambini. Nella fascia di età compresa tra i sei e i dieci anni morì «soltanto» il sette per cento dei bambini, in quella compresa tra gli undici e i quindici anni, circa il quindici per cento[47].

Come un dardo l'epidemia arrivò a colpire anche la famosa abbazia di St. Albans, cuore delle floride grandi proprietà terriere. I monaci furono colpiti di gran lunga più duramente dei conversi impegnati nell'economia del convento. Michael Mentmore, uno degli abati più stimati nella storia di St. Albans, fu tra i primi religiosi a soccombere e morì vittima della peste il 2 aprile 1349: «Fu il primo ad essere colpito dall'epidemia mortale che in seguito doveva fare strage anche dei suoi monaci. Ebbe i primi disturbi il giorno del Giovedì santo. In profondo rispetto alla ricorrenza e memore dell'umiltà di nostro Signore, celebrò la messa solenne al termine della quale, prima della cena, con umiltà e semplicità, lavò i piedi ai poveri. Dopo aver mangiato proseguì col lavare i piedi dei suoi confratelli e a baciarli, compiendo da solo e senza alcun aiuto tutti gli obblighi propri della ricorrenza. Quando il giorno seguente le sue condizioni peggiorarono, si mise a letto, da buon cattolico confessò con cuore pentito i propri peccati e ricevette il sacramento dell'estrema unzione. Tra i lamenti di tutti coloro che gli erano intorno, morì il pomeriggio del giorno di Pasqua..., e in quella volta morirono quarantasette monaci»[48].

Norwich, con i suoi dieci-dodicimila abitanti, era la seconda città del paese. L'epidemia di peste vi imperversò dal gennaio del 1349 alla primavera del 1350, con un continuo aumento della temuta peste polmonare. Circa la metà del clero e il quaranta per cento della popolazione sembra esserne stato vittima. Ben quattro parrocchie furono soppresse essendo morti non solo i sacerdoti ma

46. Cfr. TWIGG (1989). Al contrario i cronisti italiani confermano che a morire erano maggiormente i giovani, cfr. CORRADI (1972), p. 198; in generale si veda BIRABEN (1976) II, pp. 28 s.
47. Cfr. ZIEGLER (1972), p. 163; cfr. anche RUSSEL (1965/66).
48. Cfr. WILLIAMS (1917), p. 166.

anche quasi tutti i fedeli. La decimazione del clero causata dalla peste fu di così grandi proporzioni che il vescovo Bateman fondò a Cambridge il Trinity Hall College, in seguito divenuto così famoso, nell'intendimento di rimediare alla scarsità di sacerdoti. Anche Norwich non riacquistò più l'importanza economica di un tempo[49].

Bury St. Edmunds, allora una fiorente cittadina di settemila anime che sorgeva nei pressi dell'omonima abbazia, perse anch'essa la metà dei suoi abitanti. Nel gennaio del 1351 Clemente VI concedeva all'abate William Bernham il permesso di ordinare sacerdoti dieci giovani al di sotto dell'età prescritta dal diritto canonico dei venticinque anni, essendo morti quaranta monaci e cioè più della metà di quelli che formavano il convento. Effettivamente la regione dell'Anglia Orientale accanto alla Toscana e ad alcune grandi città come Venezia, sembra essere stata in Europa tra quelle più duramente colpite dalla peste, come è dimostrato da un confronto delle liste dei cittadini aventi diritto al voto[50].

La morte travolse anche la Scozia e l'Irlanda. Prima che gli scozzesi potessero mettere in marcia un esercito per sopraffare l'Inghilterra, loro antica nemica, ora indebolita dall'epidemia, la peste nera investì anche il loro paese. Le prime vittime furono registrate nel luglio del 1350. Il cronista John Fordun racconta:

«Era l'anno 1350 quando nel regno di Scozia ebbe inizio tra gli uomini un'epidemia di peste così terribile come non si era mai sentita dalla creazione del mondo ai giorni nostri. Con crudele durezza d'animo questa epidemia assestò tali e tanti colpi che circa un terzo dell'umanità dovette pagare alla natura il proprio tributo. Cosa ancor peggiore era il fatto che questo morbo, secondo la volontà divina, portava ad una strana e insolita morte per cui la carne del malato veniva come spinta fuori (dal corpo) e si gonfiava. Quelle persone potevano (in seguito a ciò) continuare la loro vita terrena soltanto per un paio di giorni ancora»[51].

L'autore sottolinea che a morire furono soprattutto gli appartenenti ai ceti più poveri. Il suo connazionale e contemporaneo Andrew Wyntoun descrive la paura suscitata dall'epidemia. Secondo la sua testimonianza in Scozia morì un terzo della po-

49. Cfr. GOTTFRIED (1986), pp. 65 s.
50. GOTTFRIED, *op. cit.*, p. 66.
51. Cit. da ZIEGLER (1972), pp. 198 s.

polazione[52]. Solo dopo un anno la peste si calmò. Andrew era convinto che il paese non avesse ancora mai conosciuto una catastrofe che mietesse allo stesso modo le vite di «uomini, bambini e donne» e richiedesse un numero così elevato di vittime.

Il rapporto di forze tra Inghilterra e Scozia non fu tuttavia influenzato dalla peste in modo sostanziale se si prescinde dal fatto che essa evitò un continuo predominio degli inglesi[53]. Ad ogni modo sembra proprio che in Scozia, nel successivo inverno, la peste nera abbia perso molto rapidamente forza ed efficacia mortale, in conseguenza al freddo che provocò irrigidimento nelle pulci.

Ancor prima che in Scozia la peste imperversò nel montuoso Galles dove i mulini a vento ben presto rimasero fermi perché nessuno più vi portava granaglie da macinare. Secondo il ruolo delle imposte del villaggio di Ruthin, durante la seconda settimana di giugno del 1349 vi morirono improvvisamente sette persone e alla fine del mese il numero delle vittime era addirittura salito a settantasette, cioè più di un terzo della popolazione[54]. Probabilmente attraverso i porti di Chester e di Bristol fu raggiunta alla fine anche l'Irlanda dove nell'estate del 1349 morì l'arcivescovo di Dublino. Il francescano John Clyn di Kilkenny conclude l'ultima annotazione di una cronaca con le seguenti drammatiche frasi: «Quasi già morto, in attesa della mia fine, con cura ho messo per iscritto quanto ho sentito e ho potuto apprendere. Affinché tuttavia le mie annotazioni non vadano perdute e l'opera non perisca insieme al suo autore lascio una pergamena qualora qualcuno rimanga in vita e un membro della razza di Adamo abbia la fortuna di sfuggire alla pestilenza e possa portare a compimento l'opera iniziata»[55].

Questo passaggio dimostra come a quell'epoca l'uomo si considerasse un fantoccio in balia del destino, consegnato agli umori della peste che colpiva senza alcuna pietà, apparentemente per caso. Effettivamente un'altra mano scrisse in seguito sulla stessa pergamena: «A quanto pare l'autore morì in quel momento...»[56].

52. ZIEGLER, *op. cit.*, p. 199.
53. ZIEGLER, *op. cit.*, p. 200.
54. Cfr. GOTTFRIED (1986), p. 67.
55. Cfr. BUTLER (1849), p. 37.
56. Cfr. GOTTFRIED (1986), p. 67.

Questo monaco accenna anche al fatto che in Irlanda, nel 1348, «durante i mesi di settembre e ottobre vescovi, prelati, monaci, sacerdoti, nobili e altri, uomini e donne, giungevano da tutte le parti del paese a That Malyngis sul fiume Burrow, meta di pellegrinaggi. Il loro numero era così grande che per molti giorni si videro affluire migliaia di persone, alcune per devozione, altre, di certo la maggioranza, per paura della peste che si propagava rapidamente. Scoppiò a Howth e Drogheda nei pressi di Dublino. Queste città furono quasi completamente devastate e spopolate»[57].

Che la peste abbia raggiunto l'Irlanda effettivamente già nel 1348, resta tuttavia discutibile. Sorprende tuttavia che ancora nell'agosto di quell'anno Richard Fitzralph, arcivescovo di Armagh, in occasione di una sua visita al papa ad Avignone, riferisse che la peste aveva ucciso i due terzi degli inglesi ma fino a quel momento aveva risparmiato irlandesi e scozzesi. Una tale mancanza di informazione da parte di un vescovo risulta abbastanza strana anche se si tiene conto delle circa tre settimane di tempo necessarie per il viaggio (di sola andata) da Dublino ad Avignone. Non si deve tuttavia escludere che Fitzralph non avesse saputo più nulla del decesso dei suoi pari a Dublino e Meath – entrambi morirono nel luglio del 1349 – ma, se erano corrette le affermazioni citate, dovevano essergli ovviamente noti quei casi di morte del 1348 che così profondamente avevano scosso il paese e avevano indotto le persone a recarsi in massa in pellegrinaggio. Siccome anche gli annali di Connacht riferiscono solo di casi di decesso lamentati nel 1349, parlano di «una grande peste a Moylurg e in tutta l'Irlanda durante questo anno», non è improbabile che anche Clyn avesse in mente questo anno e volesse forse solo dire che nel 1348 la peste nera fece il proprio ingresso in Irlanda[58]. La peste dovrebbe dunque aver cercato e atrocemente trovato le proprie vittime sull'isola soprattutto nel 1349.

Senza dubbio questo consistente calo demografico che la peste nera provocò in Inghilterra, fu di gran lunga più importante e più gravido di conseguenze di quanto non lo sia stato per la Scozia o per l'Irlanda. Anche da un punto di vista economico le conseguenze furono rilevanti. Ancor prima della peste nera neppure le

57. Cit. in ZIEGLER (1972), pp. 195 s.; a Dublino morirono 14.000 persone.
58. Cfr. a questo proposito la discussione riportata in ZIEGLER, *op. cit.*, pp. 196 s.

grandi vittorie di Edoardo III sui francesi a Sluys, a Crécy e Calais, erano riuscite a ingannare sulla questione dello straordinario indebitamento dello stato. Dal 1344 la corona del re era così stata data in pegno all'arcivescovo di Treviri e la montagna di debiti presso alcune banche fiorentine era alta come mai era stata prima. La peste rappresentò un grave danno per l'industria della lana e delle stoffe, cioè per le esportazioni sul continente europeo, principalmente verso la Germania e le Fiandre[59].

59. A proposito della situazione riferita al periodo precedente la peste cfr. BRIDBURY (1977); riguardo alla situazione economica nel periodo precedente e successivo la catastrofe, cfr. SCHNITH (1987), pp. 851-859; si veda anche BEAN (1963).

Diciassette

UN TESTIMONE DELLA CATASTROFE: FRANCESCO PETRARCA

Questa panoramica attraverso i più importanti paesi d'Europa ha illustrato come il continente sia stato scosso dalla peste nera. Si diffusero senso di crisi, pessimismo e disperazione. Vera sovrana degli anni tra il 1348 e il 1351 fu la paura. Ovunque si poteva osservare la disperazione degli uomini che si manifestava in precisi modelli di comportamento, non legati alla lingua e al paese di appartenenza. Il fatto che molte descrizioni siano *topoi* riconducibili a modelli famosi, per lo più italiani[1], può essere riportato soltanto in rarissimi casi alla povertà di idee degli autori e si spiega piuttosto con la situazione di pericolo, addirittura arcaica, che infrange tradizione, educazione e morale diffusa, condizione nella quale la peste aveva gettato la società europea, dall'Italia fino all'Irlanda. La filosofia della sopravvivenza assumeva connotazioni diverse che andavano dalla cupa rassegnazione fino al chiaro intendimento al godere nella gioia i pochi giorni che, in vista della morte (quasi) certa, rimanevano ancora da vivere su questa terra, «accada quel che accada»[2]. Uno dei più insigni contemporanei della peste nera fu il Petrarca che secondo l'opinione di molti studiosi di storia della cultura fu in Europa il fondatore del Rinascimento e fece il suo ingresso nella storia come primo vero umanista[3]. Il poeta si dovette confrontare a diversi livelli con la peste: su un piano intellettuale come acerrimo nemico della medicina classica e dei medici che, come si è detto, nel 1348 erano di fatto confusi e mortificati nel

1. A questo proposito andrebbero ricordati i racconti di Boccaccio, Villani, Giovanni da Parma, cfr. BOCCACCIO (1985), pp. 11-20; VILLANI (1858) II, pp. 8-11; CORRADI (1972), pp. 194-199.
2. Cfr. il racconto del BOCCACCIO (1985), pp. 11-20.
3. Cfr. KRISTELLER (1986), p. 4.

loro prestigio personale cui la peste nera inflisse un duro colpo, e poi su di un piano umano, nel lutto e nello sgomento di fronte alla morte di molti familiari (anche del suo unico figlio) e di molti amici. Il Petrarca dunque non fu solo il celebrato autore del *Canzoniere* ma anche risoluto rappresentante di una filosofia della *Vanitas* che mise in risalto la caducità della vita e di tutto quanto è terreno.

Già prima della catastrofe del secolo rappresentata dalla peste nera, il poeta si occupò di questioni etiche, della morte e della fugacità dell'esistenza umana. In un componimento metrico dedicato al notaio veronese Guglielmo da Pastrengo, manifestò nell'inverno 1347-1348, dunque appena prima della peste, il proprio stato d'animo melanconico:

«Se mi domandi che faccia: quello che fanno tutti gli uomini; soffro.

A che cosa io penso? Alla pace. Quale speranza è in me? Nessuna di quiete. Dove erro? Qua, là. Dove mi dirigo? Alla morte, per cammino certo, e in fretta. Con quale disposizione d'animo? Intrepido, e pronto ad essere liberato da questo doloroso carcere. Quali i miei compagni? Il genere umano. Quale la meta? Il sepolcro. E dopo la tomba? Il cielo, o, se non mi è concesso, l'abisso infernale; ma questa sventura allontanate, o celesti, vi prego. Dove sono ora? In Parma...»[4]

Naturalmente la notizia di questa nuova, inimmaginabile morte in massa rafforzò la sua melanconica disposizione d'animo. «La grande Mortalità, la maggiore e la più oscura, e la più horribile»[5] fu per la generazione del Petrarca un'esperienza fondamentale. Soltanto ad Avignone, dove il poeta aveva trascorso i suoi anni giovanili, morirono a migliaia. Lo stesso Petrarca ebbe in primo luogo fortuna. Come corriere del papa, un itinerario di viaggio rivelatosi particolarmente felice (data l'imprevedibilità della peste non si può pensare a una intenzionalità!) gli risparmiò di confrontarsi direttamente con la quotidianità dell'epidemia. A Verona fece visita ad Azzo da Correggio al quale aveva dedicato il suo trattato di morale *De remediis utriusque fortunae*[6]. Qui fu testimone il 25 gennaio 1348 del terribile terremoto che ovunque nell'Europa centrale fu inteso come segno foriero di sventura[7]. Molti dei suoi amici mo-

4. Cfr. BIGI (1963), Metr. II, 18 p. 461.

5. Così si esprime Agnolo di Tura, cfr. MURATORI (1730) XV, col. 122.

6. Cfr. WILKINS (1980), pp. 104 s.

7. Cfr. BERGDOLT (1992), p. 107. Anche Giovanni Villani ne fa menzione nella sua cronaca.

rirono nell'arco di breve tempo. Il 19 maggio, mentre si trovava a Parma, seppe che anche Laura, l'amata delle sue liriche, era stata vittima della peste[8]. Questa notizia lo gettò in una crisi esistenziale, acuì il suo pessimismo e cambiò la sua vita. Affranto, riassunse sul verso del primo foglio di guardia del suo Virgilio i momenti dei suoi incontri con la defunta. Il filosofo della *Vanitas*, entusiasta ammiratore della imperturbabilità stoica, è egli stesso sopraffatto dal dolore e dall'emozione. Non l'*Apatheia* ma l'umano sgomento caratterizza il suo atteggiamento. La morte non è più sentita, come in molte altre opere, quale liberazione ma piuttosto come punizione e sciagura. La lettera «metrica» *Ad se ipsum* rappresenta uno dei documenti più sconvolgenti che ci giungono dall'anno 1348:

«Ahimè, che soffro? Dove, a ritroso, mi spinge la violenza dei fati? Vedo passare con precipite fuga il tempo, che segna il dissolversi del mondo, vedo morire attorno a me giovani e vecchi a schiere, e in nessun luogo si apre un rifugio sicuro; in tutto l'universo non si apre un porto tranquillo, non si schiude speranza alcuna della desiderata salvezza. Dovunque volgo gli occhi impauriti, i frequenti funerali li turbano: pieni di fèretri, risuonano di gemiti i templi, e qua e là, senza gli estremi onori, giacciono cadaveri di nobili e di plebei. Penso all'ultima ora della vita; e costretto a ricordare le mie sventure, richiamo alla mente i tanti cari amici perduti e i loro affettuosi colloqui, e l'improvviso svanire dei loro dolci volti, e i cimiteri che ormai non bastano alle continue sepolture...

Quest'anno pestifero incombe sul genere umano, e minaccia luttuosa strage, e l'aria densissima favorisce la morte. Irato ci guarda Giove dall'infetto cielo: di là piove sulla terra malattie e tristi morti, e le spietate Parche si affrettano a spezzare i fili delle vite umane: tutti se potessero, in una sola volta; e temo che dall'alto sia stato loro concesso di poter ciò che bramano, poiché vedo tanti pallidi visi del misero volgo, tanti che scendono al nero Tartaro. Trepido mentre così medito, lo confesso: e sento l'insidia della morte ormai vicina. Né mare né terra né oscure caverne di monti mi mostrano dove potrei nascondermi fuggendo; poiché tutto vince la morte, che d'impeto irrompe nei malsicuri nascondigli»[9].

Di fronte alla quotidiana morte di massa la fuga dal mondo e il disprezzo di tutto quanto è terreno diventarono ben presto i temi

8. Cfr. KOERTING (1878), p. 240.
9. Cfr. BIGI (1963), Metr. I, 14 pp. 433 s.

centrali della poesia petrarchesca. *I Trionfi* (il *Trionfo della morte* fu significativamente composto ancora nel 1348) come il *De remediis utriusque fortunae* e addirittura il *Canzoniere* stesso sono inconcepibili nella loro stesura finale senza l'esperienza della peste. La seconda parte del *Canzoniere* è considerata la poesia della *Vanitas* per antonomasia. L'esperienza personale della morte di Laura («Che debb'io far, che mi consigli, Amore? Tempo è ben di morire ed ò tardato più ch'i' non vorrei»)[10] diventa nell'anno della peste esperienza comune. In Europa dominano l'insicurezza e la perplessità verso i valori della tradizione, circostanza che non fu di secondaria importanza per il successo del Petrarca. «Di malanni e di morti per ogni terra ed ogni mare quest'anno pestifero ebbe diffuso», scrive a Giovanni dell'Incisa[11].

La trasposizione in forma lirica della peste nera in alcune *Egloghe* avviene alcuni mesi più tardi: la nona canta il pecoraio afflitto al quale la peste ha portato via pecore e amici, la decima paragona l'epidemia a una tempesta che sradica molti alberi, tra cui il *laurum*, cioè l'alloro (senza dubbio un'allusione alla fama apollinea del poeta e a Laura stessa). L'undicesima egloga contiene una metafora della morte di Laura, un dialogo dell'afflitta Niobe con Fosca che incarna le pericolose umane emozioni (qui il dolore del lutto) e Fulgida che simboleggia la luce della speranza celeste. Il tema è rappresentato dalla morte di Galatea, figlia di Niobe, nuovamente un simbolo, per Laura, vittima della peste[12].

Come si è già detto, nel periodo successivo, la peste in Europa rimase endemica. Nella primavera del 1351, durante un colloquio conviviale presso il vescovo Ildebrandino da Padova, il Petrarca apprese da due monaci certosini che suo fratello Gherardo era stato l'unico monaco della certosa di Montrieux (visitata tra l'altro dal poeta stesso nel 1347) ad essere sopravvissuto all'epidemia. Benché lo stesso priore avesse suggerito ai frati di darsi alla fuga, Gherardo insieme a trenta religiosi era rimasto a Montrieux. Nel giro di pochi giorni morirono tutti i compagni. Lui ascoltò le loro confessioni, somministrò gli estremi conforti della religione e alla fine li seppellì. Gherardo, che da quel momento in poi dovette addirittura difendere dai briganti il convento abbandonato,

10. Testo italiano in BERGDOLT (1992), p. 108. Cfr. PETRARCA (1974), p. 347.
11. Cfr. FRACASSETTI (1867), Fam. VII, 10 p. 220.
12. Cfr. BERGIN (1974), pp. 184-95.

si recò nell'autunno del 1350 alla Grande Chartreuse per chiedere al priore di mandare a Montrieux da altri conventi nuovi monaci. In una lettera al fratello, il Petrarca ne esalta il comportamento, trionfo della serenità cristiana sulla paura: «... gloriosamente tornasti, quasi a fondare una seconda volta il venerando Monastero di Monterivo fatto dalla morte deserto, e dalla fida e sapiente tua carità custodito e difeso»[13].

La famiglia del Petrarca non fu tuttavia sempre favorita dalla buona sorte. Nel luglio del 1361 il poeta ricevette la notizia che il suo unico figlio Giovanni era stato vittima dell'epidemia nella città di Milano. Nella propria disperazione il padre scrisse questa volta sul primo foglio di guardia del suo Virgilio: «Il nostro Giovanni... morì a Milano nella straordinaria strage provocata dalla peste, che fino a ora aveva lasciato immune la città, ma che ora l'ha trovata e invasa»[14]. Il poeta faceva riferimento al fatto che nel 1348 Milano era stata risparmiata dalla catastrofe grazie alle misure precauzionali adottate dall'autorità ma ora, alcuni anni più tardi, fu colpita ancor più duramente da un'ondata di peste[15]. In una lettera a Bonaventura Bafro osserva il Petrarca a proposito della situazione italiana: «I guai non hanno mai fine: né v'ha speranza che nella divina misericordia. Non dar retta a coloro che immaginandosi avvenuto quello che bramano, dan fede ai sogni della speranza... ingombre sono le strade dei funebri corteggi... vedi per ogni dove cadere le vittime del contagio desolatore»[16].

In un poscritto si trova l'osservazione tutt'altro che priva di interesse: «Delle quali cose io ti confesso che non il timore ma il ribrezzo mi tien chiuso nelle domestiche mura»[17].

Il Petrarca si sente combattuto tra l'imperturbabilità stoica e l'umile accettazione del destino da una parte e l'umana disperazione dall'altra. La sua famosa lettera all'amico «Socrate», scritta poco dopo il 1348, è un unico grido, addirittura – in accenni indiretti – un'accusa a Dio:

«Ahi! fratello, fratello, fratello ahi! fratel mio dilettissimo, che posso io dirti? D'onde farmi a parlare? Dove voltarmi? Da qualun-

13. Cfr. FRACASSETTI (1867), Fam. XVI, 2 p. 416.
14. Cfr. testo latino in WILKINS (1980), p. 234. Il rapporto che il Petrarca ebbe con il proprio figlio fu comunque molto infelice.
15. Cfr. anche la lettera al Boccaccio in FRACASSETTI (1892), Sen. III, 1 pp. 140 s.
16. Cfr. FRACASSETTI (1892), Sen. III, 9 pp. 190 s.
17. FRACASSETTI, *op. cit.*, p. 191.

que lato intorno a me tu riguardi non vedi che terrore, che pianto, e, come di una grande città scrisse Virgilio: "Pianti ovunque, e sospiri, e lutto, e orrende / Paure, e mille immagini di morte". Oh non fossi mai nato, fratello mio, o fossi almeno già morto!»[18]

Il poeta si rendeva pienamente conto del carattere contraddittorio del proprio comportamento. Lui che aveva predicato ai suoi simili l'ideale della *Vanitas*, nel momento della prova è sopraffatto dalla disperazione. Immaginiamo quanto terribile debba essere stato l'effetto della morte che relativizzava tutti i principi e le filosofie:

«Che diranno di me quelli che ascoltino lamenti siffatti? Tu che parevi de' mali altrui essere il consolatore, che tanto grandi cose di te stesso impromettevi, e cui tutti credevano non che incallito, per lunga sperienza impietrato ai colpi della sventura, or così fiacco incontro a lei ti dimostri, e con si spessi e ripetuti lamenti le orecchie c'introni? Ov'è quella fortezza dell'animo che alla tua professione massimamente si addice? Ove sono le magnifiche tue parole? Se a sfoggio d'ingegno, e non a norma del vivere quelle si profferiscano, ad altro non tornano che a vano suono»[19].

Petrarca riconosce la propria debolezza e l'illogicità delle linee guida del proprio pensiero ma fa anche riferimento alla unicità della miseria, che va al di là di ogni saggezza:

«Credo però che vorrà meco da benigno giudice diportarsi, ed accordarmi scusa indulgente chiunque consideri che non per alcuna lieve sventura io faccio tanto lamento, ma per questo della sesta età in cui viviamo anno 1348: il quale non solo noi degli amici nostri, ma tutto fece di genti il mondo deserto: e se alcuna vittima sfuggì ad esso di mano, ecco quest'altro anno che gli tien dietro, e ne raccoglie gli avanzi, e quando da quella orrenda procella salvo rimase colla mortifera falce tronca ed abbatte. Come potranno credere i posteri esservi stato un tempo nel quale senza fuoco celeste o terreno, senza guerre od altro visibile eccidio, non questa o quella provincia, ma quasi il mondo intero vuoto rimase di abitatori? Quando fu mai veduto o sentito, e dove sono annali che narrino fatte vuote le case, deserte le città, squallide le ville, pieni di cadaveri i campi, orrenda in ogni luogo e spaventevole la solitudine?»[20]

18. Cfr. FRACASSETTI (1867), Fam. VIII, 7 p. 323.
19. FRACASSETTI, *op. cit.*, pp. 323 s.
20. FRACASSETIT, *op. cit.*, pp. 325 s.

L'eccezionalità della situazione preoccupava e impauriva molti intellettuali: persino i più colti erano convinti che mai prima di allora ci fossero state catastrofi di tali proporzioni. In questo senso si spiega dunque anche la famosa esclamazione del Petrarca indirizzata alle future generazioni da lui invidiate: «Oh! felici i pronipoti nostri che questo miserando spettacolo non ebber veduto, e forse avranno in conto di favola questa nostra testimonianza...»[21]

La lettera non sembra essere stata destinata a diventare di pubblico dominio anche se il poeta in seguito la rielaborò ripetutamente. Non da ultimo essa rivela i suoi dubbi nella giustizia divina che durante la peste nera molti misero in discussione:

«Meritammo è vero siffatto castigo, ed anche maggiori: ma meritaronlo pure i padri nostri, e voglia Dio che a meritarlo non abbiano anche i nipoti. E perché dunque, o supremo giustissimo giudice, tutto sull'età nostra a scaricare si venne il furore della tua vendetta? Perché dove i delitti non mancarono venner pur meno i supplizi, e quando tutti peccarono, siam puniti noi soli? E dico soli, conciossiaché se dei flagelli di tutti i secoli fin qui trascorsi da che si videro nell'Arca famosa galleggiare sovra pelago immenso le reliquie della sommersa umanità, a questo che or ne percuote si faccia ragguaglio, di delizie, di giuoco, di riposato stato e tranquillo avranno quelli sembianza»[22].

Anche se celatamente, il Petrarca rimprovera Dio di illogicità. Di fronte all'innegabile coinvolgimento dell'uomo nel peccato e nell'indifferenza «la tua misericordia, o Signore, da tanti e tanti delitti stancata,... venne meno per noi... ond'è che non solamente i peccati da noi commessi, ma quelli ancora scontiamo de' padri nostri... E che? potrebbe forse esser vero» insinuava audacemente il Petrarca, «quello di cui taluni dottissimi uomini sospettano, non darsi cura Iddio degli eventi mortali?»[23]. La disputa termina tuttavia in modo conciliante. L'uomo rimarrebbe dunque nell'incapacità di comprendere il perché il castigo divino si attui proprio in quel momento. «Né perché ascosti ne siano i motivi, è il tuo giudizio men giusto» riflette il canonico che ha pur sempre ricevuto gli «ordini minori»[24] e aggiunge: «ché dei giudizi tuoi

21. FRACASSETTI, *op. cit.*, p. 326.
22. FRACASSETTI, *op. cit.*
23. FRACASSETTI, *op. cit.*, p. 327.
24. Il 18 aprile 1349 fu nominato canonico a Padova, cfr. WILKINS (1980), p. 113.

profonda, imperscrutabile e ad ogni umano intendimento chiusa è la via»[25].

Già durante la peste il Petrarca manifestò la propria sfiducia, in seguito accentuata nella famosa *Invectiva contra medicum*, nei confronti dei medici, spesso millantatori ma per lo più incapaci di trovare soluzioni[26]. Diversamente da quanto può succedere in guerra, dove quanto meno si può cadere valorosamente, con la peste invece «non v'ha compenso; non rimedio di sorta; e l'orror della strage per l'ignoranza dell'origine e delle cagioni si fa più grande. Della quale ignoranza, anzi della peste stessa son più odiose le ciance e le frottole di certi cotali, che facendo professione di tutto sapere non sanno nulla, e comechè usati a continuo mentire, pure alla fine si tacciono da cicaloni impudenti fatti stupidi e muti»[27].

Il passaggio dimostra che l'avversione del Petrarca per i medici fu sostanzialmente segnata dall'esperienza che egli stesso ebbe della peste. Come si è detto, più per fortuna che come risultato di una precisa strategia, il poeta riuscì sempre a sfuggire all'epidemia. Quando nell'estate del 1351 la peste imperversava a Venezia e Padova, declinò coraggiosamente un invito di Pandolfo Malatesta che lo pregava di recarsi a Pesaro e rimase ad Arquà, sui Colli Euganei, sua residenza della vecchiaia[28]. Ancora una volta deve essere sottolineato che successivamente alla peste nera del 1348 si ebbe una serie di altre epidemie che nel XIV secolo resero continua la paura della morte e fecero della morte improvvisa un terribile fenomeno della vita di ogni giorno. Nel 1364, con lo sguardo rivolto al passato, il Petrarca scrive al Boccaccio:

«Anno di pianto per noi fu il 1348, ed ora conosciamo che al nostro pianto fu quello il principio, né mai d'allora in poi esser cessata questa straordinaria e, da che mondo è mondo, inaudita violenza di morbo, che a modo di ferocissimo battagliere, a dritta e a manca senza intermissione colpisce ed uccide»[29].

Così agli uomini del tempo il 1364, anno in cui la lettera fu scritta, appariva soltanto come il sedicesimo anno di miseria! Anche il Petrarca si mostra preoccupato di come molti, sotto il giogo della peste nera, invece di implorare da Dio la salvezza, preferissero il

25. Cfr. FRACASSETTI (1867) Fam. VIII, 7 pp. 327 s.
26. Cfr. BERGDOLT (1992), pp. 33-37.
27. Cfr. FRACASSETTI (1867) Fam. VIII, 7 p. 327.
28. Cfr. WILKINS (1980), p. 235.
29. Cfr. FRACASSETTI (1892) Sen. III, I p. 140.

lusso e la dissolutezza. Critica i suoi contemporanei «che tanto siamo peggiori, quanto siamo più pochi»[30]. Peraltro dalla sua penna non sono uscite descrizioni della peste ma ha parole entusiastiche per la presentazione che il Boccaccio ne fa nel *Decamerone* di cui ricevette una copia nel 1373[31].

Come espone nel *De remediis utriusque fortunae*, la morte di peste è per il Petrarca soltanto una delle tante facce della morte, che è comunque il destino di tutti. Nel momento della disgrazia, come alla morte di Laura, il poeta era smarrito e confuso ma in seguito pervenne, in più circostanze, a un'interpretazione filosofica della peste nera. Come era successo con i medici, lanciò i propri strali anche contro gli astrologi. In molte lettere metteva in guardia dall'influsso esercitato dalla scienza degli astri alla quale erano legati entusiasticamente anche la maggior parte dei medici[32]. Adirato scriveva ancora al Boccaccio:

«In mezzo a tante sciagure farneticando gli astrologi predicono dover durare il maligno influsso degli astri fino al sessantacinque, e dopo quello doversi mutare, per coloro che vi giungeranno, i tristi casi in lietissimi; e come che non si sappia chi li affidi della veracità del prognostico certo è che lo fanno»[33].

Il suo scetticismo è fermo. Il poeta fu uno dei più famosi e più decisi oppositori degli astrologi nella storia della cultura. In tono beffardo commenta le loro spiegazioni sulla causa e sulla futura diffusione dell'epidemia:

«Nulla sappiamo noi di quel che avviene nel cielo, ed essi di saperlo menano vanto temerario, e impudente; ma di quello che nel mondo è accaduto sappiamo abbastanza. Che sia pur esso nelle sue leggi sconvolto, e ne' suoi moti discorde il cielo, sì che fatti per vecchiezza imbecilli, o per rancore rubelli abbiamo i corpi celesti deviato dal corso, e veramente erranti a caso le stelle, rotta ogni legge, scosso ogni freno, lanciandosi come Fetonte fuor del Zodiaco, percorrano irregolari le orbite loro ad eccidio funesto di noi mortali? Queste ed altre stoltezze delle siffatte, anzi che confessare la propria ignoranza, saran capaci di dire costoro, de' quali non la ignoranza soltanto, ma la cecità e la pazzia già mille e mille casi in

30. FRACASSETTI, *op. cit.*, p. 141.
31. Cfr. WILKINS (1980), p. 305.
32. Cfr. BERGDOLT (1992), pp. 29-32.
33. Cfr. FRACASSETTI (1892) Sen. III, 1 p. 142.

ogni tempo chiarirono, ma nessuno più di questa pestilenza fece a tutti aperte e manifeste»[34].

Il Petrarca fece il proprio incontro con la peste come erudito, intellettuale, come rappresentante di quella minoranza privilegiata che era in grado di leggere e di scrivere. Si può immaginare quale debba essere stata l'atmosfera tra il popolo, come la paura, l'esperienza della morte e la superstizione abbiano cambiato gli uomini. A differenza delle molte catastrofi della vita quotidiana, piccole e grandi, che come ad esempio la guerra, il terremoto, le inondazioni, i cattivi raccolti e le epidemie localmente delimitate potevano essere valutate sulla base dell'esperienza, la peste andava al di là sia delle possibilità della ragione sia di quelle del sentimento. In guerra vi era un preciso nemico sul quale riversare il proprio odio. Una volta vinto, anche il periodo di calamità volgeva in genere al termine. Con la peste la situazione era completamente diversa. In questo caso non c'era un avversario concreto da poter annientare. E siccome sulla sua causa esistevano teorie ma nulla di provato, non si poteva escludere, anzi appariva probabile, che Dio volesse punire l'umanità. Questa sembrava la spiegazione più plausibile per gli illetterati ma anche per quella ristretta cerchia di intellettuali.

34. FRACASSETTI, *op. cit.*, pp. 142 s.

Diciotto

I FLAGELLANTI

Fino a questo momento si sono solo fatti brevi accenni a due fenomeni concomitanti la peste nera, particolarmente caratteristici e al tempo stesso fatali e gravidi di conseguenze: le processioni dei flagellanti e le persecuzioni degli ebrei. I due eventi avevano un rapporto di causalità, anche se indiretto, dove le processioni dei flagellanti precedettero, se non nella totalità quantomeno nella maggioranza dei casi, il *pogrom*. Entrambi rappresentano i sintomi di una paura collettiva che stava nascendo e che cercò di scaricarsi in un comportamento irrazionale.

Movimenti di flagellanti esistevano a nord e a sud delle Alpi già a partire dal XIII secolo. Non vennero dunque di moda soltanto al tempo della peste, anche se nel corso del XIV secolo toccarono il proprio apice. Spesso guidati da chierici, a partire dal 1260 i flagellanti, con in mano il flagello e a piedi scalzi, andavano nelle chiese per pregare, intonare canti di penitenza e implorare la misericordia divina. Il centro e il nord dell'Italia, in particolar modo il Veneto e il Friuli, erano fulcri di questo movimento che già pochi anni più tardi perse di importanza, quando le associazioni di flagellanti del XIII secolo si trasformarono in confraternite di penitenti[1]. La rappresentazione della passione di Cristo, le pratiche di penitenza e di purificazione per i peccati dell'umanità, vennero d'ora in poi ritualizzate, cioè entrarono a far parte della liturgia di determinate festività, in particolar modo del Venerdì santo. I più importanti rappresentanti del movimento prima della peste furono Raniero Fasani e Venturino da Bergamo, rispettivamente per il XIII e il XIV secolo. Ancora nel 1334, dunque 14 anni prima

1. Cfr. PASZTOR (1989), col. 509 s.; BIRABEN (1976) I, p.67; BULST (1989), coll. 510-12.

della peste nera, Venturino riuscì con una sua predica a indurre diecimila persone a prendere parte a una processione di flagellanti. Mandato in esilio dal papa, in un primo momento nel paese di Ricondana, il domenicano morì poi nel 1346 a Smirne[2]. Ben presto il movimento dei flagellanti raccolse intorno a sé, anche al di fuori delle regioni appenniniche, un considerevole numero di adepti. La Provenza, l'Austria e parte della Germania meridionale erano diventate già nel 1261 delle roccaforti. Ad ogni modo il sospetto di eresia e la crescente critica nei confronti della gerarchia ecclesiastica e secolare, portarono ancora nel XIII secolo a restrizioni e persecuzioni[3].

Nessuna meraviglia per il fatto che l'influenza dei flagellanti crebbe rapidamente con l'approssimarsi della peste nera. Molti pensavano che la fine del mondo fosse imminente. La fama che precedeva la peste aveva rafforzato gli uomini del tempo nella convinzione che ora si adempissero le profezie dell'Apocalisse[4]. Soltanto i più coraggiosi osavano non pensare al giudizio universale. Le descrizioni della vita quotidiana durante la peste dimostrano che non furono certo in pochi a cercare di scacciare la propria paura della morte con una vita vissuta nel lusso e nella dissolutezza, ma in questo caso si trattava piuttosto di reazioni provocate dalla disperazione. La confusione generale sulla causa dell'epidemia e l'assoluta mancanza di una terapia efficace rafforzava il pessimismo che il cronista arabo As-Suluk registrava tra gli abitanti di Cipro già nel 1347, immediatamente dopo lo scoppio della peste in quei luoghi[5]. In modo analogo anche Johannes von Winterthur considerava il terremoto del 25 gennaio 1348, descritto da più parti, e la peste nera stessa, come segni precursori di quei terribili tormenti che secondo la testimonianza degli evangelisti (Mt 24,2; Lc 21,11) precedono la venuta del Signore[6]. Il *regno dei mille anni*, annunciato nell'*Apocalisse* sembrava vicino. Ad ogni modo le *laudi dei flagellanti* quasi non contenevano messaggi millenaristici ad eccezione di una variante breslava pervenutaci peraltro in un'unica trascri-

2. PASZTOR, *op. cit.*; HECKER (1832), p. 47.
3. Cfr. BULST (1989), col. 510.
4. Cfr. ZIEGLER (1972), pp. 87-97.
5. Cfr. LERNER (1982), p. 78.
6. Testo latino in LERNER, *op. cit.*, p. 96 (si veda anche nota 4). Anche Giovanni Villani e il Petrarca videro in questo terremoto un segno della peste.

zione del XV secolo. In essa si profetizza anche che diciassette anni dopo la peste le comunità religiose si sarebbero sciolte per risorgere, riformate, a nuovo splendore. Dopo di che si sarebbe dovuta attendere la fine del mondo[7].

Altro documento di questa diffusa atmosfera da fine del mondo è rappresentato da una *lettera celeste* di cui raccontavano i flagellanti di Strasburgo[8]. Correva voce che per ordine di Dio fosse stata depositata a Gerusalemme da un angelo e dovesse rappresentare l'ultimo avvertimento intimidatorio agli uomini del tempo. La lettera descriveva lo sdegno di Cristo per l'ostinazione degli uomini, li ammoniva ricordando le incombenti pene dell'inferno ed esortava giovani e anziani alla penitenza. Nello stesso tempo però faceva sperare la salvezza, addirittura un'epoca felice e benedetta, nella misura in cui gli uomini si sarebbero migliorati e convertiti[9].

Prescindendo dal movimento dei flagellanti del XIII e XIV secolo, il pensiero millenaristico, l'idea cioè di un *regno millenario* prima della venuta del Signore, era molto frequente nell'alto Medioevo. A questo riguardo i flagellanti del tempo della peste si muovevano seguendo le antiche tradizioni. Onorio di Autun, Otto von Freising, Ildegarda di Bingen, Gerhoch von Reichersberg e molti altri avevano anche prospettato la venuta dell'*Anticristo*[10]. Ad esserne profeta fu soprattutto Gioacchino da Fiore, un abate calabrese dell'Ordine dei cistercensi vissuto all'inizio del XIII secolo. Il rivoluzionario teologo si basava sul capitolo 20 dell'*Apocalisse*. L'infausto dominio dell'Anticristo precederebbe immediatamente, così si credeva, il millennio d'oro di cui si era in attesa[11]. Analogamente Ugo Ripelin scriveva nel 1265 nel suo *Compendium theologicae veritatis* che alla morte dell'Anticristo non sarebbero seguiti immediatamente il giudizio universale e il secondo avvento di Cristo ma ci sarebbe stato dapprima un periodo di transizione che avrebbe visto la conversione degli ebrei e l'annuncio della dottrina del Vangelo estesa definitivamente a tutti i popoli del mondo[12].

7. Cfr. LERNER, p. 80.
8. Cfr. la cronaca di CLOSENER in *Chroniken der oberrheinischen Städte* (1870) pp. 111 s.; cfr. anche ZIEGLER (1972), p. 88.
9. CHRONIKEN..., *op. cit.*, pp. 111-116.
10. Cfr. LERNER (1982), p. 83.
11. I millenaristi aspettavano cioè un tempo nuovo e dunque non la fine del mondo. Riguardo a Gioacchino da Fiore cfr. PASZTOR (1991) (Bibl.).
12. Cfr. LERNER (1982), p. 84.

La venuta dell'Anticristo sarebbe stata annunciata da sciagure e al tempo della peste nera non era difficile vedere per l'appunto nella peste una di esse. Molti teologi avevano sugli ultimi anni dell'umanità idee ben precise. Giovanni da Rupescissa scriveva nel 1349 nel suo *Liber secretorum eventuum* che l'Anticristo, prima del 1370, avrebbe esercitato il proprio potere per un periodo di tre anni e mezzo e questo suo dominio sarebbe stato preceduto da numerose catastrofi come peste, carestia o terremoti. In questo anno avrebbe avuto inizio il regno millenario nella cui prima fase (fino al 1415) l'impero romano al prezzo di molti sacrifici si sarebbe trasferito in Terra Santa. In seguito si sarebbe dovuto attendere il governo di pace e di giustizia dello Spirito Santo[13].

Al tempo della peste nera gli uomini erano avidi di leggende sulla fine del mondo e di predizioni apocalittiche, in impaziente attesa di maestri di salvezza e «salvatori» del mondo. Il già citato frate francescano Johannes von Winterthur raccontava che in Germania il popolo si aspettava dal ritorno di Federico II di Hohenstaufen una punizione per l'alto clero, una riforma della Chiesa e una più equa ridistribuzione dei beni[14]. Non fa meraviglia che questi profeti, le cui affermazioni avevano anche un peso politico, siano stati spesso duramente perseguitati. La vita di Giovanni di Rupescissa assomigliò a un martirio. Non gli fu risparmiata né l'infezione della peste né il carcere e neppure l'ostracismo dei padri superiori dell'Ordine. Eppure i suoi scritti circolavano in molte copie e già durante la sua vita furono tradotti nelle lingue volgari[15].

Già nel 1344 Jean de Bassigny, che studiava i testi apocalittici della Scrittura e pretendeva di essere stato ispirato in Terra Santa, annunciava per gli anni successivi terribili prove e tormenti dei quali il primo sarebbe per l'appunto stato un «periodo generale di morte». Non è da escludere in assoluto che l'autore abbia raccontato di questi tormenti soltanto nel 1361, dunque retrospettivamente, falsificando la data, ma il successo della sua opera è una volta di più la dimostrazione di quale fosse la mentalità dominante intorno alla metà del XIV secolo[16].

13. Cfr. BIGNAMI-ODIER (1952), pp. 239 s.
14. Cfr. LERNER (1982), p. 88.
15. Tra le altre in catalano, cfr. BIGNAMI-ODIER (1952), pp. 238-242.
16. Cfr. LERNER (1982), pp. 89 s.

Già molto tempo *prima* della peste la popolazione europea ebbe a confrontarsi con oscure profezie, segni funesti, presagi millenaristici e annunci di sciagure. Tutti dovevano lottare contro la paura. Davanti al pericolo venivano richiamate alla memoria anche profezie più antiche. La profezia dei *cedri del Libano*, divenuta nota in Europa a partire dal 1240 grazie alle numerose trascrizioni, risaliva a un monaco cistercense che a Tripoli (nell'odierno Libano) aveva avuto la visione di un testo che veniva scritto su di un muro da una mano invisibile[17]. In questo testo venivano preannunciate all'umanità miseria e gravi difficoltà, in particolar modo dopo la caduta di Tripoli e Akko (che effettivamente si verificarono nel 1289 l'una e nel 1291 l'altra). Oltre al resto la visione avrebbe incluso un popolo senza testa e la navicella di Pietro scossa in modo terribile. Dopo carestia, guerre ed epidemie di ogni genere, così diceva la profezia, due sovrani provenienti dall'Est e dall'Ovest avrebbero alla fine dato inizio a una nuova epoca di pace. In una crociata coronata dal successo sarebbe stata conquistata Gerusalemme rendendo accessibile a tutti i pellegrini la tomba di Cristo. Poi però il potere sarebbe passato nelle mani dell'Anticristo…[18]

Queste idee trovavano ovunque, in città come in campagna, un pubblico di persone credule. Oscuri presagi e moniti cadevano su di un terreno fertile. Dall'Ungheria e dall'Austria i flagellanti percorsero ampie zone del territorio dell'impero, della Polonia, dei Paesi Bassi, della Svizzera e della Francia. La loro prima comparsa certa si ha in Stiria, nel settembre del 1348. Ancora in modo alquanto vago gli *Annali* di Melk raccontavano che «la moda di questa flagellazione continuò dalla festa di san Michele fino a Pasqua»[19]. Analogamente la *Cronaca* di Klosterneuburg comunica in riferimento allo stesso anno: «Qui in Austria si levarono i penitenti e si flagellavano duramente, spostandosi qua e là per il paese»; e in riferimento al 1349 si annotava: «Ma venivano molti penitenti da Hainburg»[20].

Nella Stiria le prime processioni di flagellanti furono accompagnate da violenti temporali che distrussero il raccolto di uve e cereali[21]. Ben presto furono considerati come forieri di morte, presenze

17. Cfr. a questo proposito LERNER (1976), p. 12; cfr. anche LERNER (1982), pp. 91 s.
18. LERNER (1982), *op. cit.*
19. Cfr. HOENIGER (1882), p. 12 (sunto del testo latino degli *Annali di Melk*).
20. HOENIGER, *op. cit.*
21. Esattamente il 1° settembre, secondo la Cronaca di klosterneuburg, cfr. HOENIGER, *op. cit.*, p. 12.

ammonitrici che precedevano lo sfacelo. La paura dell'incombente fine del mondo e, nella misura in cui non si seguiva la fede millenaristica di un regno dei mille anni, la paura della morte e del giudizio, procurarono loro dei seguaci, soprattutto nelle città. Il caso tipico era quello in cui i flagellanti si aggiravano nelle zone non ancora contaminate dalla peste per unirsi alla popolazione locale nel chiedere a Dio di risparmiarli dalla morte e addirittura di procrastinare la fine del mondo. Passavano a centinaia per villaggi e città, vestiti di stracci, con monotoni canti sulle labbra che avevano però l'effetto di scuotere le persone. L'estasi, la pazzia, l'umiltà ma anche il dolore e le ecchimosi provocati dai flagelli caratterizzavano il loro aspetto. Nella sua cronaca universale, il *Liber de rebus memorabilioribus* scritta nel 1355, Heinrich von Herford li descrive:

«Ogni flagello era una specie di bastone dal quale sul davanti pendevano tre corde con grossi nodi. Questi nodi erano attraversati da spine di ferro incrociate, molto appuntite, che li passavano da parte a parte sporgendo dal nodo stesso la lunghezza di un chicco di grano o anche qualcosa in più. Con questi flagelli si battevano il busto nudo così che questo gonfiava assumendo una colorazione bluastra e si deformava e il sangue scorreva verso il basso imbrattando le vicine pareti della chiesa all'interno della quale si flagellavano. A volte si conficcavano le spine di ferro così in profondità nella carne che riuscivano a toglierle soltanto dopo ripetuti tentativi»[22].

A sostenere le idee dei flagellanti non furono soltanto gli appartenenti alla nobiltà, alla borghesia o al ceto rurale ma inizialmente anche molti chierici. Soprattutto nei Paesi Bassi alle spalle del movimento vi era *l'alto* clero. Ci sarebbero state processioni penitenziali con centomila partecipanti.

La durata di una processione era stabilita con precisione. Come gli anni di vita di Cristo essa aveva una durata di trentatré giorni e mezzo. La partecipazione era legata a concrete condizioni. Regole severe caratterizzavano processioni e preghiere. II cronista di Strasburgo, Fritsche Closener, descrive le condizioni di ammissione:

«Era prescritto che chi volesse entrare nella confraternita e volesse fare penitenza doveva rimanervi trentatré giorni e mezzo e, per il tempo in cui era penitente, doveva disporre di denaro sufficiente per spendere ogni giorno quattro centesimi...

22. Cfr. ZIEGLER (1972), p. 90.

E chi arrivava per la prima volta in una città o in un villaggio non poteva né mendicare, né fare richieste o entrare in una casa. I flagellanti venivano però invitati senza che loro lo domandassero. Così succedeva che essi trovassero (comunque) un ricovero quando si trovavano in una città»[23].

I flagellanti si controllavano reciprocamente. Era loro proibito parlare con le donne e men che meno avere con loro rapporti. Chi violava questo precetto doveva riconoscere pubblicamente la propria mancanza e confessarsi al maestro della processione. D'altro canto il consenso della propria moglie era un presupposto per la partecipazione[24]. Secondo la testimonianza del canonico di Strasburgo Matthias von Neuenburg si badava scrupolosamente alla disponibilità finanziaria dei candidati. Questi inoltre non potevano «mentire e dovevano assicurare di essersi confessati, pentiti e di aver perdonato ai loro nemici ogni colpa»[25]. La guida della processione era affidata a quattro maestri, cui doveva essere prestata assoluta ubbidienza. E ancora: si procedeva scalzi a file di due, accompagnati da portatori di bandiere e di candele. La *Cronaca di Limburgo* descrive la drammatica liturgia dei flagellanti:

«Portavano cappelli sui quali erano fissate delle croci rosse e ciascuno aveva dei flagelli che penzolavano e cantavano il loro canto: "Questa processione supplicatoria è così solenne. Cristo stesso andava a Gerusalemme portando in mano la sua croce. Il salvatore venga dunque in nostro aiuto...". Avevano due o tre primi cantori ai quali essi rispondevano. E arrivati in chiesa, la chiudevano, si levavano gli abiti fino a rimanere soltanto con una sottana che portavano sotto gli abiti così che dalla cintola alle caviglie erano coperti solo da un telo di lino. Durante la processione camminavano in file di due intorno alla chiesa e al sagrato e cantavano. E ogni partecipante si batteva con i propri flagelli, fin sulle spalle, così che il sangue ricadeva sulle caviglie. E davanti venivano portate croci, candele e bandiere e durante la processione cantavano: "Si accosti chi vuol fare penitenza. Così sfuggiamo al fuoco dell'inferno. Lucifero è un cattivo compagno, manda in rovina chi riesce a catturare"»[26].

23. Cfr. *Chroniken der Oberrheinischen Städte* (1870), p. 106.

24. Così si dice nella cronaca di Matthias von Neuenburg, cfr. BOEHMER (1868) IV, p. 267 («et habere uxoris assensum»).

25. Cfr. BOEHMER, *op. cit.*, («Nullus recipiebatur, nisi haberet expendere in die ad minus quatuor denarios»); cfr. anche CLOSENER, in *Chroniken...* (1870), p. 106.

26. Cfr. BRANDT (1922), p. 9.

Si muovevano ritmicamente, allungando le braccia verso il cielo e poi si inginocchiavano e cantavano, anzi gridavano a Dio. Determinati peccati venivano riconosciuti pubblicamente con specifici riti. A Limburgo come a Strasburgo gli adulteri si coricavano su di un fianco, a prova della loro condizione. «E chi aveva commesso un omicidio, segreto o noto che fosse, si voltava e rotolava sulla schiena»[27]. Chi aveva giurato il falso lo segnalava con una particolare posizione delle dita. Durante la flagellazione venivano tuttavia evitate le lesioni che mettevano a repentaglio la vita o quelle che potevano portare a un'infezione. D'altra parte anche i bambini si fustigavano[28].

Determinante era il fatto che il singolo si sottometteva al controllo del gruppo. Momento culminante di una processione era *la predica dei flagellanti* che coglieva l'atmosfera del tempo e si poneva in concorrenza con le prediche dei frati mendicanti. Con una retorica dai toni popolareggianti gli ascoltatori venivano esortati al pentimento e alla penitenza. Conversioni collettive spontanee non erano rare. Chi non aveva santificato la domenica o non aveva prestato aiuto al proprio vicino, chi aveva giurato il falso o aveva commesso adulterio, chi come sacerdote non aveva svolto il proprio dovere o si era arricchito illegalmente, ma soprattutto chi non credeva al messaggio della lettera celeste e ai moniti dei flagellanti, veniva maledetto e poteva esser certo del castigo dell'inferno[29]. La penitenza era la via per la salvezza. L'*imitazione di Cristo*, cioè la sofferenza della passione, rappresentava dunque il gradino più alto della personale disponibilità al sacrificio. Il fatto che i maestri ricevessero in pubblico le confessioni e, nonostante si trattasse di laici, impartissero l'assoluzione, doveva essere guardato con sospetto dalla Chiesa, proprio per ragioni teologiche[30].

I flagellanti modificarono radicalmente la vita pubblica delle città. All'inizio, naturalmente, venivano loro aperte le chiese e nessuno osava cacciarli dalle piazze. Le campane annunciavano le loro cerimonie che spesso si svolgevano in modo estremamente

27. Cfr. CLOSENER, cfr. *Chroniken...* (1870), p. 107; riguardo alla *Cronaca di Limburgo* cfr. BRANDT, *op. cit.*, p. 10.
28. Cfr. HECKER (1832), pp. 44 s.; a Spira si riunirono in una Confraternita della Santa Croce 200 ragazzi dodicenni.
29. Cfr. la predica riproposta a Strasburgo da Closener in: *Chroniken der Oberrheinischen Städte* (1870), pp. 111-120.
30. Cfr. ZIEGLER (1972), pp. 93-95.

drammatico ma per lo più nel rispetto di una disciplina degna di nota. Il già menzionato Matthias von Neuenburg racconta che, nonostante fosse in contrasto con le regole dei flagellanti, i cittadini di Strasburgo fecero di tutto «per accogliere nelle proprie case» i flagellanti «ma questi in un primo momento rifiutarono e comunque anche quando vennero invitati con il consenso delle autorità, non osarono andarci»[31]. La loro forza spirituale deve aver convinto molti uomini del tempo. Quando scoppiò la peste i flagellanti seppellivano i morti, anche quando nessuno più trovava il coraggio, cosa che naturalmente favorì la fama della loro superiorità morale. La descrizione delle loro danze e processioni ricorda di quando in quando rappresentazioni teatrali per le quali il popolo, proprio nei periodi di crisi, era particolarmente ricettivo. Sicuramente l'uomo medievale aveva reazioni più emotive di quelle degli europei di oggi, cosa che dovette ulteriormente rafforzare il fascino delle scene dei flagellanti. Diamo ancora una volta spazio a una descrizione caratteristica:

«Quando gli ultimi si gettavano a terra, i primi si alzavano già di nuovo in piedi per fustigarsi. Le loro verghe avevano nodi con quattro spine di ferro. Se ne andavano per le strade rivolgendo a Dio le proprie invocazioni in lingua volgare, ininterrottamente. E tre si mettevano nel mezzo di un cerchio, proclamavano a gran voce delle profezie e nello stesso tempo si fustigavano. Dopo di loro altri continuavano il canto... Poi, a una parola stabilita, cadevano tutti a terra, in modo da raffigurare una croce, con il viso rivolto a terra, e si lamentavano e pregavano. E i maestri passavano davanti a questi cerchi e li esortavano perché chiedessero a Dio misericordia per il suo popolo, anche per tutti quelli che avevano fatto loro del bene o del male e per tutti i peccatori e per le anime del purgatorio e per altri ancora. Poi si alzavano in piedi, allungavano le braccia verso il cielo, ricadevano sulle ginocchia e cantavano. Poi si alzavano nuovamente e si fustigavano a lungo come prima»[32].

Oltre che a Strasburgo i flagellanti fecero la loro comparsa anche in altre località. A Tournai duecentocinquanta flagellanti vagarono intorno alla città per nove giorni, tenendo in mano degli scorpioni. Un eremita agostiniano era il loro capo. Si unirono a loro molti cittadini, frati laici e canonici. Gilles Li Muisis, cronista

31. Cfr. BOEHMER (1868) IV, p. 266.
32. Matthias von Neuenburg, cfr. BOEHMER, *op. cit.*

del luogo, confessò di non essere in grado «né di descrivere né di raccontare la devozione del popolo in quei giorni»[33]. Ad affascinare era soprattutto l'integrità morale dei penitenti. Le critiche del tempo all'immoralità di molti chierici o al lusso della curia di Avignone[34] o la condizione in cui versavano gli Ordini, bisognosi di una riforma, spiegano perché venisse ammirata la loro moralità, qualche volta, certo, messa in mostra con ostentazione, e venisse prestata fede alle loro massime entusiasmanti. La Chiesa e la società sembravano aver bisogno di un rinnovamento. Se, come si racconta nel XIII secolo, nella visione che san Domenico aveva avuto, era Cristo stesso a lanciare sull'umanità i dardi della peste per punirla dei suoi supremi vizi dell'orgoglio, della cupidigia e della lussuria, era dunque logico e coerente che tutti i gruppi sociali rinnegassero questi vizi[35].

I flagellanti di Strasburgo venivano dalla Svevia e in pochissimo tempo migliaia di cittadini erano pronti «ad ubbidire ai loro maestri per il tempo previsto»[36]. In Alsazia la processione dei flagellanti si divise. Una parte si diresse al nord, un'altra verso sud «e si divisero anche i maestri»[37]. Il racconto più completo delle loro peregrinazioni lungo il corso superiore del Reno si trova nella cronaca di Closener che contiene anche i testi in lingua tedesca di molti canti e preghiere dei flagellanti[38].

Una delle più importanti città toccate nell'itinerario dei flagellanti fu Würzburg. Michael de Leone, giurista e canonico presso la Collegiata di Neumünster della città, guardava a questo movimento con occhi molto critici. Alla sua cronaca si debbono alcune informazioni particolareggiate sui penitenti che, attraverso Polonia, Ungheria, Sassonia e Turingia, raggiunsero Würzburg il 2 maggio del 1349[39]. Eisenach era stata l'ultima delle città più grandi che attraversarono al di fuori della Franconia. Da Würzburg si di-

33. Cfr. LEMAITRE (1906), p. 249.

34. Critico insigne della curia era ancora una volta il Petrarca il cui pensiero a questo proposito è espresso nel *Sine nomine*, cfr. PIUR (1925).

35. Cfr. la *Legenda Aurea di Jacopo da Voragine*, GRAESSE (1890), p. 470.

36. Cfr. BOEHMER (1868), p. 265 (Matthias von Neuenburg): «Et venerunt septingenti da Swewia...».

37. BOEHMER, *op. cit.*, p. 267: («Diviserunt se Argentinae...»).

38. Cfr. *Chroniken der Oberrheinischen Städte* I (1870).

39. Cfr. JENKS (1976), pp. 87-145; riguardo agli itinerari dei flagellanti cfr. anche LECHNER (1884) II.

ressero da una parte verso Schäwkisch Hall, Eßlingen e altre città dell'odierno Baden-Württemberg; dall'altra, seguendo il corso del Meno, giunsero a Francoforte. Leone parlava di una chimera che minacciava il paese. Effettivamente le cronache, soprattutto quando erano dei teologi ad esserne gli autori, presentano le processioni dei flagellanti in modo quasi negativo, si direbbe addirittura tendenzioso. I flagellanti erano addirittura accusati di aver aizzato il popolo e di essere così stati la causa o addirittura i diretti responsabili degli omicidi degli ebrei. Caspar Camentz nella sua cronaca di Francoforte descrive il loro arrivo nella città imperiale:

«Nell'anno 1349 quando la setta dei flagellanti attraversava a schiere la nostra Germania, città e villaggi, un gran numero di loro arrivò anche a Francoforte. Quando videro che qui gli ebrei abitavano nei quartieri migliori erano, non oso dire se a ragione, così arrabbiati che volevano vendicare l'umiliazione di nostro Signore, impugnare le armi e combattere. In seguito al tumulto che si generò gli ebrei furono trucidati. Invano la cittadinanza si adoperò per l'incolumità e la sicurezza degli ebrei. I flagellanti fecero irruzione nelle loro case, li assalirono e quelli di loro che si affrettarono a impugnare le armi furono massacrati. La campana suonava a stormo e la popolazione li difese. Grazie alla sua forza e coraggio venne restituita agli ebrei la tranquillità, non senza tuttavia un grande spargimento di sangue (i più furono vittima della spada). Ma, come se alla base di quei disordini vi fosse l'intenzionalità di consiglieri e della stessa cittadinanza, gli ebrei iniziarono a comportarsi in modo estremamente diffidente e meditavano vendetta non solo contro alcuni ma contro tutti i cittadini»[40].

Tutto a un tratto al nome dei flagellanti vennero associati discordia e disordini, crimine e omicidio. Alcuni li consideravano anche – forse non a torto – responsabili della diffusione della peste, che non di rado li seguiva a distanza ravvicinata. Si era inoltre osservato che una più ampia partecipazione del popolo agli atti di penitenza non dava affatto maggior sicurezza di allontanare l'epidemia. Altre ragioni della crescente impopolarità dei flagellanti erano una saliente inclinazione alla criminalità delle loro «schiere», le loro sregolatezze sessuali e le chiare invettive contro il clero.

40. Per ciò che riguarda le località menzionate cfr. LECHNER, *op. cit.*, pp. 448 s.; per il testo latino della cronaca di Caspar Camentz cfr. BOEHMER (1868) IV, pp. 434 s.

Sempre più spesso venivano anche bollati come eretici. La loro Secta[41] contestò, senza tuttavia manifestarlo in modo esplicito, importanti dogmi e leggi della Chiesa e mise in dubbio il sacerdozio, la confessione resa ai sacerdoti, l'assoluzione, l'amministrazione dei sacramenti, l'indulgenza e l'ufficio funebre. Come tutti i movimenti di massa, sfuggì con il tempo al controllo dei suoi capi. L'impressionante disciplina dei primi tempi si andò sgretolando. Andavano mendicando per le città, depredavano le case e spogliavano le chiese, disturbavano le messe e abusavano della disponibilità altrui a prestare aiuto. L'originaria ospitalità si tramutò nel suo opposto. Nell'estate del 1349 furono chiusi i portoni di molte città così da poterne tenere sotto controllo l'afflusso. Nel frattempo, spinte da ragioni di puro egoismo, migliaia di persone si erano unite al movimento. Crescente era anche il numero dei ladri al loro seguito, essendosi questi resi conto di come, in qualità di «penitenti», potessero entrare con facilità e senza alcun controllo nelle città che al tempo della peste nera erano sorvegliate con particolare severità[42].

La cronaca di St. Peter di Erfurt riferisce che nel 1349 i flagellanti arrivarono in schiera ad affliggere la Turingia. Molte erano le città che traboccavano di stranieri con l'eccezione però della stessa Erfurt «perché i consiglieri della città, in modo previdente e saggio, non lasciarono che vi entrassero. Con le loro prediche e la loro insubordinazione, i flagellanti procuravano non poche noie ai religiosi... E se non fosse stata la pietà divina a proteggerlo, per parte loro il clero sarebbe stato lapidato e torturato. Alla fine fu chiaro di come fosse tutto un inganno...»[43].

Se pure in questo racconto non mancano i pregiudizi, era tuttavia possibile che esso si fosse avvicinato alla realtà delle cose. Quando i flagellanti cominciarono a guarire i malati e scacciare i demoni e alla fine arrivarono a considerare reliquie cenci intinti nel loro stesso sangue, fu decretata la loro messa al bando. Il movimento aveva comunque perso di credibilità. Alcuni conventi dovettero all'improvviso prendersi cura di duemilacinquecento «pellegrini». Secondo una cronaca francese il numero

41. Cfr. Camentz in BOEHMER, *op. cit.*, p. 434.
42. Cfr. ZIEGLER (1972), pp. 94-96.
43. Testo latino in HOLDER-EGGER (1899), pp. 380 s.

dei flagellanti nell'Hainaut e nel Brabante era cresciuto fino a ottocentomila[44].

Quando un centinaio di «padri della santa Croce» provenienti da Basilea raggiunse Avignone, Clemente VI facendo riferimento a una perizia dell'Università di Parigi del 5 ottobre, ne vietò l'ingresso e proibì addirittura, nonostante l'esitazione di alcuni cardinali, gli atti di penitenza pubblici e il proseguimento delle processioni. Carlo IV lo aveva costretto a prendere una decisione. Da parte sua il papa pregò ora anche i sovrani di Inghilterra e Francia perché fermassero l'andirivieni dei flagellanti. La bolla del 20 ottobre 1349 consentiva soprattutto ai vescovi locali di prendere provvedimenti contro i «penitenti», come avvenne a Gniezno e Breslavia, dove un maestro venne addirittura condannato a morte[45]. Concretamente Clemente VI condannava il mancato rispetto del suo potere delle somme chiavi, i crimini nei confronti di ebrei e cristiani e l'arricchimento a danno delle proprietà del clero e dei laici[46]. In questa occasione introdusse anche la messa supplicatoria per i tempi di pestilenza di cui si è già parlato e che viene celebrata ancora oggi in occasione di epidemie[47] e soprattutto in Italia e Francia venne promosso, con approvazione del papa stesso, il culto di san Sebastiano[48]. Per l'infiammata schiera dei flagellanti la curia non aveva mai mostrato comprensione.

Nel frattempo la peste aveva conquistato quasi tutta l'Europa. Processioni penitenziali si formavano ora anche spontaneamente o venivano organizzate dalla Chiesa ufficiale. Solo nella zona di Colonia e nei Paesi Bassi la pratica della flagellazione si mantenne più a lungo mentre in Vestfalia, ma anche nella Marca di Brandeburgo, fu aspramente perseguitata[49]. Non il malanimo o gli istinti criminali ma solo la paura della peste spiega, soprattutto nella fase iniziale, il successo dei «penitenti». Una certa tragicità, che spesso sfugge alle analisi moderne, accompagnava il loro movimento. L'antica laude dei flagellanti che nelle variazioni regionali veniva sempre recitata, pone indubbiamente sotto i

44. Cfr. ZIEGLER (1972), p. 94. Questa cifra non è comunque realistica.
45. ZIEGLER, *op. cit.*, p. 95; cfr. anche Matthias von Neuenburg in BOEHMER (1868) IV, p. 275; si veda anche HOENIGER (1882), p. 14.
46. Cfr. BULST (1989), col. 511 s.
47. Cfr. cap. 13, n. 12.
48. A questo proposito cfr. GOTTFRIED (1986), p. 87; cfr. anche cap. 2, nota 8.
49. Cfr. BULST (1989), col. 512; ZIEGLER (1972), pp. 94-96.

nostri occhi un'atmosfera dominante profondamente religiosa. Al centro vi è l'imitazione di Cristo e l'esperienza mistica della sua passione:

«Gesù Cristo, fatto prigioniero, a morte fu condannato e su di una croce abbandonato. Rossa di sangue era la croce, noi piangiamo il suo martirio e la sua morte atroce. Peccatore, qual è la tua ricompensa? Tre chiodi e una corona di spine, la santa croce, una lancia che il mio costato ferisce. Peccatore, questo ho sofferto per te! Quanto vuoi soffrire tu per me? Per questo esclamiamo, Signore, a gran voce: il nostro servizio, Signore, prendi, a ricompensa della tua morte in croce. Per questo ti preghiamo, dall'inferno malasorte ci preservi la tua morte. In onore a Dio il nostro sangue spargiamo. Pentiti i nostri peccati ripariamo…»[50].

Come colei che media e intercede, ecco Maria ricordata in molte processioni[51]: «Maria, madre, regina. Attraverso l'amore del tuo amato figlio confidiamo a te nostra miseria. Aiutaci, madre, ancella senza macchia. La terra trema, le rocce si aprono, amato cuore, tu piangerai… Maria, tormentata da grandi affanni, vide morire il suo amatissimo figlio. Una spada le attraversò l'anima. Peccatore, possa tu provare questo dolore! Ecco, tra poco, l'ira di Dio… Nel regno celeste Cristo grida ai suoi angeli: i cristiani vogliono sfuggirmi. Per questa ragione lascio che vadano in rovina. Allora Maria pregò il figlio suo: figlio mio amato, lascia che facciano penitenza. Voglio fare in modo che si convertano. Per questo ti prego»[52].

È fuori dubbio che il fenomeno del movimento dei flagellanti lasci aperte molte questioni. Come si è osservato, i flagellanti ripresero i concetti millenaristici o apocalittici in generale così come sono già documentati nel Medioevo europeo. È certo che mancò un legale istituzionale sovraregionale. Resta inoltre discutibile se la radicalizzazione riscontrabile per il 1349 abbia avuto luogo ovunque nello stesso modo. Studi più recenti sono maggiormente propensi a vedere sviluppi regionali[53]. Lo stesso rapporto di causalità tra le processioni dei flagellanti e i *pogrom*, nonostante la coincidenza temporale e prescindendo dalla citata fonte di Francoforte, non è dimostrabi-

50. Cfr. HECKER (1832), pp. 89 (r. 13); p. 91 (r. 3)

51. Cfr. la processione di Firenze con la Madonna di Impruneta, descritta da Marchionne di Coppo, CARDUCCI-FIORINI (1903), p. 232.

52. Cit. in HOENIGER (1882), p. 91.

53. Cfr. BULST (1989), col. 511.

le[54]. Né nelle laudi né nelle prediche (pervenuteci) sono ravvisabili affermazioni antisemitiche o addirittura inviti a commettere crimini contro gli ebrei. Non è neppure da escludersi che nel senso di quanto era stato espresso nella già citata bolla papale del 1349 gli autori delle cronache più tarde (per lo più ecclesiastici) abbiano intenzionalmente dato eccessivo risalto, ingigantendola, all'accusa di antisemitismo. L'avversione dei ranghi superiori del clero per i flagellanti rende comprensibile anche il racconto di Jean d'Outremeuse che affermava come i flagellanti «nella loro follia e presunzione» volessero distruggere la chiesa e uccidere sacerdoti e canonici, addirittura tutti i religiosi(!). Le loro profezie avrebbero avuto conseguenze particolarmente fatali: quando il popolo, deluso, si rese conto che gli atti di penitenza non avevano alcun potere sulla peste, per non dover dubitare della giustizia divina, avrebbe pensato che i pozzi e le fontane fossero stati avvelenati. «Ecco perché i grandi e i piccoli ebbero molta collera contro gli ebrei, che furono presi ovunque fu possibile e messi a morte e bruciati, in tutte le marche in cui i "flagellanti" andavano e venivano, dai signori e dai balì»[55].

Secondo questa tesi i flagellanti né uccisero gli ebrei né esortarono la popolazione ai *pogrom* ma indirettamente, proprio creando aspettative eccessive, rimaste poi inappagate, contribuirono alla caccia al «colpevole», cioè alla persecuzione degli ebrei. In modo decisivo pesava certamente il fatto che nessuno conosceva l'effettiva causa della peste. Ognuno sviluppò una propria teoria sulla malattia, più o meno soggettiva. Come era prevedibile i medici avevano un'idea diversa da quella del popolo, ma anche da quella dei religiosi. Certo nell'intento di soddisfare il proprio bisogno di causalità, non di rado il popolo vedeva all'opera persone che diffondevano l'epidemia e assassini che andavano puniti. Allo stesso modo, in sintonia con molti contemporanei, il clero assicurava che Dio, a causa dei peccati degli uomini, si sarebbe adirato e avrebbe dunque deciso di annientarli. Si rendeva dunque opportuno fare penitenza e placare Dio anche attraverso l'intercessione di Maria[56]. Questa opinione era condivisa anche dai flagellanti.

54. BULST, *op. cit.*
55. Cfr. POLIAKOV (1974) I, p. 120; si veda anche TIETZ (1991).
56. Cfr. la visione di san Domenico (nota 35). Cfr. anche DELUMEAU (1979), pp. 196 e 211.

Sebbene di origini differenti, queste teorie, come sottolineava Delumeau, si accavallavano nell'immaginazione degli uomini del tempo[57] la cui capacità di giudizio si rivelava però inadeguata. Fu il trionfo dell'irrazionalità. La cosa più semplice sembrava conoscere il nemico o crearselo, cioè incolpare chi colpe non aveva. E fu così che si arrivò ai grandi *pogrom*.

57. DELUMEAU, *op. cit.*, p. 196.

Diciannove

LE PERSECUZIONI DEGLI EBREI

Le accuse nei confronti degli ebrei, la loro persecuzione e uccisione rappresentarono nel tardo Medioevo il più terribile fenomeno concomitante alla peste. Fino all'olocausto del XX secolo, i *pogrom* degli anni 1348-1350 rimasero «la più grande singolare azione omicida compiuta in Europa nei confronti della popolazione ebraica»[1]. Non si conosce il numero esatto delle vittime (come del resto è incerto il numero dei morti di peste) ma per molte comunità ebraiche dell'Europa centrale gli anni che vanno dal 1348 al 1351 significarono la fine. Come le tradizioni millenaristiche di cui si è parlato, anche le tendenze antiebraiche, i *pogrom* stessi, vengono segnalati già nell'alto Medioevo. Agli occhi del prossimo non soltanto la diversità di confessione, ma anche una particolare posizione giuridica che di fatto poneva limitazioni ai loro diritti di cittadinanza, aveva isolato gli ebrei socialmente e psicologicamente[2]. A partire dal IV concilio lateranense (1215) erano inoltre stati bollati come stranieri e venne sancito per loro l'obbligo di portare il tipico cappello a punta e in molti luoghi addirittura una toppa rotonda di feltro giallo che secondo l'opinione popolare rappresentava una moneta[3].

Questo contrassegno era obbligatorio per entrambi i sessi a partire dal settimo anno di età e soltanto in casi eccezionali a partire dal quindicesimo anno di età[4]. In questo modo era facile riconoscere-

1. Cfr. ZINN (1989), p. 201.
2. Cfr. STEMBERGER (1978), pp. 155 s.; si veda anche nel dettaglio KISCH (1955) e (1977); MERTENS (1981), particolarmente pp. 58-67.
3. Cfr. ZINN (1989), pp. 208-210; TUCHMAN (1984), pp. 113 s.; anche POLIAKOV (1974) I, pp. 72 s.
4. TUCHMAN, *op. cit.*

scere il «tipicamente» ebraico in un segno che tuttavia era stato imposto da altri. Come nei lebbrosi, sempre accusati di intrighi criminali[5], si vedeva anche negli ebrei un nemico concreto che soddisfaceva il comprensibile desiderio di una spiegazione per le molte catastrofi. Dalla cronaca di Guy de Chauliac[6] si apprende che ad Avignone il sospetto di aver avvelenato i pozzi non ricadde affatto esclusivamente sugli ebrei ma anche sui lebbrosi e sui poveri, in altri casi persino sui ricchi e sui nobili[7].

Anche gli aspetti economici, benché questo elemento sia stato spesso sopravvalutato, contribuirono all'emarginazione degli ebrei. Come conseguenza dei diversi divieti che impedivano loro di esercitare questa o quella professione nel XIII secolo furono costretti, per assicurarsi il proprio sostentamento, a svolgere determinate attività. In molte località fu loro precluso l'accesso alle corporazioni artigiane e alla maggior parte dei pubblici uffici. Appariva praticamente impossibile – le eccezioni confermano la regola[8] – l'ascesa al patriziato. La professione di prestatore di denaro, figura alla quale l'uomo medievale, soprattutto se appartenente ai bassi ceti sociali urbani, si rivolgeva solo in casi di emergenza, diventò in molti luoghi di dominio ebraico, tanto più che, quantomeno sulla carta, era attività vietata ai cristiani (ma questo non impedì che a Firenze, agli inizi del XIV secolo, fossero fondate influenti banche come la Bardi o la Peruzzi)[9]. Era professione ritenuta però disonorevole per cui i suoi rappresentanti potevano essere avversati senza problemi di coscienza, a condizione che fossero ebrei.

Secondo lo Zinn sarebbe però «fuorviante pensare che in Germania le comunità ebraiche, relativamente nutrite durante il Medioevo, traessero soltanto in prevalenza il proprio sostentamento da questa attività creditizia»[10]. In realtà non era raro che gli ebrei svolgessero anche altre attività, come quella di medico, commer-

5. Cfr. WICKERSHEIMER (1927), pp. 6 s.; anche POLIAKOV (1974) I, p.113.

6. A proposito di Guy de Chauliac cfr. cap. 4; si veda anche in generale KEIL (1989), col. 1806 s.

7. Cfr. HAESER (1865), p. 37.

8. Per quanto riguarda i divieti a esercitare una professione cfr. TUCHMAN (1984), p. 113; si veda anche MERTENS (1981), pp. 65 s.; alle non rare eccezioni fa riferimento ZINN (1989), p. 218.

9. In realtà in molte località vi erano prestatori di denaro cristiani, cfr. ZINN, *op. cit.*, pp. 211 e 218. Riguardo alle banche citate cfr. BRUCKER (1990), pp. 79 s.

10. ZINN, *op. cit.*, p. 210.

ciante, sarto, calzolaio o venditore ambulante e in molte attività cosiddette «borghesi» entrassero anche in concorrenza con i cristiani. È dunque facilmente comprensibile che un valente concorrente – e la valentia era per le minoranze una condizione necessaria alla sopravvivenza! – fosse guardato con diffidenza e invidia. Non in forza di un'etica «protestante» e di una sicurezza di sé religiosamente motivata nel senso di Max Weber, ma come conseguenza dei vincoli sociali di una minoranza discriminata, il successo economico di molti ebrei non era soltanto spiegabile ma di vitale importanza[11]. È fuori di dubbio che con ogni *pogrom*, che terminava con la fuga dei sopravvissuti, si accentuasse l'emarginazione. I fuggiaschi, immigrati nelle città straniere, furono fin dall'inizio degli estranei, non di rado traditi nella parlata da un dialetto sconosciuto e ignari dei costumi della nuova patria.

In primo luogo era però la diversità di confessione a separare gli ebrei dalla maggioranza degli altri uomini. A questo punto si pone la questione di quanto la Chiesa e il clero siano stati corresponsabili del progressivo aumento dell'antisemitismo nel XIV secolo. Le moderne valutazioni portano spesso ad accuse sommarie perché inconsciamente si proietta nel Medioevo l'odierno livello di conoscenza. Resta assodato che alla fine del IX secolo scritti antisemitici acquistarono in Europa una certa influenza[12]. Senza dubbio gli autori erano influenzati da alcuni Padri della Chiesa che condannavano gli ebrei perché si rifiutavano di riconoscere nel Cristo il Messia, non accettavano il Nuovo Testamento e rimanevano fedeli alle proprie vecchie leggi. Giovanni Crisostomo li aveva indicati come gli assassini di Cristo, Agostino guardava loro come a dei proscritti perché non riconoscevano l'opera di redenzione di Dio[13]. La loro manifesta «diaspora», preannunciata nel Vangelo[14], sembrava rappresentare la prova dell'intenzione di Dio di punire gli ebrei. La loro «malvagità» era anche la ragione per cui il concilio di Nicea (312) insisteva sulla distinzione della data della Pasqua cristiana dalla *Pesah* ebraica. Scriveva Eusebio nella *Vita Constantini*: «In primo luogo sembra-

11. ZINN, *op. cit.*
12. Cfr. la polemica di Agobardo di Lione. A questo proposito cfr. SCHUBERT (1978), p. 118.
13. Cfr. FRANK (1981), pp. 39-42.
14. A proposito dei passaggi antiebraici del Nuovo Testamento cfr. SCHUBERT (1978), pp. 112-115.

va indegno celebrare quella santissima festa secondo l'usanza degli ebrei che si erano macchiati le mani con il loro empio crimine e dunque, come uomini sui quali grava la colpa dell'assassinio, sono stati a giusto titolo colpiti con la cecità dello spirito... Nulla dunque deve esserci di comune con questo popolo odiato...»[15]

Secondo il Codice dell'imperatore Teodosio II (438) gli ebrei furono dunque esclusi da tutte le cariche pubbliche dello stato[16]. Analoghe ordinanze furono emanate da Giustiniano agli inizi del VI secolo[17]. A metà del IX secolo, il vescovo Agobardo di Lione in una lite con Ludovico il Pio sollevava una polemica sempre a questo proposito. Il suo pamphlet *De Iudaicorum superstitionibus* raggiunse un vasto pubblico[18]. Pietro il Venerabile, abate di Cluny, scrisse circa a metà del XII secolo un trattato antiebraico nel quale, partendo dal concetto apocalittico della *sinagoga di Satana*, negava agli ebrei l'intelletto e dunque anche la dignità di essere umano[19]. Senza dubbio nel Medioevo erano molti i teologi che condividevano questo punto di vista. Il grido di battaglia dei crociati *Hep! Hep!* (*Hierosolyma est perdida*) diventò l'incitamento omicida non solo contro i musulmani ma anche contro gli ebrei alla cui malvagità veniva attribuita la perdita del santo sepolcro[20]. Nel 1215 Innocenzo III constatò che gli ebrei, essendosi resi responsabili dell'assassinio di Cristo, sarebbero stati in eterno condannati alla schiavitù. Il IV concilio lateranense proibì poi ai cristiani di prestare denaro contro interesse e di esercitare l'usura cosicché da quel momento in poi l'attività del prestito di denaro rimase nelle mani degli ebrei e dei pagani[21]. Questa posizione di monopolio, pur non assoluto, considerato che spesso si trovavano prestatori e banchieri anche cristiani, era senza dubbio vantaggiosa dal punto di vista finanziario ma socialmente discriminante. E siccome gli ebrei, come si è detto, rimanevano esclusi da molte professioni artigiane, spesso era la necessità che li spingeva a prestare denaro contro interesse. Significativamente il concilio proibì anche di avere rapporti sessuali con loro (non però con i musulmani), il che

15. Cit. in SCHUBERT, *op. cit.*, p. 115.
16. SCHUBERT, *op. cit.*, p. 116.
17. MERTENS (1981), p. 60.
18. Cfr. SCHUBERT (1978), p. 118.
19. SCHUBERT, *op. cit.*, pp. 119-121.
20. Cfr. TUCHMAN (1984), pp. 111 s.; cfr. anche MERTENS (1981), pp. 46-58.
21. Riguardo alla famosa lettera del 1204 di Innocenzo III e alla disposizione del 1215 del concilio, cfr. STEMBERGER (1978), p. 165.

non deve meravigliare se si considera che teologi famosi, da Ippolito nel III secolo fino all'abate Azzone di Montier-en-Der nel X secolo, accusavano lo stesso Anticristo di avere origini ebraiche[22]. Era ritenuto un discendente della tribù di Dan e messia atteso dagli ebrei. Nel Medioevo, in molti spettacoli popolari dai toni antisemiti, gli venivano attribuite caratteristiche «ebraiche»[23]. Gregorio IX pubblicò nel 1239 una bolla contro il *Talmud* e Tommaso d'Aquino, grande monaco domenicano del XIII secolo, constatò che «la Chiesa avrebbe potuto disporre dei beni ebraici essendo gli ebrei suoi schiavi»[24].

Un giudizio unilaterale appare tuttavia prematuro. Nonostante gli esempi citati di un antisemitismo pilotato dalla Chiesa, anzi, più precisamente teologicamente motivato, nessuna autorità e nessun gruppo sociale si espresse così spesso contro le persecuzioni degli ebrei come la Chiesa e verrebbe dunque naturale domandarsi per quale ragione la cristianità, in considerazione del primario comandamento dell'amore verso il prossimo, con un forte grido di sdegno non abbia posto fine alle violenze antisemite che per secoli divamparono ora qui, ora là. Teodosio il Grande, che alla fine del IV secolo aveva elevato la religione cristiana a religione di stato, aveva comunque preteso la tolleranza verso i non cristiani[25] e papa Gregorio Magno non aveva esitazione nel non accettare battesimi e conversioni forzate, che nel Medioevo non di rado rappresentavano per gli ebrei l'estrema salvezza[26]. Persino Bernardo da Chiaravalle, spesso denigrato per il suo pensiero a proposito delle crociate, aveva assunto un atteggiamento contrario ai *pogrom* dilaganti all'epoca dell'inizio della prima crociata allo stesso modo di Pietro di Amiens che cercò di tenere a freno l'odio che i primi crociati sotto la guida di Goffredo di Buglione nutrivano nei confronti degli ebrei[27]. Anche se da una parte Innocenzo IV premeva per la distruzione del Talmud, in una bolla del 12 luglio 1247 prese decisamente sotto la propria protezione gli ebrei contro *l'imputazione di assassini rituali* divenuta popolare agli inizi del XIII secolo. Li si

22. Cfr. ZINN (1989), p. 210.
23. DELUMEAU (1979), pp. 320 s., p. 327.
24. Riguardo alla bolla di Gregorio IX cfr. SCHUBERT (1978), pp. 121-127; riguardo a Tommaso d'Aquino cfr. TUCHMAN (1984), p. 112.
25. Cfr. FRANK (1981), p. 38; cfr. anche LOTTER-ILIAN (1991), coll. 792 s.
26. FRANK, *op. cit.*, p. 43.
27. Cfr. STEMBERGER (1978), pp. 162 s. (per quanto riguarda Bernardo) e p. 160 (per quanto riguarda Pietro di Amiens).

accusava di bere il sangue dei bambini durante alcune pratiche di culto dove forse la cerimonia della circoncisione, il racconto biblico dell'uccisione dell'agnello pasquale così come gli stipiti della porta aspersi con il sangue dell'agnello accendevano la fantasia della folla[28]. La storia di Werner di Bacharach, vittima nel 1287 di un attentato omicida che, come si apprende dalle *Gesta Treverorum*, fu attribuito agli ebrei[29], fu soltanto il preludio di molti altri racconti e leggende simili. Il papa pretese che i calunniatori degli ebrei, tra cui «prelati, nobili e potenti» fossero tenuti a freno con punizioni imposte dalla Chiesa e sei anni più tardi, spinto da una qualche pressante ragione, aggiunse: «Disponiamo inoltre... che nessuno rinfacci loro di utilizzare per i propri riti sangue umano perché proprio l'Antico Testamento impone loro di ben guardarsi dal fare uso di qualsiasi tipo di sangue, per non parlare del sangue dei bambini»[30].

Naturalmente ci furono abbastanza chierici che puntarono sulla carta antisemita ma resta tuttavia impressionante come molti papi del Medioevo si fecero difensori degli ebrei, servendosi anche di argomentazioni teologiche. Innocenzo fece notare che «dal loro archivio provengono in certo qual modo le testimonianze della fede cristiana»[31], e si lamentava del fatto che «senza un'imputazione, senza una confessione, senza una dimostrazione di colpevolezza» e in contrasto con «i privilegi loro benevolmente concessi dalla Santa Sede» fossero stati derubati e oppressi[32]. Allo stesso modo anche Gregorio X intervenne a favore degli ebrei. Nel 1372 racconta di quei padri cristiani che nascondevano essi stessi i loro bambini e poi sostenevano «che gli ebrei, agendo di nascosto e in segreto, avessero rapito i loro figli e li avessero poi uccisi offrendo in sacrificio il loro cuore e sangue»[33].

In modo analogo anche Giovanni XXII nel 1321 si adoperò contro la crociata dei *Pastorelli*, alla cui radice vi erano motivazioni an-

28. Cfr. STERN (1900), pp. 10-13; si veda anche ECKERT (1978), pp. 91 s. (a proposito di Innocenzo IV) e pp. 94-98 (a proposito dell'accusa di omicidi rituali); si veda inoltre DELUMEAU (1979), pp. 443-448.
29. Cfr. PAULY (1964); anche ECKERT, *op. cit.*, p. 94; ROHRBACHER-SCHMIDT (1991), pp. 306-313.
30. Cfr. STERN (1900), pp. 14-17.
31. Cfr. ECKERT (1978), p. 91.
32. Cfr. STERN (1900), pp. 10-13.
33. STERN, *op. cit.*, p. 21.

tisemitiche e che nella Francia settentrionale e in Aquitania vide gli ebrei derubati, torturati e trucidati crudelmente. Proprio in Francia, nella prima metà del XIV secolo, le atrocità nei confronti degli ebrei erano all'ordine del giorno. Una cronaca racconta di un gran numero di persone istigate da un giovane pecoraio che spinsero le vittime a reazioni disperate: «A Verdun-sur-Garonne gli ebrei si difendevano eroicamente e ferocemente contro gli assedianti, lanciando dall'alto di una torre moltissime pietre, travi, e perfino i loro figli. Ma la loro resistenza fu vana... Gli ebrei si resero conto che non ne sarebbero usciti vivi e preferirono uccidersi piuttosto che essere massacrati dagli incirconcisi. Scelsero allora quello di loro che pareva più vigoroso affinché li sgozzasse. Questi ne uccise quasi cinquecento con il loro consenso»[34].

Il papa dispose che da tutti i pulpiti si predicasse contro queste bande che alla fine attaccarono anche i religiosi. Da Parigi Filippo V inviò addirittura delle truppe che in breve tempo smembrarono il gruppo dei *Pastorelli*. Ma nel XIV secolo l'antisemitismo era diventato troppo popolare per scomparire dalla scena nello spazio di una notte. Avvenimenti insignificanti erano al contrario sufficienti a recare agli ebrei nuova sofferenza. Quando nel 1338 a Pulkau in Austria fu trovata un'ostia sanguinante essi furono una volta di più vittime del linciaggio. Fu ancora il papa a prendere le loro difese, pretendendo che il duca Alberto d'Austria svolgesse una severa indagine[35]. In quei personaggi che manovravano da dietro le quinte e che ricorrevano alla solita accusa, non a torto vedeva invidia e odio. In un'epoca in cui la fede nella transustanziazione al momento della consacrazione eucaristica durante la messa e la presenza reale di Cristo nel vino e nell'ostia non apparivano più ovvie[36], le storie di profanazione delle ostie (che a partire dal XIII secolo sanguinavano sorprendentemente spesso) e le storie di prodigiose vittorie riportate sui profanatori dovevano servire alla conferma e al rafforzamento della fede[37]. Benedetto XII richiamò l'attenzione su di un inganno perpetrato da un religioso di Klosterneuburg che nel 1298 espose per l'adorazione un'«ostia insanguinata» che lui stesso aveva dipinto. Per rendere credibile il suo imbroglio aveva incolpato gli ebrei

34. Cit. in POLIAKOV (1974) I, p. 111.
35. Cfr. ECKERT (1978), p. 99.
36. ECKERT, *op. cit.*
37. Cfr. DELUMEAU (1979), pp. 443-448; si veda anche ECKERT, *op. cit.*, pp. 98-102.

di aver profanato l'ostia. Una corte d'onore vescovile aveva alla fine smascherato il colpevole[38]. Anche nel corso del XIV secolo si verificarono molti «miracoli» di questo tipo, come ad esempio a Wilsnack nel Brandeburgo dove nel 1383 alcune ostie «sanguinarono». Nel 1451 nientemeno che Nicola Cusano dichiarò che si era trattato di un imbroglio[39]. Oggi, del resto, si sa che anche i batteri potevano simulare sanguinamenti miracolosi, ad esempio colonie di *Serratia marcescens* come fu dimostrato per la prima volta nel 1819[40].

Anche nel basso clero vi erano voci scettiche. Il già citato francescano Johannes von Winterthur racconta dunque nella sua cronaca scritta tra il 1340 e il 1348 che nella cittadina sveva di Ehingen una cristiana avrebbe rubato nel 1330 delle ostie. Quando il furto fu notato, sorse subito il sospetto che gli ebrei avessero in qualche modo a che vedere con la cosa. Diciotto di loro sarebbero dunque stati immediatamente giustiziati senza che fossero colpevoli[41].

Al tempo della peste nera tra i sovrani d'Europa, laici o ecclesiastici che fossero, fu ancora una volta soprattutto il papa a protestare contro le crescenti persecuzioni degli ebrei. In una bolla del 26 settembre 1348 Clemente VI proibì che venissero derubati, convertiti con l'uso della forza o uccisi senza un processo e fece notare che non solo i cristiani ma anche i presunti avvelenatori dei pozzi erano vittime della peste. Mentre in Germania e nella Francia settentrionale le parole del papa continuavano ad essere ampiamente ignorate, nella stessa città di Avignone e nello Stato Pontificio ebbero invece effetto.

Anche in altre località non fu raro che le autorità e i governi cittadini cercassero di proteggere i perseguitati ma alla fine essi si sottomettevano quasi sempre alla «volontà del popolo». La peste e il terrore che la precedeva provocarono un'isteria di massa di fronte alla quale gli argomenti oggettivi non sortivano alcun effetto. Senza dubbio si ebbero violenze promosse anche dal clero, ma occorrerebbe esaminare nel singolo caso se gli ecclesiastici, prescindendo dalle lacunose conoscenze della Bibbia e da concetti distorti sull'ebraismo, non abbiano anche cercato all'occasione di sfruttare popu-

38. Cfr. ECKERT, p. 99.
39. ECKERT, *op. cit.*
40. Cfr. KÖHLER (1991), pp. 232-237.
41. Cfr. ECKERT (1978), p. 99.

listicamente le tendenze antisemite della popolazione (cosa che non può giustificare nulla ma escluderebbe la matrice *puramente religiosa* dei *pogrom* al tempo della peste)[42].

Ambivalente e discutibile rimase anche il ruolo dei sovrani laici. In rapporto al comportamento oppressivo nei confronti degli ebrei, le figure dei sovrani d'Occidente del XIII e XIV secolo appaiono senza dubbio avvolte da un alone di problematicità. Per quanto Federico II di Hohenstaufen e Luigi il Santo di Francia fossero caratteri diversi, per entrambi gli ebrei erano uomini di seconda classe. È vero che nel 1236 l'imperatore li assolse dall'imputazione di omicidi rituali e rilasciò loro un salvacondotto valido su tutto il territorio dell'impero, ma in questa circostanza li definì servi *camerae imperialis,* cioè servi dell'imperatore. Questa espressione fu utilizzata soltanto per gli ebrei e corrispondeva al concetto di *servitus Iudaeorum* che Innocenzo III aveva precisato già nel 1215 durante il IV concilio lateranense e Gregorio IX accolse nelle sue decretali[43]. L'imperatore e il papa si scontrarono persino per decidere se spettasse allo stato o alla Chiesa il diritto di tenere gli ebrei come schiavi. Nel 1273 Rodolfo d'Asburgo dichiarò che gli ebrei «nella persona e nei loro beni» appartenevano alla camera imperiale[44]. Ludovico il Bavaro pretese da loro il pagamento di un «tributo» e ricompensò amici e città fedeli all'imperatore condonando loro, illecitamente, i debiti contratti con gli ebrei[45]. La *Regalia sugli ebrei,* la «tassa sugli ebrei» (una tassa di un fiorino che doveva essere versata annualmente al tesoro imperiale da ogni ebreo di età superiore ai dodici anni) diventò una delle principali fonti di entrata del sovrano. Trattandosi di un *testatico* rappresentava di fatto la perdita del diritto di cittadinanza: nella concezione medievale chi paga un tributo personale non può più essere considerato cittadino. Agli ebrei di Norimberga l'imperatore dichiarava fin dal 1343: «Voi ci appartenete nella persona e nei beni, e noi possiamo usarne, e fare di voi quello che vogliamo a nostro piacimento»[46]. Gli imperatori afflitti da cronica

42. Riguardo a Clemente VI protettore degli ebrei, cfr. GRAUS (1981), p. 75; anche STEMBERGER (1978), p. 169. Sul ruolo degli Ordini di frati mendicanti cfr. DELUMEAU (1979), pp. 431-448.
43. Cfr. STEMBERGER (1978), pp. 166 s.
44. STEMBERGER, p. 167.
45. STEMBERGER, *op. cit.*
46. Cit. in POLIAKOV (1974) I, p. 126.

mancanza di denaro cedevano alle città o ai signori locali i crediti dei loro ebrei, quando non gli stessi ebrei. Le transazioni venivano motivate con il «dovere di protezione» dell'autorità, per la quale gli ebrei dovevano pagare. Questi da parte loro dovevano procurarsi il denaro necessario con attività commerciali e con i prestiti a interesse, cosa che non aiutava certo a renderli amati dal popolo. Maggiore era il tributo che veniva loro imposto più alti erano gli interessi che le persone comuni dovevano pagare. Non sarebbe eccessivo dire che l'economia dell'impero a partire dal XIII secolo si basava per una parte tutt'altro che insignificante sullo sfruttamento degli ebrei da parte dei sovrani[47].

Dunque questa «protezione» nei loro confronti da parte di imperatori e re medievali deve essere considerata con scetticismo. Era peculiare interesse dei sovrani, altamente egoistico, che questa fonte di entrate non venisse a mancare. Anche Carlo IV nel 1348 si pronunciò dunque contro le persecuzioni degli ebrei. Ma quando il consiglio cittadino di Francoforte si rese conto che, come sembrava in seguito alle processioni dei flagellanti, gli eccessi antisemitici non potevano essere evitati, fin da subito ottenne dal re, nonostante il suo ruolo di protettore degli ebrei, l'assicurazione dell'impunità[48]. La loro situazione si fece precaria anche per il fatto che principi meno importanti tentavano talvolta di estinguere i propri debiti con pogrom orditi con discrezione. Una volta morto il prestatore veniva meno anche il suo credito. Con ogni probabilità i tumulti scoppiati nel 1337 a Deggendorf sono da attribuirsi all'indebitamento del duca Enrico contratto con creditori ebrei[49].

Anche Luigi il Santo che edificò la Sainte-Chapelle, si mise in evidenza come fanatico oppositore degli ebrei. Nel 1242 a Parigi, in seguito a un processo che lasciava alquanto a desiderare, non vi fu solo un grande rogo in cui venne bruciato il *Talmud* (furono bruciati 24 carretti di libri dal contenuto eretico e blasfemo) ma il re limitò anche drasticamente il prestito a interesse come aveva fatto Edoardo I d'Inghilterra che nello *Statutum de Iudaismo* proibì il prestito di denaro dietro pagamento di interessi[50]. Disposizioni di questo tipo resero ancor più difficile la condizione degli ebrei dato anche che

47. Cfr. ZINN (1989), pp. 218-221; anche HAVERKAMP (1981), pp. 91-93.
48. Cfr. ANDERNACHT (1973), p. 10; KRACAUER (1925), pp. 35 S.; HAVERKAMP (1981), p. 74.
49. Cfr. GEISSLER (1976), pp. 223 s.
50. Cfr. SCHUBERT (1978), pp. 123 e 129.

proprio in Francia essi erano esclusi da quasi tutte le professioni borghesi[51]. D'altra parte Luigi rinunciò a un arricchimento personale o dello stato attraverso i tributi imposti agli ebrei devolvendo questo denaro a scopi benefici. Ma in una satira (che naturalmente fu riferita anche ad altri sovrani), alludendo al comandamento del sabato ebraico, il re vietava, durante la giornata della domenica cristiana, di prestare soccorso a un ebreo caduto in una latrina pubblica con il risultato che questi fu trovato morto il giorno seguente[52]. A partire dal XIII secolo, leggende, ballate, racconti in versi, canti ma in particolar modo l'arte figurativa, diffusero in molti paesi d'Europa un'atmosfera antisemita. Anche il teatro popolare che nelle proprie rappresentazioni spesso mascherava argomenti religiosi e che comunque presto si sottrasse al controllo della Chiesa, riflettendo con scialba grossolanità l'«opinione popolare» contribuì senza dubbio a diffondere l'odio nei confronti degli ebrei[53].

Non è dunque strano che di fronte alla minaccia mortale della peste gli ebrei siano stati riconosciuti ancora una volta colpevoli. Avendo trovato il capro espiatorio, la coscienza di ciascuno era paradossalmente sgravata e la propria concezione del mondo salva. L'odio si spinse al punto che nelle regioni in cui vi erano pochi ebrei o non ve ne erano affatto (come ad esempio nel territorio soggetto alla sovranità dell'Ordine Teutonico) venivano uccisi i cristiani sospettati di avere origini ebraiche[54]. La già ricordata accusa di avvelenamento dei pozzi, che poteva persino essere conciliata con le teorie sulla peste addotte dai medici, diventò popolare: acqua stagnante, pantani, pozzi e laghetti corrompevano l'aria che diffondeva la putredine e attraverso la respirazione contagiava l'organismo umano[55]. Determinante era di conseguenza la qualità dell'acqua[56] che appariva facilmente manipolabile. L'accusa era emersa in un primo momento (1321) ad Aquitania: qui i lebbrosi vennero accusati di aver avvelenato per conto degli ebrei i pozzi e le fonti d'acqua dei cristiani per ucciderli. In seguito alla «con-

51. Cfr. TUCHMAN (1984), p. 113.
52. Cfr. POLIAKOV (1974) I, p. 132.
53. POLIAKOV, *op. cit.*, pp. 130-141; anche DELUMEAU (1979), pp. 431-443.
54. Cfr. HOENIGER (1882), p. 7.
55. Cfr. cap. 4.
56. Il concetto di qualità deve qui essere inteso nel senso della patologia umorale medievale, cfr. BERGDOLT-KEIL (1991), coll. 211-213.

fessione» di un lebbroso si era venuti a conoscenza persino della composizione del veleno. Sangue umano, urina, polvere di ostie sconsacrate ed erbe magiche segrete ne costituivano il principio «attivo». Il poveretto fece mettere a verbale che il veleno gli era stato dato da un ricco ebreo e che per quel crimine aveva ricevuto il compenso di dieci franchi. Somme maggiori erano state promesse nel caso si fossero potuti trovare altri lebbrosi per questi attentati omicidi[57]. Secondo altre fonti era stato il re di Tunisi a tramare questo complotto del veleno o addirittura, secondo l'opinione di molti, il diavolo stesso[58].

Vi erano naturalmente voci critiche. Così i membri del consiglio di Colonia misero in guardia il maestro di Strasburgo Konrad von Winterthur e i colleghi del consiglio di quella città dal procedere nei confronti degli accusati soltanto sulla base delle dicerie[59]. Anche le confessioni ottenute in seguito a torture dovevano essere ritenute dubbiose. Durante un'assemblea delle corporazioni alsaziane che ebbe luogo nel gennaio del 1349 a Benfeld, il consiglio di Strasburgo, secondo il racconto di Matthias von Neuenburg, dichiarò che sul conto degli ebrei non si sarebbe saputo nulla di pregiudizievole e che non ci sarebbero state prove dei loro reati[60]. Come aveva fatto il papa, anche Konrad von Megenberg, dal 1348 canonico a Ratisbona, richiamò l'attenzione sulla contraddizione di fondo e notava: «In molti pozzi furono trovati sacchetti pieni di veleno e un numero incalcolabile di ebrei fu massacrato in Renania, in Franconia, e in tutti i paesi tedeschi. Ignoro, in verità, se siano stati gli ebrei. Se così fosse stato, ciò avrebbe certamente fatto peggiorare il male. Ma d'altra parte so che nessuna città tedesca contava tanti ebrei quanto Vienna, ed essi soccombettero in così gran numero al flagello che dovettero allargare grandemente il loro cimitero e acquistare due immobili. Sarebbero stati dei begli stupidi ad avvelenare se stessi»[61].

Nelle città di Vienna e Ratisbona le comunità ebraiche furono comunque risparmiate dalle persecuzioni. D'altra parte la loro repressione e il loro sterminio furono attuati in quasi tutti gli altri paesi in modo così sistematico che per un certo periodo di tempo dopo la peste, gli ebrei, per quanto questa affermazione possa

57. Cfr. POLIAKOV (1974) I, pp. 112 s.
58. POLIAKOV, *op. cit.*, p. 113.
59. Cfr. le *Chroniken der oberrheinischen Städte* (1870), p. 127 (anche nota 2).
60. Cfr. BOEHMER (1868) IV, p. 262. («Se nihil mali scire de Iudaeis»).
61. Cfr. POLIAKOV (1974) I, p. 121.

suonare cinica, divennero un'apparizione rara, proprio ambita. Così ad esempio nel 1352 la città di Spira, garantendo loro un'assoluta protezione, li invitò a ritornare e il *Meißener Rechtsbuch*, un codice pubblicato in quest'epoca, contemplava per le sinagoghe e i cimiteri ebraici particolari articoli di tutela. Anche in Francia Giovanni il Buono nel 1361 concesse agli ebrei condizioni di vita sostanzialmente più favorevoli rispetto a quelle precedenti la peste[62]. Naturalmente quegli ebrei che tornavano o quelli che per la prima volta arrivavano in una nuova città restavano pur sempre degli estranei: l'esperienza aveva tolto loro la fiducia nei concittadini cristiani e in seguito ai massacri avvenuti durante la peste nera erano certo anche psichicamente traumatizzati.

L'accusa di avvelenamento dei pozzi tornò a diffondersi nel 1348 in Francia dove, sotto tortura, un medico ebraico «confessò» che a Chambéry un ebreo di Toledo avrebbe segretamente distribuito ai suoi correligionari dei sacchetti contenenti veleno, addirittura con l'aiuto del rabbino locale e di un complice, e avrebbe inviato sacchetti di questo tipo ai correligionari in tutto il mondo, allo scopo di avvelenare i pozzi. Dopo che il duca di Savoia aveva fatto arrestare e torturare gli ebrei di Thonon, Chillon e Le Châtelard un altro confessò di aver diffuso la peste anche nel Veneto, in Calabria e Puglia e nella zona di Tolosa[63]. Come conseguenza si ebbero arresti e interrogatori di ebrei a Zurigo, Berna e in altre città sul lago di Costanza. Ovunque venivano raccontate le atrocità commesse da quell'ebreo di Toledo e dai suoi collaboratori francesi. Nel Regno d'Arles ma anche in Svizzera e nella Germania meridionale scoppiarono vere psicosi di massa. Convinto della colpevolezza degli ebrei il canonico di Costanza Heinrich von Diessenhofen raccontava nella sua cronaca:

«Nel corso di questo anno si bruciarono e si uccisero gli ebrei dalla festa di san Giovanni fino alla festa di Ognissanti, in tutto il Regno di Arles, fatta eccezione per la città di Avignone della quale il papa era venuto in possesso (Clemente VI protesse tutti gli ebrei che là vivevano) fino a Soletta dove gli ebrei furono ugualmente uccisi perché fu loro addossata la colpa dell'epidemia mortale che infuriò durante questo anno e in quello successivo. Si raccontava e si sentiva, addirittura erano gli stessi ebrei

62. POLIAKOV, *op. cit.*, pp. 121 s.
63. POLIAKOV, *op. cit.*, p. 118.

a confessarlo, che, come si apprende anche dalle annotazioni dell'anno seguente, fossero stati loro ad avvelenare i pozzi. Qui i cittadini di Costanza costrinsero gli ebrei a bere solo l'acqua dei pozzi e delle cisterne dei cristiani, e servendosi di letame e pietre resero le loro inutilizzabili, e i cristiani stessi, per il proprio uso, non attinsero più l'acqua dai pozzi ma dal lago»[64].

A Costanza l'atmosfera di *pogrom* fu ben preparata. Già nel 1312 gli ebrei erano stati accusati di aver profanato delle ostie. Nel 1314 era scoppiato un incendio perché gli ebrei, secondo quel che si diceva, si erano rifiutati di spegnere il fuoco durante il riposo del sabato ebraico. Sarebbero andati distrutti 140 «tetti»[65]. Per il 1326 si raccontava di un altro atto sacrilego sulle ostie. Dodici membri della comunità furono bruciati, sei annegati nel Reno come grandi criminali e nove percossi fino alla morte. Nel 1346 il nobile Johannes Schwarz fece inserire in un contratto di compravendita la clausola che escludeva la possibilità di un'ulteriore cessione ad ebrei o ad altra «gente cattiva»[66]. Il 4 gennaio del 1349 i cittadini di Costanza imprigionarono gli ebrei all'interno di due case, il 3 marzo, al calar del sole, furono dati alle fiamme, in una casa di legno, fino a «ridurli in cenere». All'odio degli autori di tale gesto si contrapponeva l'eroico comportamento delle vittime che «danzando allegramente alcune, cantando i salmi altre e piangendo altre ancora» andarono alla morte[67]. Ma anche con questo il martirio degli abitanti ebrei della città non ebbe fine. Un membro della comunità, per sfuggire alla morte tra le fiamme, si era fatto battezzare. Per il rimorso si rinchiuse nella propria casa insieme ai suoi bambini e le diede fuoco e morendo gridava dalla finestra ai suoi concittadini che moriva da ebreo e non da cristiano (la morte tra le fiamme era già considerata una morte «ebraica»!). La conseguenza fu che anche gli ebrei battezzati vennero messi al bando. Alla fine tutti gli ebrei di Costanza che erano sopravvissuti furono bruciati nel settembre dello stesso anno. L'imperatore, «per quanto riguardava gli ebrei», assolse la città da ogni colpa...[68]

Il cronista di Costanza fa un accenno casuale alla peste per dedicarsi poi di nuovo con interesse alla persecuzione degli ebrei. Que-

64. Testo latino in BOEHMER (1868) IV, p. 68.
65. Cfr. MAURER (1989), p. 205.
66. MAURER, *op. cit.*, p. 206.
67. Cfr. BOEHMER (1868) IV, p. 70 («quorum pars tripudiando, altera psallendo, tercia lacrimando ad ignem processerunt»).
68. BOEHMER, *op. cit.*, p. 72; anche MAURER (1989), p. 207.

sto vale anche per altri autori del tempo troviamo racconti molto ampi sui *pogrom* e sulle esecuzioni capitali mentre alle principali conseguenze dell'epidemia sono riservate soltanto poche parole[69]. In questo può aver giocato un ruolo l'esperienza quotidiana della peste che non aveva più bisogno di nessuna descrizione, ma anche l'odio nei confronti dei presunti colpevoli la cui morte sul rogo era simile a uno spettacolo popolare.

Anche a Soletta vennero bruciati gli ebrei dopo che ebbero «confessato» di aver avvelenato i pozzi. «Mentre erano sottoposti al supplizio della ruota, ammisero di aver sparso il veleno e contaminato l'acqua», osserva laconicamente un canonico di Costanza e aggiunge che quindi, «tra Colonia e l'Austria, tutti gli ebrei, giovani uomini e donne, uomini maturi e anche molto anziani» furono uccisi[70]. Nonostante la tendenza medievale alle esagerazioni delle cifre, si deve comunque pensare a un numero immenso di vittime. Negli anni 1348 e 1349 molte comunità ebraiche furono sterminate. Sempre tornava a sollevarsi l'accusa degli «omicidi rituali» come nel racconto di un *pogrom* di Zurigo del 1349 nella cronaca svizzera di Ägidius Tschudi:

«Nell'anno del Signore 1349, la sera della festa di san Matteo, vennero bruciati a Zurigo gli ebrei perché avevano avvelenato i pozzi, cosa che portò ad un grande bagno di sangue. Sotto tortura avevano ammesso il fatto e anche di aver sottratto ad un calzolaio un fanciullo, di averlo tormentato a lungo con dei coltelli finché non morì. Dopo che ebbero raccolto il suo sangue lo immersero nel ruscello di Neumarkt. Questo bambino era stato trovato qualche tempo prima. Un ragazzino di nome Walther von Wil aveva attraversato il ruscello camminando su dei trampoli, come i bambini usano fare, e aveva scorto una scarpa e una gamba del bambino. Sotto tortura gli ebrei avevano poi confessato di essere stati gli autori di quell'omicidio. Il bambino fu sepolto nella cattedrale e sulla sua tomba fu eretto un altare»[71].

Anche a Basilea, i cui consiglieri cittadini erano stati messi in guardia dai loro colleghi di Berna circa la «malvagità» degli ebrei, il sospetto ricadde su di loro: «Si sparse la voce ignobile

69. Questo vale per Heinrich von Diessenhofen, Matthias von Neuenburg, l'autore della *Cronaca di Limburgo* e molti altri.
70. Cfr. BOEHMER (1868), p. 71 («a Colonia usque in Austriam»).
71. Cfr. STETTLER (1975), p. 280.

che gli ebrei, servendosi del veleno che avevano segretamente portato dal mare, volevano sterminare la cristianità. Avrebbero riflettuto a lungo sul come potessero levare di mezzo i cristiani, proprio riducendone il numero, così che potessero essere sconfitti. In realtà furono trovati nell'acqua e nei pozzi molti sacchetti contenenti veleno»[72].

La reazione non poteva mancare e in un'annotazione di qualche tempo più tardi si legge: «Il popolo era così furioso nei confronti degli ebrei da imporre al consiglio la decisione di mandarli al rogo e di non concedere a nessuno di loro, per un periodo di duecento anni, il permesso di stabilirsi nella città. Così, dopo la festività del Natale del 1348, furono raccolti in una capanna di legno su un' isola in mezzo al Reno dove finirono miseramente in fumo...»[73].

Il racconto è confermato da Matthias von Neuenburg. «I consoli e il popolo giurarono che per duecento anni nessun ebreo avrebbe più potuto abitarvi»[74]. Gli avvenimenti di Basilea erano la diretta conseguenza dei *pogrom* e delle persecuzioni dell'Alsazia dove il vescovo di Strasburgo discuteva della situazione insieme ai patrizi, ai proprietari terrieri e ai rappresentanti delle città. Dopo che anche qui l'accusa di avvelenamento dei pozzi era divenuta nota, alcuni rappresentanti delle città imperiali domandarono «perché gli ebrei avessero tolto dai loro pozzi i recipienti per attingere»[75]. Questa domanda, nonostante le esitazioni di una minoranza, anticipava la sentenza. Dietro alle parole del cronista si cela una chiara critica alla furia sanguinaria dei suoi concittadini:

«Tutto il popolo inveiva contro di loro e il vescovo, i signori alsaziani e le città imperiali concordavano nel non voler tollerare la presenza di nessun ebreo. Così questi furono dati alle fiamme, ora qui, ora là. Altrove furono cacciati. Se il popolo riusciva a catturarli li dava alle fiamme, li ammazzava (in qualche modo) o li soffocava nelle paludi. Fino a questo momento il consigliere supremo (di Strasburgo) Petrus Swarber e alcuni altri cittadini cercarono di difenderli argomentando che se il vescovo e i cittadini benestanti avessero esortato il popolo alla moderazione, per parte loro non avrebbero tardato ad aver ebrei sotto con-

72. Cfr. il testo originale in BUEß (1956), p. 54.
73. Cit. in BUEß (1956), p. 56.
74. Cfr. BOEHMER (1868) IV, p. 262 (testo latino).
75. BOEHMER, *op. cit.*: («cur eorum urne de puteis sint sublate»).

trollo. Ma in mezzo al popolo si levarono nuovamente le grida. Così, senza una sentenza e sulla base dell'opinione popolare, tutti gli ebrei di Basilea furono bruciati su di un'isola del Reno nell'anno del Signore 1349, il sesto giorno successivo a Sant'Ilario e sei giorni più tardi a Friburgo»[76].

Anche a Strasburgo la situazione ebbe sviluppi particolarmente drammatici. Qui i macellai e i pellicciai, armati, si affrettarono alla cattedrale per mettere sotto pressione i consiglieri cittadini. Il pretesto fu la visita del vescovo e di alcuni consiglieri a un ebreo. Il presidente del consiglio Magister Swarber, che aveva difeso gli ebrei, fu costretto «a rinnegare il giuramento prestato all'assunzione dell'ufficio, a dimettersi dalla sua carica e a riconsegnare le chiavi della città, le campane, il sigillo e oggetti di questo tipo»[77]. I ribelli elessero quattro nuovi consiglieri e un macellaio come presidente del consiglio, per i quali la durata della carica fu fissata in un anno e nominarono anche nuovi consoli «ai quali furono presentate molte e dettagliate accuse contro Petrus (Swarber)»[78]. I nuovi capi trascinarono gli ebrei in una casa che venne poi incendiata. «Mentre venivano trascinati a forza in mezzo alla folla, furono privati dei loro abiti e spogliati. Si trovarono molti soldi. Alcuni si difendevano esprimendo il desiderio di venir battezzati e molte belle donne, chiaramente contro la loro volontà, così come molti bambini strappati loro, furono battezzati»[79].

Così morirono circa duemila ebrei. Anche quelli che avevano ricevuto il battesimo furono in seguito giustiziati avendo «confessato», sotto tortura, di aver continuato a spargere veleno. Gli ebrei di Strasburgo furono vittime di rivoluzioni sociali, di disordini sanguinosi durante i quali in molte città della Germania, dell'Italia, delle Fiandre e della Francia tra le corporazioni artigiane che andavano acquistando importanza e i patrizi consumati dal potere si era creata una situazione di conflittualità. Le tensioni all'interno delle città, come il movimento dei *Pastorelli* in Francia e le rivolte dei contadini in Inghilterra e nei Paesi Bassi, favorirono l'odio e i sospetti nella vita di tutti i giorni e gli ebrei furono accusati di

76. Cfr. il testo latino di Matthias von Neuenburg in BOEHMER (1868) IV, p. 262.
77. Cfr. Matthias von Neuenburg in BOEHMER (1868) IV, p. 264 (testo latino).
78. BOEHMER, *op. cit.*; cfr. anche HAVERKAMP (1981), pp. 62-65.
79. Matthias von Neuenburg in BOEHMER, *op. cit.*

tutti i delitti immaginabili[80]. In molte località furono messi sotto pressione i principi e i consiglieri cittadini perché liquidassero gli ebrei presenti sul territorio sottoposto al loro controllo. Non tanto un aperto antisemitismo quanto piuttosto la paura di una rivolta e della guerra civile sembrano talvolta aver indotto l'autorità a cedere alle richieste del popolo.

Appare tuttavia problematico ritenere responsabili dei *pogrom* soltanto le masse cittadine. Studi molto recenti hanno mostrato come anche i governi cittadini approfittarono delle persecuzioni degli ebrei. Un esempio interessante in questo senso viene da Friburgo. Anche qui si era estorta agli ebrei la confessione di aver avvelenato i pozzi. Per questa ragione il 30 gennaio 1349 furono bruciati in un rogo davanti alla città. Furono risparmiati in un primo momento soltanto coloro che si erano fatti battezzare e i dodici più ricchi che il consiglio lasciò per l'appunto in vita soltanto per poter riscuotere i debiti che sarebbero stati pagati loro (loro erede formale nel caso fossero stati uccisi sarebbe stato Carlo IV!). Si verificarono disordini di massa solo quando si seppe che soltanto il cinque per cento di tutti i debiti «contratti con gli ebrei» sarebbero stati condonati[81]! Quando il principe elettore Ruperto del Palatinato e il conte Engelhard von Hirschhorn accolsero nelle città in cui risiedevano, Heidelberg e Sinsheim, i fuggiaschi provenienti da Worms e da Spira, già i contemporanei li sospettarono di incassare per questo «molto denaro»[82].

A Spira, che i *pogrom* avevano già devastato nell'XI secolo, gli ebrei si bruciarono nelle loro stesse case per sottrarsi all'obbligo del battesimo. I loro cadaveri furono messi in botti da vino vuote e fatte poi rotolare nel Reno, in modo che non «appestassero» l'aria. Al popolo fu quanto meno impedito di saccheggiare le abitazioni bruciate dei morti, cosa che però con tanto maggiore zelo attuò il consiglio stesso[83]. Anche a Spira il re lasciò alla città quanto era di proprietà degli ebrei mentre il vescovo si vide generosamente condonati i propri debiti. Significativamente il già citato Engelhard von Hirschhorn ricevette in pegno la sinagoga e tutte le case degli ebrei[84].

80. Cfr. DELUMEAU (1979), pp. 423-467; anche GRAUS (1981), p. 18.
81. *Germania Iudaica* (1968) II, pp. 255 s.
82. Cfr. Matthias von Neuenburg in BOEHMER (1868) IV, p. 264 (nota 3).
83. Cfr. *Germania Iudaica* (1968) II, p. 779; cfr. BOEHMER (1868) IV, pp. 262 s.
84. Cfr. *Germania Iudaica*, cit., anche VOLTMER (1981).

Alla fine del gennaio del 1349 il quartiere ebraico di Worms fu dato alle fiamme. Furono uccisi quattrocento abitanti. Carlo IV, re e dunque loro «protettore» (!), lasciò anche qui al comune «le case degli ebrei e quanto apparteneva alle case stesse, terreni... e tutto ciò che è di proprietà della comunità ebraica di Worms e dei suoi singoli membri..., situato nella città o nei sobborghi»[85]. Dopo lo sterminio delle comunità del luogo, nel 1353 fu nuovamente concesso agli ebrei il diritto di stabilirvisi. In seguito gli ebrei immigrati celebrarono il giorno del *pogrom* del 1349 come giorno festivo[86].

A Magonza la folla si scagliò sugli ebrei il 23 agosto 1349. Anche qui, per sottrarsi al linciaggio gli ebrei si bruciarono nelle proprie case. Non è dato tuttavia sapere quanto una notizia proveniente da Sélestat, secondo la quale gli ebrei avrebbero avvelenato i pozzi in quella località, abbia influenzato gli avvenimenti di Magonza. Alcuni ebrei di Magonza riuscirono a fuggire a Francoforte e a Bacharach[87].

Secondo il racconto di Heinrich von Diessenhofen la comunità ebraica di Esslingen si ritirò nella sinagoga per subire unita la morte tra le fiamme. Ad ogni modo sembra che alcuni suoi membri siano sopravvissuti dal momento che in un contratto dell'aprile 1349 tra il governatore e la città si fa esplicita menzione di ebrei vivi e morti. Anche in questo caso il loro massacro «valse la pena» se si considera che la totalità del patrimonio degli ebrei andò al comune[88].

Nella città di Heilbronn ci furono negli anni 1348-1349 due grandi *pogrom*, dei quali il primo causò l'incenerimento del quartiere ebraico e della sinagoga. Qui, come in molte altre città, fu significativa la grave esclusione degli ebrei dalle corporazioni artigiane come il divieto per loro di acquistare terreni. In contrasto con il suo impegno di protettore degli ebrei anche qui il re lasciò illegalmente ai cristiani benestanti l'eredità dei membri della comunità uccisi, come ad esempio la casa del «ricco ebreo» Nathan alla contessa Elisabeth von Hirschhorn[89].

Nel novembre del 1348 la città di Ulma si fece pagare dagli ebrei un considerevole «tributo» che però fu principalmente utilizzato

85. Cfr. REUTER (1984), p. 60.
86. *Germania Iudaica* II, p. 923.
87. *Germania Iudaica* II, p. 517.
88. Cfr. Diessenhofen in BOEHMER (1868) IV, p. 69; si veda anche *Germania Iudaica* II, pp. 229 s.
89. Cfr. FRANKE (1963), p. 27; anche *Germania Iudaica* II, pp. 347 s.

per dei lavori di ampliamento e ultimazione della fortificazione della città (certo di utilità anche per la stessa comunità ebraica). Significativamente al tempo della peste nera i cittadini di Ulma «dimostrarono» l'età e il prestigio della loro città con un pamphlet dai toni antisemiti: in una lettera che si diceva scritta intorno all'anno 33, gli ebrei di Gerusalemme si vantavano nei confronti dei correligionari di Ulma della crocifissione di Cristo![90]

Nella sua cronaca Heinrich von Diessenhofen descrisse minuziosamente la diffusione dei *pogrom* in Germania: Stoccarda, Landsberg, Augusta, Memmingen, Burgau, Lindau, Haigerloch, Reutlingen e Horb furono le prime stazioni del terrore. Qui alcuni robusti anziani che avevano sopportato il fuoco, «mezzi vivi» cercarono «di strisciare fuori dalle fiamme... procrastinando così la loro discesa all'inferno», osserva l'autore con sorprendente freddezza[91]. Pur considerando che l'uomo medievale era abituato nella vita di ogni giorno a numerose crudeltà, sorprende comunque l'insensibilità dei testimoni dell'epoca. In molti luoghi gli ebrei avevano fatto affidamento sulla protezione del sovrano come successe ad esempio a Ravensburg dove si erano rifugiati nel castello «per essere qui protetti dal re Carlo»[92]. I cittadini rinchiusero allora i congiunti del sovrano così da poterlo ricattare in quanto protettore della comunità ebraica.

Meßkirch, Feldkirch e Spira furono le tappe successive dei tumulti le cui tracce sanguinose seguirono un percorso attraverso Wangen, Saulgau, Sciaffusa, la Turgovia e San Gallo. Costanza, Radolfzell, Baden, Colonia, Kyburg, Winterthur e Diessenhofen, la città natale del cronista, furono le ulteriori tappe. Alcune città alsaziane per uccidere gli ebrei dovettero, loro malgrado, richiedere il permesso del governatore austriaco «che difese i suoi comuni nelle contee di Pfirt, Alsazia e Kyburg»[93]. Lo misero sotto pressione dicendogli che avrebbe «dovuto mandare al rogo i suoi ebrei perché altrimenti avrebbero provveduto essi stessi allo loro esecuzione. Allora il duca ordinò ai propri giudici di mandarli al

90. *Germania Iudaica* II, p. 844.

91. Cfr. BOEHMER (1868) IV, pp. 68-71.

92. *Germania Iudaica* (1968) II, p. 677; anche Diessenhofen in BOEHMER, *op. cit.* p. 70 («ut a rege Carolo protegerentur»).

93. BOEHMER, *op. cit.*, («qui suos Iudeos in comitatibus Pfirretarum, Alsaciae et Kyburgensi defendebat»).

rogo»[94]. Quando il popolo chiedeva a gran voce i *pogrom*, bisogna purtroppo dirlo, l'autorità, con l'unica eccezione del papa, cedette quasi ovunque. L'eredità materiale degli uccisi riduceva per la massa il peso dei tributi e accresceva il patrimonio pubblico dal momento che i rappresentanti del re quasi sempre rinunciavano ai loro diritti di successione. Il canonico di Costanza chiude il suo capitolo *Della morte sul rogo degli ebrei in molte località* con la seguente ammissione:

«Così, come si è detto sopra, fino alla fine dell'anno (1349) morirono sul rogo tutti gli ebrei, pronti ad essere maledetti da Dio. Crederei persino che sia giunta la fine degli ebrei essendosi avverata la profezia di Elia ed Enoch. Non è tuttavia possibile essendo necessario che alcuni rimangano in vita, perché si compia la Sacra Scrittura e i figli si convertano verso i padri e i padri si convertano verso i figli. Dove però questi siano stati risparmiati non mi è dato sapere. Suppongo che il popolo e il seme di Abramo continuino a vivere al di là del mare piuttosto che in questo paese. E dunque concludo il capitolo sugli ebrei»[95].

Il passaggio tratto dalla cronaca di Diessenhofen rappresenta uno dei punti moralmente più bassi toccato dalla storiografia tedesca. L'assassinio era diventato un *topos* e i cronisti lo giustificavano. In molti luoghi predominava la convinzione che gli ebrei non fossero uomini e, per loro stesso desiderio, fossero maledetti da Dio. La *Cronaca di Limburgo* annuncia:

«E nello stesso anno giubilare, quando la moria ebbe fine, ovunque, in tutte le regioni tedesche, gli ebrei furono assassinati e bruciati sul rogo. Lo fecero principi, conti, signori e città con l'eccezione del duca d'Austria che protesse i suoi ebrei. Li si accusava di aver dato il veleno ai cristiani che dunque erano morti in molti. Si avverava dunque quella maledizione che essi stessi avevano pronunciato il giorno del Venerdì santo come si legge nella storia della passione: "Sanguis eius super nos et super filios nostros". Che significa: "Il suo sangue ricada su di noi e sui nostri figli"»[96].

Molte altre cronache e fonti provano l'isteria che aveva sopraffatto la Germania. La cronaca universale di Colonia parlava di una

94. Testo latino in BOEHMER, *op. cit.*
95. Testo latino in BOEHMER, *op. cit.*, p. 71.
96. Cfr. BRANDT (1922) pp. 12 s.; il testo ted. è leggermente modificato.

«insurrezione popolare che infuriò su tutto il territorio dell'impero tedesco e generò tumulti in tutte le città»[97]. Gli ebrei senza distinzione alcuna per il sesso e l'età, persino i neonati nel loro primo giorno di vita, sarebbero stati massacrati «senza pietà», le loro case incendiate, depredate le loro abitazioni e sostanze[98]. La cronaca del convento di St. Peter a Erfurt assicura che nel febbraio del 1349 il sangue degli ebrei scorreva in tutte le città e in tutti i comuni della Turingia perché gli ebrei «sulla base di fonti attendibili» si diceva avessero avvelenato i pozzi. Anche qui durante i tumulti il popolo si mise in evidenza per il particolare zelo:

«A Erfurt, nello stesso anno, il giorno della festa di san Benedetto – in quella volta il sabato precedente la Domenica *Laetare* – furono uccisi dai cittadini più di cento ebrei, contro il volere dei signori della città. Altri invece, più di tremila, si diedero essi stessi alle fiamme in una sorta di estasi sacra quando videro che non sarebbero riusciti a sfuggire alle mani dei cristiani. Dopo tre giorni furono caricati su dei carri e trasportati al loro cimitero di St. Maurizius. Possano riposare all'inferno (*Requiescant in Inferno*)...!»[99]

Terribile appare il cinismo di questo autore ecclesiastico la cui successiva osservazione suona sintomatica e allo stesso tempo blasfema: «Dio sia ringraziato perché, in considerazione dei molti incendi e delle numerose azioni omicide che sono state compiute, nella sua grande misericordia e con infinita pietà ha salvaguardato la città di Erfurt e il popolo dei cristiani...»[100]

In Austria, diversamente da quanto era successo nella parte occidentale dell'impero, i *pogrom* furono meno frequenti nonostante anche a Krems siano stati uccisi gli ebrei che vi risiedevano. La cronaca di Klosterneuburg accenna a «borse o sacchetti» con «polvere e veleno», ormai divenuti ben noti al lettore, che gli ebrei avrebbero gettato nei pozzi[101]. Soltanto in pochi riuscirono a rifugiarsi nel castello sotto la protezione dell'emissario del re. Le scene dell'esecuzione capitale furono terribili. Le madri avrebbero gettato davanti a sé i propri figli nelle fiamme per salvarli dal battesimo. Altri, dopo aver cercato la salvezza nel battesimo, si diedero alle fiamme per la vergogna, avendo visto il coraggio eroico dei loro compagni

97. Cfr. SPRANDEL (1991), p. 91.
98. SPRANDEL, *op. cit.*, righe 29-31.
99. Cfr. HOLDER-EGGER (1899), p. 380.
100. HOLDER-EGGER, *op. cit.*
101. Cfr. SCHMÖLZER (1985), p. 52; POLIAKOV (1974) I, p. 121.

di fede di un tempo. Il duca Alberto in ogni caso dispose che ai saccheggiatori fosse sottratto il loro bottino e addirittura, per punizione, venissero occupati i villaggi dei dintorni. Mautern dovette depositare in pegno 600 soldi, Krems e Stein 400 soldi ciascuno. Coloro che avevano guidato il massacro furono gettati in prigione o impiccati. Alberto d'Austria fu al tempo della peste nera l'unico sovrano laico d'Europa che davvero si impegnò a proteggere gli ebrei. Nessuna meraviglia che beffardamente fosse chiamato il *signore degli ebrei*[102]. E dunque a Vienna non si ebbero *pogrom*. Essa divenne il luogo in cui trovarono rifugio innumerevoli profughi.

In Boemia le prime persecuzioni agli ebrei si ebbero a Eger. Ancora una volta lo scontento della massa e le ambizioni delle corporazioni crebbero fino a diventare odio per gli ebrei. Infine, nel 1350, una predica dai toni antisemiti portò all'espulsione dei membri della comunità ebraica. Se ci siano stati omicidi o roghi non è dato sapere[103]. Per quanto invece riguarda Praga non risulta siano state perpetrate violenze nei confronti degli ebrei. Il fatto che la peste durante questi anni abbia risparmiato la città non sarebbe in questo senso una spiegazione perché la diretta quotidianità dell'epidemia, è interessante osservarlo, non provocò quasi mai *pogrom*[104].

Senza ombra di dubbio il re sentiva maggiormente l'impegno del suo ruolo di protettore degli ebrei nelle sue terre ereditarie di Boemia che non altrove. Nei territori occidentali non di rado diede in pegno il *Soldo d'oro di Pasqua*, che Ludovico il Bavaro (naturalmente ancora una volta per il pagamento dei propri debiti) aveva imposto agli ebrei, alle città imperiali e ai principi territoriali così che le comunità ebraiche potessero essere sfruttate direttamente dalle autorità comunali o locali. «Come un commerciante cerca di disfarsi nel modo per lui più vantaggioso possibile delle merci che con ogni probabilità si deteriorerebbero in breve tempo» affidò ad esempio i suoi «servi della camera imperiale», «insieme agli averi e a tutti i vantaggi e i diritti che i re avevano tratto fino a quel momento da loro»[105], ai cittadini di Worms quando vide avvicinarsi i flagellanti e la peste. Dopo che nel gennaio del 1348 fu messo a punto un adeguato contratto, nel mese di marzo del 1349

102. SCHMÖLZER, *op. cit.*, p. 53.
103. Cfr. GRADL (1884), p. 19; TISCHLER (1981), p. 50.
104. Riguardo alle comunità ebraiche in Boemia cfr. TISCHLER (1981).
105. Cit. in KRACAUER (1925), p. 33.

«gli oggetti del contratto» stesso, cioè gli ebrei, furono mandati al rogo[106].

Tra gli oppositori più acerrimi di Carlo ci fu per molto tempo la città di Francoforte. Non soltanto garantendo privilegi e la protezione delle sue fiere commerciali ma anche cedendo gli ebrei alla città, il sovrano cercò di guadagnare le simpatie del consiglio. Naturalmente rimasero intatti i diritti già ceduti al vescovo di Magonza e all'autorità di Eppstein così come l'obbligo per gli ebrei di mettere a disposizione, durante le visite del re, «la pergamena per la sua cancelleria, letti per la sua corte, paioli per la cucina»[107]. In buona sostanza si trattava di un pignoramento: i cittadini di Francoforte diedero in prestito al sovrano 15.200 soldi per coprire le spese derivate dall'appianamento dei disordini politici che si erano verificati dopo la morte del suo oppositore Günther von Schwarzburg e ricevettero in cambio gli ebrei. A rimborso avvenuto, i «servi della camera» con i loro beni, scuola, sinagoga e cimitero, dovevano diventare di proprietà di Carlo[108]. Per gli abitanti di Francoforte non ne risultavano responsabilità o obblighi particolari ma solo vantaggi. Nella famosa nonché famigerata *clausola di salvezza* il re assicurava proprio che consiglio e cittadini in nessun caso sarebbero stati ritenuti responsabili qualora nel frattempo fosse successo qualcosa agli ebrei. In un caso di questo tipo i cittadini acquisivano addirittura, paradossalmente, il diritto di vendere le proprietà degli ebrei! Il famigerato contratto fu sottoscritto il 25 giugno 1349[109]. Ad ogni modo la clausola di salvezza era legata a obblighi di protezione: i cittadini dovevano proteggere gli ebrei e coloro che violavano la legge dovevano essere severamente puniti[110]. Tuttavia, poiché il comune come tale non aveva da temere nessun tipo di sanzione, questo obbligo era piuttosto di natura teorica. In realtà da quel momento in poi gli ebrei si ritrovarono senza protezione del re.

Le clausole di salvezza non erano affatto cosa rara. Quando ad esempio il re cedette al vescovo eletto di Würzburg, Albrecht von Hohenlohe, gli ebrei di Rothenburg ob der Tauber anch'egli fu da quel momento liberato da qualsiasi responsabilità nel caso fosse

106. KRACAUER, *op. cit.*
107. Cfr. ANDERNACHT (1973), p. 5.
108. Cfr. KRACAUER (1925), p. 35.
109. Riguardo alla clausola di salvezza cfr. ANDERNACHT (1973), pp. 10 s.; si veda anche KRACAUER (1925), pp. 33-37.
110. ANDERNACHT, *op. cit.*

successo qualcosa alla comunità ebraica a lui affidata. Analoghe promesse ricevettero il burgravio di Norirnberga e il vescovo di Bamberga[111].

Se si considera che già nel mese di marzo di quell'anno nel sobborgo di Bergen erano stati uccisi due ebrei (davanti a un tribunale avevano «confessato» di aver avvelenato dei pozzi) la comunità ebraica di Francoforte dovette ritenersi a questo punto completamente abbandonata. Gli avvenimenti già citati, ricapitolati da Caspar Camentz, possono essere compresi soltanto sulla base di questo retroscena[112]. Il cronista del XVI secolo racconta anche che un ebreo per vendicarsi del massacro dei flagellanti e della connivenza dei cittadini avrebbe incendiato il palazzo del comune e parte del duomo di San Bartolomeo. In seguito a questo fatto sarebbe scoppiata una cruenta battaglia tra ebrei e cristiani che fu così profondamente sentita che per un certo tempo i documenti di Francoforte furono datati con l'indicazione «Nella battaglia contro gli ebrei» o «Post caedem Iudaicam»[113]. Il quartiere intorno a San Bartolomeo, in particolar modo la zona ebraica, fu ridotto in cenere e non senza cinismo i cittadini ammisero «che la maggior parte dei diritti concessi alla nostra città da re e imperatori erano bruciati tra le fiamme»[114]. La cronaca di Camentz, redatta molto più tardi, può essere riferita al XIV secolo solo con riserva e già la cronaca (più vecchia) scritta da Johannes Latomus (1424-1498) relativizza numerose affermazioni[115]. Dunque oggi non si ritiene affatto certo che i flagellanti furono la causa dei *pogrom* di Francoforte. Il fatto che il primo volume del registro degli artigiani, rilegato nell'anno 1355, contenga in copertina un frammento di pergamena di una *Genesis rabba* e che nell'archivio del duomo (!) siano emersi nel periodo successivo testi ebraici non può essere stata una conseguenza di poco conto dei contrasti verificatisi nel 1349[116]. Sembra che il re abbia mosso dei rimproveri agli abitanti di Francoforte ma è

111. ANDERNACHT, *op. cit.*

112. Cfr. Camentz in BOEHMER (1868) IV, pp. 434 s.; si veda anche HAVERKAMP (1981), pp. 73 s.; ANDERNACHT, *op. cit.*, pp. 11-14; KRACAUER (1925).

113. BOEHMER, *op. cit.*, p. 435. Cfr. anche cap. 18, nota 40.

114. BOEHMER, *op. cit.* («... perierunt hac fiamma... plurima ab regibus et imperatoribus nostrae civitati donata olim privilegia»).

115. Cfr. Latomus in BOEHMER (1868)1V, pp. 415 s.; cfr. anche KRACAUER (1925), p. 39.

116. Cfr. ANDERNACHT (1973), p. 13; HAVERKAMP (1981), p. 33.

tuttavia significativo che già nell'agosto del 1349 doni alla contessa Irmgard von Nassau casa e podere appartenuti all'ebreo Salman Phiselin[117].

Sia sottolineato ancora una volta che in quasi tutte le località della Germania, per le quali è disponibile materiale documentario, gli assassinii degli ebrei *precedettero* la peste. Ad Augusta ci si scagliò contro gli ebrei nel mese di novembre e vennero uccisi tutti quelli che non erano riusciti a fuggire. In ogni caso la città punì la persecuzione degli ebrei come *violazione della pace*. Due servi furono puniti con il taglio della mano e furono poi cacciati dalla città. Nel mese di marzo del 1349 si ebbero di nuovo dei saccheggi. Già all'inizio di dicembre Carlo IV fece alienare la proprietà degli ebrei uccisi (!). Ai cittadini venne perdonato l'assassinio degli ebrei[118].

Anche in altri luoghi il dovere di protezione dei principi e dei signori venne ad essere pervertito. Dopo che nel giugno dello stesso anno la comunità ebraica di Friedberg era stata sterminata, il suo «protettore», Ulrich von Hanau, governatore del Wetterau, vendette alla città o per meglio dire a singoli cittadini, sinagoga, bagno, abitazioni e poderi degli uccisi, addirittura gli stessi beni mobili. La somma che ne intascò, rappresentava, in certo qual modo, l'«indennizzo» per la morte sul rogo dei «suoi» ebrei![119]

Più gli ebrei venivano spogliati dei loro diritti, più i cristiani approfittavano delle «leggi di protezione» il cui scopo originario venne completamente stravolto. Così a Colmar, nel mese di dicembre del 1348, un ebreo «confessò» sotto tortura di aver avvelenato un pozzo insieme a sua zia. La conseguenza fu la morte sul rogo di tutta la comunità ebraica di Colmar. Nell'aprile del 1349 Carlo IV autorizzò il proprio governatore della Bassa Alsazia a sollevare gli autori del *pogrom* da tutte le pene se la città avesse ceduto a lui, cioè al re, il patrimonio degli uccisi. Tre creditori del re, cui imprudentemente era già stata data in pegno la tassa pagata dagli ebrei, dopo lunghe e complesse trattative, dovettero allora essere risarciti dalla città...[120]

A Colonia, dove già nel 1327 era circolata la voce dell'avvelenamento dei pozzi e nell'estate del 1348 dei viaggiatori pro-

117. *Germania Iudaica* (1968) II, p. 245.
118. *Germania Iudaica* II, cit., pp. 35 s.
119. *Germania Iudaica*, cit., p. 262.
120. *Germania Iudaica*, cit., p. 418.

venienti da Strasburgo raccontavano di presunte infami azioni compiute dagli ebrei, il consiglio fu in un primo momento convinto della loro innocenza. Ma nell'agosto del 1349 il popolo prese d'assalto il quartiere ebraico, uccise gli abitanti e ne saccheggiò le case. Tra le vittime vi furono anche quattro rabbini. Si scavò persino nella sinagoga pensando che vi fossero nascosti dei tesori. Anche qui alcuni ebrei si diedero alle fiamme nelle loro case per non essere costretti a ricevere il battesimo[121].

Considerazioni economiche insieme a motivi politici ebbero un ruolo rilevante al tempo della *Pestilentia Magna*. Di fronte all'incombente morte di massa, la paura, lo scontento, la sete di potere, l'avidità e la mancanza di prospettive sfociarono nell'odio per gli ebrei. La più volte descritta arrendevolezza dei patrizi e dei consiglieri in occasione dei *pogrom*, trova in primo luogo la propria spiegazione nell'esplosiva situazione sociale dei ceti urbani più bassi, situazione peraltro ben conosciuta dai consiglieri e dalle autorità. Mentre si è accettato per molto tempo che la borghesia dei grandi possidenti, il patriziato cittadino, l'episcopato, i signori feudali e soprattutto il re avessero un'influenza moderatrice sugli strati più bassi del popolo e che mentre l'ambizioso ceto artigiano e il «proletariato» impersonassero l'antisemitismo aggressivo[122], una tale polarizzazione non può più essere mantenuta oggi. Il comportamento opportunistico di Carlo IV, di cui si è già parlato a più riprese, ma anche la tattica adottata dai consiglieri comunali di Friburgo o Norimberga, fanno sorgere dei dubbi a questo proposito. Troppo spesso i diritti di protezione furono intesi come privilegi di sfruttamento e contesi tra sovrani, città e patriziato e non di rado l'uccisione degli ebrei venne suggellata dall'assegnazione del loro patrimonio ereditario al consiglio o al patriziato[123].

Mentre le corporazioni sognavano un alleggerimento del carico di imposte o speculavano in modo da sopprimere la concorrenza fastidiosa, i principi, i nobili di campagna e di città ma soprattutto le città stesse non di rado godettero, successivamente ai *pogrom*, di un reale incremento del patrimonio.

121. *Germania Iudaica*, cit., p. 433; si veda anche ASARIA (1959), pp. 54-56.

122. Cfr. le esposizioni critiche di HAVERKAMP (1981), pp. 31-33; si veda anche ZINN (1989), pp. 208-222.

123. Cfr. l'esempio di Würzburg (cap. 20).

La clausola di salvezza sollevava i consigli da ogni responsabilità nei confronti degli ebrei loro affidati e faceva di questi un asse ereditario privo di rischi che fruttava il tributo (pagato per poter risiedere in quella località) e «nel peggiore dei casi» poteva essere vittima dei *pogrom*. Poi però bisognava contare sul fatto che il re cedesse alla città o ai singoli patrizi il patrimonio degli ebrei. In realtà nei territori occidentali dell'impero Carlo IV con preciso calcolo politico si servì della sua posizione di protettore degli ebrei. In questo modo contribuì senza alcun dubbio a che le persecuzioni degli ebrei potessero diventare un fenomeno di massa. È dunque evidente che in questo la peste abbia avuto soltanto un ruolo di secondo piano.

Anche altri fattori vengono a screditare la tesi di una principale o esclusiva responsabilità delle «masse». È ad esempio singolare che località soggette alla sovranità asburgica cioè controllate da un'amministrazione *filosemita*, come Winterthur, Diessenhofen, Pfirt o Kyburg videro i *pogrom* contro gli ebrei soltanto dieci mesi dopo rispetto a Soletta, città loro vicina, o che nel febbraio del 1349 creasse improvvisamente con Arnstadt, Gotha, Meißen e Dresda un nuovo «focolaio» che nel mese di marzo venne allargato anche a Mühlhausen ed Erfurt e a maggio a Nordhausen[124]. Nonostante Erfurt rientrasse nella giurisdizione del feudo arcivescovile di Magonza si rende qui evidente come l'atteggiamento «pro ebrei» del duca d'Austria e quello decisamente antisemita del margravio di Meißen e del langravio di Turingia abbiano rispettivamente frenato e favorito i *pogrom* contro gli ebrei[125]. Dunque non solo le lotte all'interno delle città ma anche l'atteggiamento dei sovrani influenzarono il loro destino.

Alfred Haverkamp ha raccolto in un ampio studio altri argomenti in contrasto con la *tesi di classe*[126]. Così lo stesso calendario delle festività ecclesiastiche sembra assumere un certo significato in relazione alle persecuzioni degli ebrei. Pare che a Fulda, travestito da cristiano, un ebreo «armato di coltello, con cui lo voleva uccidere», avesse aggredito un abate. Naturalmente fu ucciso immediatamente. Secondo quel che si dice il fatto era stato preceduto da azioni di disturbo alle celebrazioni religiose cristiane da parte di ebrei. È interessante

124. Cfr. HAVERKAMP (1981), pp. 38 s.
125. HAVERKAMP, *op. cit.* pp. 39 s.; anche SCHMÖLZER (1985), p. 53.
126. HAVERKAMP, *op. cit.*, pp. 46-59.

a questo proposito osservare che si trattava della Domenica *Laetare*, la cui lettura tratta della schiavitù di Israele[127]. Il *pogrom* di Eger, che ebbe luogo il Giovedì santo, fu preceduto dalla predica di un frate francescano sulla passione di Cristo[128]. A Meiningen gli ebrei furono uccisi nel giorno del Venerdì santo[129]. I giorni festivi erano pericolosi anche per il fatto che in questi giorni il popolo si trovava riunito in maggior numero e dopo la celebrazione della messa si festeggiava, si mangiava e si beveva, escludendo gli ebrei da questi piaceri della vita, collegati alla frequentazione della chiesa. Il fatto che angherie «spontanee», in certo qual modo espressione della rabbia popolare, non si siano verificate ovunque, dimostra anche la circostanza secondo la quale in molte località, come ad esempio Ravensburg, Meiningen, Friburgo, Basilea o Strasburgo, prima della loro esecuzione capitale gli ebrei rimanevano per qualche giorno sotto la custodia dell'autorità[130]. Del resto riferimenti certi a linguaggi da parte del popolo sono sorprendentemente rari.

Da un'analisi di un elenco pervenutoci da Erfurt contenente i nomi degli *iudensleger* (Juden-Schläger cioè uccisori degli ebrei) emerge che dei quarantatré cittadini la maggioranza apparteneva sì alle corporazioni ma nove considerati nello stesso tempo come i portavoce, facevano parte del patriziato. Del resto fu il consiglio stesso a favorire i tumulti[131]. Spesso accadeva che le autorità mandassero il termine dell'esecuzione capitale a un venerdì sera o a un sabato così da disturbare il riposo del sabato ebraico. In altre località succedeva spesso che gli attacchi al quartiere ebraico avessero luogo proprio in questo giorno dal momento che, trattandosi appunto del sabato, si riteneva di trovare gli abitanti nelle case. A San Gallo sembra che i *pogrom* siano stati promossi anche da usi carnascialeschi[132]. Particolarmente pericoloso per gli ebrei era il periodo della Quaresima e soprattutto la Settimana santa. Le prediche medievali del tempo quaresimale avevano quasi sempre una tendenza antiebraica[133].

127. HAVERKAMP, *op. cit.*, p. 47.
128. Cfr. nota 103.
129. Cfr. HAVERKAMP, (1981), pp. 47 s.
130. HAVERKAMP, *op. cit.*
131. HAVERKAMP, *op. cit.*, p. 53.
132. Così anche a Worms, Dresda, Saulgau, Sciaffusa e Zurigo, cfr. HAVERKAMP, *op. cit.*, p. 49.
133. HAVERKAMP, *op. cit.*, pp. 47 s.; cfr. anche DELUMEAU (1979), pp. 423-448.

Le ragioni delle violenze antisemite al tempo della peste nera appaiono dunque estremamente complesse. Persino a Strasburgo, dove Peter Swarber fu costretto a dimettersi per essersi rifiutato di uccidere gli ebrei[134], gli artigiani furono appoggiati «da cavalieri, servi e cittadini»[135]. Claus Lappe e Groshan Markes appartenevano alla classe dei cavalieri ma si presentarono innanzi al consiglio cittadino come portavoce degli artigiani! Anche il nuovo, nonché «rivoluzionario» consiglio cittadino contava tra i suoi membri esponenti del patriziato. Ovviamente l'atteggiamento nei confronti degli ebrei dipendeva più dalla personalità che dal ceto sociale di appartenenza, ed era addirittura alla base di fratture tra i gruppi sociali[136]. Anche a Norimberga il «consiglio dei ribelli» riunitosi fino al settembre del 1349, diede il proprio appoggio alla comunità ebraica. I *pogrom* si ebbero soltanto con il consiglio «patrizio» che sotto la pressione del re fu insediato il 1° ottobre. La faccenda è ulteriormente complicata dal fatto che anche nel «consiglio dei ribelli» era rappresentata la nobiltà cittadina[137].

Nella città anseatica di Lubecca fu ugualmente il consiglio aristocratico, messo in guardia da «avvertimenti» provenienti da altre città, a pretendere dal duca di Luneburgo che sterminasse la comunità ebraica presente sul suo territorio. Sicuramente in questo caso ebbero un certo peso anche fattori politici che tuttavia, in assenza di fonti specifiche, rimangono sconosciuti[138]. Naturalmente molti consiglieri erano tormentati dalla preoccupazione che la tolleranza verso i *pogrom* e i saccheggi delle case degli ebrei favorisse anche altri *concursus populares* per cui, come si diceva a Colonia, «potessero verificarsi i disordini più incresciosi e spiacevoli e il popolino potesse addirittura abituarsi agli assembramenti in seguito ai quali in alcune città e comuni, dove appunto si sono avuti tali assembramenti, si sono verificate situazioni sgradevoli e difficili»[139].

Dunque non in tutti i casi fu l'amore verso il prossimo ma piuttosto e abbastanza spesso fu il freddo calcolo a costituire per consi-

134. Cfr. Matthias von Neuenburg in BOEHMER (1868) II, p. 263; si veda anche CLOSENER (*Die Chroniken der oberrheinischen Städte*) 1870, pp. 127-130.
135. CLOSENER *in Chroniken...*, cit., p. 128.
136. Cfr. HAVERKAMP (1981), p. 64.
137. Cfr. TROMER (1978); si veda anche HAVERKAMP, *op. cit.*, p. 65.
138. Tenendo precisamente presenti le accuse mosse agli ebrei a Rostock, Wismar, Stralsund, Thorn e Visby, cfr. HAVERKAMP, *op. cit.*, p. 66.
139. Testo latino in HAVERKAMP, *op. cit.*, e nota 156.

glieri, corporazioni e popolo – o per chi altro chiedesse il massacro degli ebrei – un invito alla moderazione. D'altra parte è naturale che un artigiano, in seguito ai debiti contratti con un prestatore ebreo, dovesse sentirsi più oppresso di un consigliere benestante. Il suo antisemitismo era dunque per così dire basato su motivi «secondari» così come il «filosemitismo» della nobiltà cittadina. Molti consigli inoltre tenevano in gran conto la «tassa» che poteva essere estorta agli ebrei. Così le autorità municipali di Colonia, che in apparenza si erano nobilmente espresse contro la loro persecuzione, di fatto esercitarono il diritto di protezione sugli abitanti ebrei, diritto che questi «onoravano» con il pagamento di una esosa tassa[140]. È naturale che rientrasse nell'interesse della città conservare questa fonte di risorse finanziarie. In modo analogo anche il consiglio di Strasburgo, sotto la guida di Peter Swarber, protesse gli ebrei presenti sul territorio di proprio dominio. Questo privilegio (!) era stato confermato da Carlo IV ancora nel 1347 e rappresentava una contropartita per la *Consolatoria* che la città aveva rilasciato ad alcune famiglie ebraiche dopo la persecuzione degli Armleder del settembre 1338[141]. Il fatto che il consiglio in occasione del citato incontro con i rappresentanti dei comuni dell'Alsazia e delle corporazioni avvenuto a Benfeld[142] si pronunciò contro i *pogrom*, era dunque certamente da collegarsi a veri e propri interessi finanziari e non solo a una questione morale!

A Norimberga, al contrario, il consiglio ritenne particolarmente opportuno togliere di mezzo gli ebrei dal momento che i loro titoli giuridici, i tributi pagati per risiedere nella città ecc., erano principalmente assegnati a signori i cui interessi erano in concorrenza con quelli della città. Al margravio di Brandeburgo, inizialmente sostenitore del «consiglio dei ribelli», a lui ostile, Carlo IV donò tre attraenti case di ebrei per il momento «in cui anche qui gli ebrei sarebbero stati uccisi»[143]. Prescindendo dal cinismo di questa espressione che relativizza definitivamente il ruolo di Carlo quale protettore degli ebrei, il consiglio cittadino non aveva nessun interesse nei confronti degli ebrei perché questi erano sfruttati da altri. La loro «tassazione», che il consigliere Ulrich Stromeyr richiese con succes-

140. HAVERKAMP, *op. cit.*, p. 68.
141. HAVERKAMP, *op. cit.*, pp. 68 s.
142. Cfr. nota 60.
143. Cfr. HAVERKAMP (1981), p. 71.

so al re[144], era assicurata in modo macabro dall'impunità nel caso in cui fosse successo qualcosa agli ebrei, circostanza sulla quale chiaramente Carlo contava. Nello stesso documento viene sottolineato che «gli abitanti della città non possono essere sicuri della propria vita e dei propri beni finché gli ebrei saranno presenti in città» (!)[145]. Oltre a Stromeyr anche altri patrizi ricevettero case di ebrei. Al tempo della grande peste – per quanto questa imperversasse lontano da Norimberga e non minacciasse direttamente nessun abitante della città – la morale dipendeva soprattutto dal guadagno, dai vantaggi che si ricavavano e dalla spartizione del potere. Allo stesso modo anche gli abitanti di Francoforte ottennero dal re di essere sgravati da ogni responsabilità nel caso di *pogrom*[146].

Furono ancora motivi economici e politici a indurre il langravio Federico di Turingia ad appoggiare le manovre antisemite a Mühlhausen e Nordhausen. Entrambe le città erano sue alleate nella guerra dei langravi. Dopo che nel febbraio del 1349 Günther von Schwarzburg ebbe «ceduto» gli ebrei di Nordhausen insieme a tutti i tributi e i profitti al conte Johann von Henneberg, un avversario del sovrano, i diritti di sovranità sugli ebrei diventarono naturalmente oggetto di discordia tra il langravio e il favorito dell'antirè. Perché il nemico non potesse approfittare dei «suoi» ebrei, Federico il «Serio» sollecitò il loro sterminio[147]!

Gli ebrei si trovavano in pericolo anche quando il re cedeva i diritti di sfruttamento ad avversari di un comune a più persone nello stesso tempo. Così accadde che Johann von Nassau e i conti di Solms si contendessero la comunità ebraica di Wetzlar appellandosi al contraddittorio passaggio di proprietà di Carlo IV l'uno e di Ludovico il Bavaro l'altro. Quando la famiglia Solms «a causa degli ebrei» dichiarò guerra alla città, senza esitare i consiglieri decisero d'intesa con Johann von Nassau di mandare al rogo la comunità ebraica così da preservare la città di Wetzlar da situazioni incresciose[148]!

L'indifferenza di fronte al quasi istituzionalizzato martirio degli ebrei nel XIV secolo continua a stupire. Non sono state tramandate

144. HAVERKAMP, *op. cit.*, pp. 71-73.

145. Cit. in HAVERKAMP («und auch die burger in der stat irs leibs und guts, die weil die Juden in der stat seint, nicht sicher seint»).

146. Cfr. note 107-117.

147. Cfr. *Germania Iudaica* (1968) II, p. 591; si veda anche HAVERKAMP (1981), pp. 39 e 76.

148. HAVERKAMP, *op. cit.* pp. 79 s.; si veda anche *Germania Iudaica*, cit., p. 883.

parole di vera compassione e sincero dispiacere uscite dalle bocche degli uomini del tempo. Per la prima volta nella storia d'Europa un popolo correva il pericolo di essere cancellato dalla superficie di vasti territori. Anche in Francia si ebbero i *pogrom* ma questi non furono paragonabili, nel numero e nella crudeltà, alle persecuzioni che si registrarono invece in Germania. Nell'autunno del 1348 gli ebrei furono uccisi a Manosque, Apt, Forcalquier e Arles. A Narbona e Carcassonne vennero banditi dalla città. Ci furono uccisioni di ebrei anche a Valence e nel Delfinato. Come si è già avuta occasione di ricordare, dalla Savoia i *pogrom* si erano estesi alla Svizzera e alla Germania[149]. Anche per la Spagna sono state segnalate violenze. A Villafranca, Gerona, Cervera, Terragona e Lérida il re dovette rendersi garante per la protezione dei perseguitati[150].

Intorno al 1350 molte comunità ebraiche d'Europa erano estinte (in Inghilterra, a dire il vero, già all'inizio del secolo, per cui i *pogrom* degli anni 1348-1349 ebbero qui scarsa importanza)[151]. Solo in Italia, dove in quasi tutte le città importanti erano presenti comunità ebraiche, non risultano per il periodo della peste nera più gravi atti di violenza, un fenomeno poco considerato nella letteratura specifica[152]. Forse il clima aperto delle città commerciali e portuali italiane, che garantiva informazioni di «prima mano», contribuì a far sì che la leggenda dell'avvelenamento dei pozzi non trovasse pubblico. Sembra inoltre che la norma papale che sanciva la loro protezione, anche se la curia risiedeva ad Avignone, abbia trovato a Roma e nello Stato Pontificio una maggiore risonanza che non a nord delle Alpi[153]. Se la differenza di cultura, certamente esistente tra la penisola appenninica e le regioni settentrionali, sia stata in questo senso determinante, va ad ogni modo messo in dubbio dal momento che anche in Germania l'atteggiamento antisemita dipese non tanto dall'educazione e dalla «cultura» ma piuttosto dalle condizioni economiche e politiche[154]. Ma

149. Cfr. TUCHMAN (1984), pp. 110 S.; BIRABEN (1976) II, pp. 59-61. Vengono menzionate numerose altre città francesi. Riguardo agli ebrei di Avignone che si trovavano sotto la protezione del papa cfr. BAUER (1897). Riguardo ai *pogrom* in Savoia e alle accuse di avvelenamento dei pozzi di questa regione cfr. POLIAKOV (1974) I, pp. 118 s.
150. BIRABEN, *op. cit.*, p. 60.
151. Cfr. a questo proposito ZIEGLER (1972), p. 108.
152. Cfr. ZINN (1989), p. 213.
153. ZINN, *op. cit.*
154. Cfr. HAVERKAMP (1981) con numerosi esempi della partecipazione ai *pogrom* da parte del ceto elevato e del clero.

l'incolumità degli ebrei italiani dimostra soprattutto che la peste non può essere stata la causa determinante dei *pogrom*. In nessun altro luogo la peste fu così terribile come in Italia! Interessante è però il fatto che dopo il 1349 il paese diventò la terra d'immigrazione preferita per gli ebrei provenienti da nord e in riferimento al 1353 vengono invece prontamente segnalate violenze nei confronti di questi nuovi cittadini che parlavano una lingua sconosciuta e osservava, usanze straniere[155].

In alcune località della Germania i sopravvissuti furono invitati a tornare. Spesso però non era rimasto nessun membro della comunità. Caratteristici furono i permessi di soggiorno limitati nel tempo. Se raggiunta la scadenza prefissata gli ebrei venivano cacciati, il relativo provvedimento era del tutto legale e incontestabile. «Si trattava di un'operazione normale e legittima, e gli ebrei, in un certo senso, diventano del tutto legalmente degli eterni erranti»[156]. Non di rado accadeva però che le espulsioni giungessero anticipatamente rispetto alla scadenza di soggiorno concessa. Spesso la situazione giuridica era intricata al punto che potevano nascere contrasti sul fatto che l'ordine vigente fosse stato o meno violato. I traumi psichici dei sopravvissuti devono essere stati inimmaginabili. Come un tempo restò in generale impossibile per gli ebrei l'esercizio di professioni borghesi così come l'accesso alle cariche pubbliche. Il loro futuro continuava ad avere per compagne l'insicurezza e la paura. Se tornavano a galla vecchie accuse come quella dell'usura (a Friburgo nel 1424) ricordando gli anni 1348/49 si doveva essere preparati al peggio[157].

A partire dal 1361 gli ebrei tornarono ad essere tollerati in Francia senza però che fosse loro riconosciuta una protezione giuridica e vennero in realtà sopportati dai relativi sovrani. Venne introdotto un testatico e si autorizzò l'assurdo tasso di interesse dell'87 per cento. Chi dunque riceveva denaro in prestito da un ebreo doveva odiare il prestatore. Tutto era orchestrato in modo tale da spillare denaro al popolo attraverso gli ebrei e favorire così ulteriormente la loro impopolarità. Molti si convertirono e si unirono poi al coro di voci antisemite. Da una ordinanza datata 1378 si può desumere quale circolo vizioso sia stato così messo in moto: «Molti di loro,

155. A Orvieto ci fu nel 1349 una lite per l'eredità delle vittime ebraiche della peste ma non vi fu nessuna violenza, cfr. BIRABEN (1976) II, p. 64.
156. Cit. in POLIAKOV (1974) I, p. 126.
157. POLIAKOV, *op. cit.*, p. 127.

che recentemente si son fatti cristiani, pieni d'invidia e di odio perché non traggono più alcun profitto, hanno cercato e cercano di giorno in giorno di accusarli, di sporgere moltissime denunce... e per queste accuse e denunce sono stati e sono più volte presi, molestati, tormentati e danneggiati»[158].

In molte città scomparvero i quartieri ebraici perché i cristiani vi costruirono nuovi edifici e agli abitanti, se non erano stati uccisi, fu comunque impedito di tornare. Il declino sociale di molti ebrei era inarrestabile. In seguito ai saccheggi compiuti nelle sinagoghe e nelle scuole la maggior parte delle comunità ebraiche fu inoltre privata anche delle proprie tradizioni culturali. *L'identità* di quella minoranza che si era costruita sulla lettura della *Torah* e delle scritture ebraiche era minacciata. Ovunque gli ebrei erano ritenuti degli stranieri, cosa che da quel momento in poi furono *di fatto*. Purtroppo non si hanno dati precisi sul numero delle perdite subite dalle comunità ebraiche al tempo della grande peste dal momento che le fonti di cui si dispone contengono soltanto informazioni vaghe. I registri delle imposte, le annotazioni relative al *Soldo d'oro* e altri testatici che potrebbero fornire indicazioni dirette sul numero dei membri delle comunità precedentemente al 1348, sono andati distrutti tranne rare eccezioni[159].

Solamente il genocidio compiuto da Hitler nel XX secolo ha superato l'incubo sofferto dalle comunità ebraiche negli anni 1348-1349.

158. Cit. in POLIAKOV, *op. cit.*, p. 124.
159. Cfr. POLIAKOV, *op. cit.*, pp. 123-130.

Venti

L'ESEMPIO DI UNA CITTÀ TEDESCA: WÜRZBURG

Fino ai *pogrom* della famigerata rivolta del 1298 guidata da un nobile di nome *Rindfleisch*[1] la comunità ebraica di Würzburg era una delle più grosse e agiate della Germania[2]. Tuttavia, anche dopo questa strage in cui si contarono circa novecento vittime tra le quali molti fuggiaschi provenienti da altre località, gli ebrei continuarono a rappresentare un significativo gruppo della popolazione. Al tempo della già menzionata persecuzione degli *Armleder*[3], vi si trasferirono ebrei provenienti da almeno altre tredici città. Con ogni probabilità la voce (presumibilmente vera) del saccheggio del quartiere ebraico da parte della popolazione impedì nel 1336 un massacro per mano della folla giunta da Kitzingen[4]. Il quartiere ebraico comprendeva due vie situate nelle vicinanze del palazzo municipale (fino al 1348 non si era ancora costituito un quartiere chiuso), confinava con un laghetto (il Rigol-See) per poi finire nei quartieri cristiani. Stuart Jenks ritiene che nel periodo immediatamente successivo alle violenze del 1349 gli ebrei rappresentassero una percentuale del venti, venticinque per cento sul totale della popolazione, intorno al 1400 stimata in circa quattromila persone[5]. Il fatto dunque che la comunità ebraica contasse dagli ottocento ai mille membri si spiega principalmente considerando il tradizionale ruolo della città quale rifugio per gli ebrei banditi da altri luoghi. Naturalmente anche a Würzburg erano «servi della camera» imperiale, cioè sotto la particolare protezione dell'imperatore ma per questo

1. Cfr. *Germania Iudaica* (1968) II, pp. 928 s.
2. Cfr. JENKS (1976), pp. 45-50.
3. Cfr. ZINN (1989), p. 217.
4. Cfr. *Germania Iudaica* (1968) II, p. 929.
5. *Germania Iudaica*, cit., p. 929; JENKS (1978).

anche tenuti, soprattutto a partire dagli inizi del XIV secolo, al pagamento di pesanti imposte[6].

A quel tempo le più importanti fonti di guadagno degli ebrei di Würzburg erano sicuramente rappresentate dalle operazioni di prestito di denaro ma appare comunque evidente che a Würzburg un cittadino su quattro non potesse vivere dell'attività del prestito a interesse. Molti ebrei erano piccoli commercianti, venditori ambulanti, sarti o impegnati in altre piccole attività artigiane[7]. Dagli atti del tribunale di Würzburg che Jenks ha preso in esame considerando la prima metà del XIV secolo, atti riguardanti rifiuti di pagamento o insolvibilità di debitori cristiani nei confronti di creditori ebrei, risulta inoltre che il prestito di denaro non era affatto attività esclusiva degli ebrei. Al contrario i prestatori ebrei erano in dura concorrenza con quelli cristiani. Le offerte relative agli interessi, che si aggiravano intorno a valori tra il nove e il dodici per cento, quindi a un tasso sensibilmente inferiore a quello del quarantatré per cento prescritto in una norma imperiale quale massimo, erano oggetto di contrattazioni e mercanteggiamenti[8].

A Würzburg i debitori appartenevano alle classi agiate. Quanto meno qui non è documentabile quello sfruttamento del «proletariato» da parte di prestatori ebrei di cui sempre si è vociferato. La maggior parte dei cristiani citati in giudizio dagli ebrei appartenevano «alla nobiltà terriera o alla burocrazia», il «tipico» debitore era addirittura scudiero o cavaliere[9]. Anche vassalli, ministeriali, funzionari amministrativi, patrizi, membri del consiglio, borghesi, artigiani e agricoltori proprietari di fondi si rivolgevano agli ebrei per dei prestiti. Si può dunque ritenere che «di regola» i prestiti non erano neppure richiesti per necessità ma per consentire un certo qual lussuoso tenore di vita[10]. Se questa appartenenza sociale delle persone che domandavano prestiti sia rappresentativa anche, altre città, è questione che rimane aperta. Tuttavia titoli di credito che ci sono pervenuti, risalenti al XIV secolo e riferiti alla città di Francoforte, danno indicazioni in questo senso[11].

6. Cfr. ZINN (1989), p. 217.
7. ZINN, *op. cit.* p. 218.
8. ZINN, *op. cit.*
9. Cfr. JENKS (1978), p. 331.
10. Cfr. ZINN (1989), p. 219.
11. Cfr. ANDERNACHT (1973), pp. 18 s.

Ingiustizie sociali o uno «sfruttamento» delle masse urbane ad opera di prestatori ebrei, difficilmente possono dunque essere addotte come causa per i *pogrom* del tempo della grande peste. Certo gli ebrei dovevano cercare di riguadagnare presso la propria clientela le imposte pagate, come testatico o «tributo» dovuto in cambio del permesso di risiedere in una località, rispettivamente all'imperatore e alle autorità cittadine. A Würzburg questo doveva aver suscitato l'ira soprattutto dei ceti elevati le cui tendenze, come si è illustrato nel capitolo precedente, erano sensibilmente più antisemite di quello che per molto tempo si era creduto[12]. D'altra parte non emerge nessun rapporto diretto tra il numero delle richieste di pagamento di un debito avanzate per vie legali e le violenze antisemite.

Di certo in nessun caso i debitori citati in giudizio da creditori ebrei si riunirono per vendicarsi spontaneamente.

Inoltre coloro che ricevevano prestiti venivano per lo più da zone periferiche mentre secondo lo Zinn[13] i *pogrom* al tempo della peste «differenziandosi decisamente dalle precedenti persecuzioni», rappresentavano, quasi senza eccezioni, una conseguenza di tensioni presenti all'interno della città[14]. Una strage ordita da forestieri non avrebbe solo rappresentato in questo senso un'eccezione ma sarebbe anche stata difficilmente tollerata dalle autorità che temevano gli incontenibili e incontrollabili tumulti.

D'altra parte i «ceti trainanti» dell'antisemitismo potevano cambiare completamente secondo le circostanze. A Würzburg sembra che un certo malcontento delle masse cittadine, senza dubbio presente, sia stato strumentalizzato al momento opportuno da personalità influenti.

Considerando le demonizzazioni e abiezioni medievali non era difficile trovare nuovamente negli ebrei i capri espiatori. I saccheggi menzionati in alcune fonti fanno pensare anche a tensioni sociali. È comunque improbabile che essi siano stati voluti o sollecitati dall'autorità o dai debitori degli ebrei. La citata lettera dell'arcivescovo di Colonia dice comunque ben altre cose[15].

Il fatto che la fama della peste abbia avuto un certo ruolo nei *pogrom* di Würzburg (nonostante la città sia stata una delle poche

12. Cfr. cap. 19; si veda anche HAVERKAMP (1981), pp. 30-34.
13. Cfr. ZINN (1989), p. 219.
14. Cfr. JENKS (1978), pp. 331 s.
15. Cfr. NOHL (1924), pp. 260 s.; HAVERKAMP (1981), p. 66 (testo latino).

in Germania che ne fu risparmiata fino al 1351), prova che anche qui circolarono le accuse di avvelenamento dei pozzi. Michael de Leone, il citato canonico presso il Neumünster, era convinto della colpevolezza degli ebrei. A favore del consiglio cittadino depone il fatto che esso non abbia inizialmente prestato fede alle relative voci che circolavano e abbia immediatamente rinnovato il salvacondotto per gli ebrei. Si rivolse anche ad altri comuni indagando sul come si operasse in questi altri luoghi[16]. Le informazioni erano contraddittorie. Con l'avvicinarsi dei flagellanti[17] gli ebrei ebbero da temere il peggio. Michael de Leone racconta: «Quando alla fine gli abitanti di Würzburg non poterono più sopportare gli ebrei che vivevano in quella città perché questi in modo criminoso avevano avvelenato i cristiani (gli scellerati, di quando in quando lo avevano fatto davvero!), gli stessi ebrei, con le loro mani, incendiarono le proprie case e bruciarono insieme alle proprie cose dopo che un tribunale speciale li aveva condannati a morte per i crimini commessi»[18].

Questa sentenza (*iudicium saeculare*) getta un'ombra sulla storia medievale di Würzburg. I *pogrom* furono ufficialmente legalizzati, le vittime, nel caso non fossero già morte, spinte al suicidio. Michael de Leone non lascia trasparire alcuna compassione. Si legge nella sua cronaca: «Nell'anno 1349 fiamme guizzanti uccisero gli ebrei. Morirono il giorno di san Vittore, allo spuntare del giorno...

Ammassati nel fuoco, gridavano tutti *Adonay*. Avvelenando i pozzi avevano dato prova della loro scelleratezza. Per questo dovettero pagare con la vita e la (attuale) Marktplatz di Würzburg fu lo scenario del loro supplizio»[19].

Il cronista inizia a moraleggiare. Il lettore doveva essere convinto della legittimità della sentenza di colpevolezza. Dopo che il papa, già il 26 settembre del 1348, aveva proibito la persecuzione degli ebrei, minacciando la scomunica[20], la difesa della loro esecuzione capitale da parte degli ecclesiastici di Würzburg è sorprendente. Insieme a Stuart Jenks[21] bisognerebbe anche considerare se le fre-

16. Cfr. JENKS (1978), p. 345.
17. I primi raggiunsero Würzburg il 2 maggio 1349, cfr. JENKS (1976), p. 87.
18. Cfr. JENKS (1976), p. 78 (testo inglese).
19. Testo latino in JENKS, *op. cit.*, p. 220.
20. Cfr. ZADDACH (1971), p. 59; BIRABEN (1976) II, p. 59.
21. Cfr. JENKS (1976), pp. 81 s.

quenti cronache di suicidi collettivi delle comunità ebraiche d'Europa non mascherino di quando in quando il loro assassinio. In alcuni versi Michael de Leone riassume la sua opinione riguardo agli ebrei: «Considera, o lettore, che la crudeltà che gli ebrei avevano destinato ai cristiani li consumò nel loro stesso fuoco. Nella loro colpa avrebbero avvelenato i pozzi, praticamente in ogni strada, con le loro mani, con una sostanza disgustosa. Per questa ragione si sono meritati di essere torturati. Questa terribile razza è stata cancellata dal suolo di Würzburg»[22].

Risulta difficile datare con precisione il rogo in cui bruciarono gli ebrei di Würzburg. Sulla base dell'analisi di alcune lettere indirizzate da città amiche al consiglio cittadino di Würzburg, Hofmann propone come possibili date il 20 o il 21 aprile 1349[23]. Se si tiene conto che la voce dell'avvelenamento dei pozzi correva attraverso il paese già nel mese di gennaio, il lungo periodo di tempo che precede i *pogrom* della primavera è degno di nota. Il fatto che a Würzburg gli ebrei non morirono già in gennaio o febbraio fu forse merito di un drappello di funzionari che il consiglio aveva destinato alla loro protezione[24]. È pure degno di nota il fatto che i flagellanti provenienti dalla Turingia arrivarono il 2 maggio, dunque successivamente all'uccisione degli ebrei. Con la morte sul rogo della comunità ebraica di Würzburg i flagellanti non ebbero quindi nulla a che vedere[25]!

Se, in riferimento alla loro collocazione temporale, si mettono a confronto le persecuzioni degli ebrei avvenute nelle città tedesche, si nota come i *pogrom* di Würzburg siano tardi rispetto agli altri. Sulla base di una distinta compilata da Haverkamp o dei dati forniti dai *Monumenta Iudaica* in cinquantasei località dell'impero gli ebrei erano già stati perseguitati, bruciati sui roghi o uccisi in altri modi[26]. Anche nelle altre città i flagellanti non furono quasi mai coinvolti nelle violenze antisemite ma, nel migliore dei casi, con la loro critica nei confronti del potere o del clero, così come con i loro moniti apocalittici, fomentarono l'insicurezza generale (che naturalmente poteva favorire la ricerca di capri espiatori!). Considerando l'atmosfera esplosiva e la paura latente della peste, alla

22. JENKS, *op. cit.*, p. 81.
23. Cfr. HOFMANN (1953).
24. Cfr. JENKS (1978), p. 345.
25. Cfr. JENKS (1976), p. 83.
26. Cfr. HAVERKAMP (1981), pp. 35-38; si veda anche *Germania Iudaica* (1968).

fin fine sembrano essere state piuttosto circostanze «esterne» come ad esempio la gelata che il 19 aprile distrusse le viti, di cui parla anche Leone, ad aver fomentato la tendenza antisemita[27]. In casi di questo tipo le teorie di avvelenamenti o di congiure erano subito pronte.

Mentre il consiglio di Würzburg, quanto meno in un primo momento prese le distanze da queste violenze il vescovo – in modo analogo al burgravio di Norimberga[28] – si era preoccupato già anticipatamente dell'eredità degli ebrei nel caso dovesse succedere loro qualcosa[29]. Naturalmente anche a Würzburg gli ebrei venivano considerati concorrenti e le ragioni materiali dovevano aver motivato alla violenza non soltanto i debitori degli ebrei (anche se questi, come si è già detto, nel caso tipico, non erano residenti in città)[30]. Considerando il minaccioso arrivo dei flagellanti e l'onnipresente pericolo della peste non doveva infine essere sottovalutata la particolare situazione psichica. La più piccola scintilla poteva, nel vero senso della parola, attizzare il fuoco in qualsiasi momento.

Tra gli ebrei, vittime delle violenze consumatesi a Würzburg nel 1349 ci furono anche influenti rabbini e maestri. Con la loro morte finiva il periodo illustre della scuola talmudica di Würzburg. Per il resto il destino della comunità corrispose a quello di molte altre città. I pochi sopravvissuti trovarono accoglienza a Norimberga, Magonza, Francoforte, Erfurt e Bacharach dove, naturalmente, tornarono ad essere considerati stranieri[31]. Anche la città di Würzburg tornò presto ad accogliere ebrei, naturalmente con permessi «a termine», così che non fu possibile una vera e propria loro integrazione e tanto meno il godimento dei normali diritti di cittadinanza. Il 30 settembre 1349 Carlo IV, nonostante fosse il loro protettore, cedette alla città e al convento l'intera proprietà della vecchia comunità ebraica. Le pietre tombali del cimitero vennero utilizzate per la costruzione del monastero di St. Marx e di alcune case e inoltre per l'edificazione delle mura dei sobborghi settentrionali[32]. Così anche coloro che erano stati allontanati o erano emigrati furono privati della loro proprietà. Negli anni successivi, sul

27. Cfr. JENKS (1976), pp. 85 s.
28. Cfr. *Germania Iudaica* (1968) II, pp. 602 s.
29. *Germania Iudaica*, cit., p. 932.
30. Cfr. ZINN (1989), p. 218.
31. ZINN, *op. cit.*
32. Cfr. *Germania Iudaica* (1968) II, p. 932.

terreno un tempo occupato dal quartiere ebraico, sorsero l'odierna Marktplatz (Piazza del mercato) e la Marienkapelle (Cappella della Vergine). Come a Norimberga e a Bamberga i costruttori o donatori di cappelle di questo tipo credevano di dover espiare il rifiuto degli ebrei a lasciarsi battezzare[33]. In realtà queste cappelle ricordano la follia collettiva dei *pogrom* degli anni 1348/50 che appartengono ai capitoli più bui della storia delle città tedesche.

33. Cfr. ZINN (1989), p. 222.

Ventuno

LA CRISI DI MENTALITÀ DEGLI ANNI QUARANTA

È difficile descrivere le molteplici reazioni della polazione europea di fronte alla peste e ancor più darne una valutazione. Una psicopatologia omogenea della peste nera non è individuabile. Prescindendo dai *pogrom* si evidenzia un chiaro imbarbarimento e una maggior inclinazione alla criminalità della vita di ogni giorno. Critici dell'epoca con tendenze moraleggianti come il menzionato Magister Konrad von Megenberg[1] videro l'inizio della decadenza spirituale d'Europa già molto prima del 1348. Non solo nella Chiesa, dove divennero di moda favoritismi e acquisto delle cariche (il *Sine nomine* del Petrarca rendeva pienamente il pensiero di molti contemporanei)[2], ma nella società in genere predominavano a suo parere *Hybris* e *Cupiditas*[3]. Nel *Liber de rebus temporibus memorabilioribus* Heinrich Herford si lamentava della crescente mancanza di disciplina e perdita di autorità delle istituzioni tradizionali: «Vi sono così dei contrasti, ad esempio tra giovani e anziani, borghesi e nobili e pure nelle città, nei conventi e all'interno degli Ordini religiosi dove di questi tempi riguardo a questioni generali e particolari non si faceva altro che contraddire...»[4]

Significativamente Clemente VI nel 1348 pregò Dio perché ponesse fine alla peste ma anche perché «creasse armonia e concedesse la pace»[5]. Agli occhi di Megenberg soprattutto gli studenti si dimostrarono privi di valori e di speranze per il futuro. I giovani *magister* deridevano i loro colleghi più anziani, i baccalaurea-

1. Cfr. nota 61 in cap. 19.
2. Cfr. PIUR (1925).
3. Cfr. KRÜGER (1972), p. 852.
4. Cfr. POTTHAST (1859), p. 268 (Heinrich Herford).
5. Cfr. KRÜGER (1972), p. 852.

ti disturbavano con tumulti le dispute, gli studenti vaganti non permettevano il regolare svolgimento delle lezioni[6]. Konrad von Megenberg, Peter von Zittau insieme ad altri criticavano anche la moda provocante dei giovani. Gli uomini portavano «lunghe barbe, alla moda dei barbari, senza accorciarsele»[7]. I ragazzi ricchi non facevano altro che dilapidare le loro sostanze. Si compravano bicchieri e vasellame di terracotta solo per mandarli in frantumi. Non era raro che chi aveva contratto dei debiti, dopo aver dissipato il proprio patrimonio o eredità, sfuggisse alla propria responsabilità facendosi reclutare in Lombardia o in Francia come soldato di ventura[8].

Proprio il sistema mercenario affermatosi nel corso del XIV secolo contribuì in modo significativo all'imbarbarimento dei costumi. Alle stipulazioni di pace faceva seguito un riflusso in patria di una soldataglia inselvatichita con conseguente deciso aumento della bruta violenza, delle rapine e degli assassinî. Konrad von Megenberg vide anche nella depravazione dei costumi del tempo la causa della peste. Non aveva dubbi che il castigo divino iniziasse a far sentire i propri effetti. «Non bisogna interrogare sull'arrivo dell'anticristo coloro che vogliono fomentare gli oppositori dei cristiani...»[9], si legge nella sua *Monastik* composta nel 1348.

Accanto al Petrarca, che però non si propone la riforma delle vecchie istituzioni o una restaurazione della sua epoca, ma con la sua critica alla «depravazione» del secolo delinea il progetto di una *nuova* epoca, anche il frate francescano spagnolo Alvarus Pelagius si lamenta «dei vizi e dei difetti di tutti i ceti». Soprattutto lo *scetticismo* fu stigmatizzato come flagello del tempo. Petrarca, Alvarus e Megenberg condannano inoltre, anche se per ragioni diverse la posizione di supremazia riconosciuta ad Aristotele e ai suoi commentatori[10] presso le Università e lamentano che «li non si senta parlare dei profeti o della sacra legge di Mosè, non di Cristo né della sapienza dei padri e pure del santo evangelo e dei santi Padri della Chiesa»[11].

6. KRÜGER, *op. cit.*, p. 853.
7. KRÜGER, *op. cit.*, p. 854.
8. Cfr. BAETHGEN (1924), pp. 222 s. (Johannes von Winterthur).
9. Testo latino in KRÜGER (1972), p. 857.
10. Averroè era considerato uno dei commentatori più importanti, cfr. BERGDOLT (1992), pp. 27 s.
11. Testo latino in KRÜGER (1972), p. 859.

Il XIV secolo appariva come epoca di crisi per antonomasia. Il Petrarca credeva di percepire un "decadimento" di tutta la cultura contemporanea. La Chiesa, le Università, la letteratura, l'arte e le strutture della famiglia apparivano nella stessa misura in pericolo: «In tutt'altro tempo da questo esser nato io vorrei, del quale cerco a tutt'uomo di farmi dimentico, e vivo coll'animo in mezzo agli antichi», annotava nella sua autobiografia[12]. Il poeta alludeva all'antichità cui paragonava con parole drastiche i disordini del proprio secolo. La maggioranza dei suoi insigni contemporanei votati alla tarda Scolastica aristotelica sembravano «benché paressero ancora in vita e – quantomeno fino a quel momento – respirassero anche, ripugnanti e spaventosi cadaveri»[13]. Nel rifiuto del Medioevo e nella glorificazione del mondo antico si manifestava già lo spirito del Rinascimento.

La critica al tempo rifletteva l'insicurezza generale di cui approfittarono anche i flagellanti. Il loro successo trovava spiegazione non da ultimo nel diffuso malumore nei confronti della Chiesa e dello stato. Le autorità spirituali e laiche avevano tutte le ragioni per temere e combattere i movimenti di massa[14].

La crisi di mentalità non fu però favorita soltanto dall'orrore della peste nera. Anche l'invenzione dell'arma da fuoco e la conseguente massificazione e imbarbarimento della vita quotidiana in tempo di guerra dovevano aver causato in molti contemporanei un senso di insicurezza. Allo stesso modo l'inesorabile monito degli orologi delle torri[15] recentemente installati e il *Memento mori* che molti vi collegavano, a seconda del carattere e delle circostanze contribuì al pessimismo o alla spensieratezza. Non valeva più la pena di fare progetti per il futuro. La mancanza di orientamento della società favoriva un senso di paura nei confronti del futuro da cui senza alcun dubbio anche i flagellanti e i millenaristi trassero profitto[16].

In mezzo a questa atmosfera di crisi – le innovazioni tecniche della prima metà del secolo avevano piuttosto contribuito ad

12. Cfr. FRACASSETTI (1892), *Lettera ai Posteri* p. 204.
13. Cfr. BERGDOLT, (1992), p. 6.
14. Cfr. cap. 18.
15. Cfr. ZINN (1989), pp. 108-113, in particolar modo pp. 110 s.
16. Cfr. in cap. 18 quanto si è detto sull'atmosfera apocalittica. Ad ogni modo i millenaristi avevano certamente una prospettiva del futuro, cfr. in cap. 18 note 10-18.

acuirne il senso[17] – la concreta minaccia rappresentata dalla peste portò a un aumento della paura e dell'insicurezza. Quella fragile società non era all'altezza di tale sfida esistenziale. La malattia e il pericolo di morte, l'assassinio e il terrore caratterizzavano la quotidianità dell'epidemia. L'atmosfera di paura dominante faceva vedere in ogni persona un sospetto. Nella letteratura specifica fu sollevata la questione (a rovesciamento della tesi di Norbert Elias secondo la quale proprio il processo di civilizzazione rappresenta attraverso regole, divieti e obblighi una crescente padronanza del primordiale desiderio dell'uomo di crudeltà)[18] se il nobilitarsi della società non implichi inevitabilmente espressioni e manifestazioni del primitivo desiderio di aggressione degli istinti più bassi[19]. Aggressività repressa e reazioni che potrebbero dunque essere il prezzo della civilizzazione. Se la paura e il pericolo esterno turbano l'armonia superficiale, si verificano caotiche reazioni. I *pogrom*, il movimento dei flagellanti, le persecuzioni degli eretici e delle streghe (che aumentarono dopo la peste nera) la criminalità crescente, il maggior numero, o meglio, il prolungarsi delle guerre si spiegherebbero dunque in modo plausibile[20] senza tuttavia che questo modello interattivo pretenda di possedere una validità assoluta.

Il fatto che l'orrore della vita quotidiana durante la peste abbia suscitato una particolare crudeltà e insensibilità, e sia stato addirittura la causa della fine della società fondata sulla solidarietà umana, è dimostrato da molti racconti di testimoni oculari. Il Boccaccio racconta come i fiorentini si comportassero in modo estremamente egoistico. Secondo Michele da Piazza «il rapporto tra gli uomini si imbarbarì»[21]. Mercenari saccheggiavano il paese e spogliavano le case delle vittime dell'epidemia mentre molti si prendevano cura dei malati solo per sfruttarli e trarne profitti economici. Il Boccaccio racconta di ambigui personaggi che in cambio delle proprie cure e assistenza esigevano compensi altissimi «quantunque per tutto ciò molti non fossero divenuti: e quegli cotanti erano uomini o femine di grosso ingegno, e i più di tali servigi non usati»[22].

17. Cfr. ZINN (1989), pp. 89-149.
18. ZINN, *op. cit.*, p. 245.
19. ZINN, *op. cit.*, pp. 245-247.
20. ZINN, *op. cit*.
21. Cfr. CORRADI (1972), p. 190.
22. Cfr. BOCCACCIO (1985), p. 16.

Le donne dimenticarono la loro «pietà femminile» e si comportavano in modo tutt'altro che compassionevole. Ci si occupava dei malati, sempre secondo il Boccaccio, non più di quanto ci si curasse normalmente delle capre[23]. I cronisti descrivono in modo dettagliato come il senso della morale e della responsabilità sociale si andassero affievolendo. Molti consumavano ormai soltanto «delicatissimi cibi e ottimi vini». «Quantunque leggiadra o bella o gentil donna fosse» accettava, senza crearsi nessuno scrupolo, di farsi curare da uomini sconosciuti e non esitava, «a lui senza alcuna vergogna ogni parte del corpo aprire... solo che la necessità della sua infermità il richiedesse», cosa che per molti – di nuovo secondo il racconto del Boccaccio – «fu forse di minore onestà, nel tempo che succedette, cagione»[24]. In città e in campagna le convenzioni vacillavano. Invece di preoccuparsi del futuro, gli uomini «quasi quel giorno nel quale si vedevano esser venuti la morte aspettassero, non d'aiutare i futuri frutti delle bestie e delle terre e delle loro passate fatiche ma di consumare quegli che si trovavano presenti si sforzavano con ogni ingegno», si apprende ancora dal *Decamerone*[25]. Secondo Matteo Villani molti «si diedero alla più sconcia e disordinata vita che prima non aveano usata. Perocché vacando in ozio, usavano dissolutamente il peccato della gola, i conviti, le taverne e delizie con delicate vivande, e' giuochi, scorrendo senza freno alla lussuria, trovando nei vestimenti strane e disusate fogge e disoneste maniere, mutando nuove forme a tutti gli arredi»[26].

Si tenga presente che la descritta tendenza al lusso e alla gioia di vivere, pur acquisendo al tempo della peste un maggior rilievo, è tuttavia già documentabile nel periodo *precedente* la peste stessa, quanto meno in uno stato embrionale. Non è un caso che nei registri cittadini di Norimberga si trovino tra gli anni 1346 e 1348 riferimenti a un crescente numero di reati contro la moralità pubblica in cui erano implicate anche donne «rispettabili»[27]. A Wismar, nel periodo immediatamente precedente lo scoppio della peste (1350), in considerazione dell'incombente pericolo, attraverso severe leggi sui consumi di lusso, si cercò di esortare i cit-

23. BOCCACCIO, *op. cit.*, pp. 18 s.
24. BOCCACCIO, *op. cit.*, pp. 14 e 16.
25. BOCCACCIO, *op. cit.*, p. 19.
26. Cfr. VILLANI (1858) II, p. 9.
27. Cfr. LECHNER (1884), p. 96.

tadini alla semplicità, austerità e religiosità[28]. Significativamente le scollature si faranno continuamente sempre più profonde, fino allo scoppio della peste, sul modello dei dipinti senesi…[29]

Il cronista fiorentino Marchionne di Coppo Stefani osservava meravigliato come gli eredi dei defunti si adattavano entusiasti al nuovo ruolo di proprietari. Terminata l'epidemia della peste ci si stupiva del nuovo benessere ma anche di quanto fossero boriosi i nuovi ricchi. «E tale che non aveva nulla si trovò ricco, che non pareva che fusse suo, ed a lui medesimo pareva gli si disdicesse. E cominciorono a sfogiare nei vestimenti e ne' cavagli e le donne e gli uomini»[30].

Coloro che erano sfuggiti alla morte avevano sete di divertimenti, lusso e ricchezza. Il pericolo sembrava allontanato e con esso svaniva la paura. Alcuni comportamenti appaiono paradossali agli osservatori di oggi. Il fatto che i cittadini di Berna alla scomparsa della peste, «appena passata la grande morte» si trovarono allegramente coinvolti in una scaramuccia, è già stato osservato[31]. Dopo l'esperienza della *Pestilentia Magna* la morte quasi non poteva più fare paura. I più la rimossero e si dedicarono agli aspetti piacevoli della vita. Secondo la cronaca di Limburgo «il mondo cominciò di nuovo a vivere e ad essere allegro». Questo si manifestava anche nella moda. Gli abiti «erano così stretti che un uomo poteva a stento camminarci dentro». Le scarpe avevano lunghe punte rivoltate «e le donne indossavano abiti dalle scollature così ampie che lasciavano scoperto il seno quasi per metà»[32].

Anche a Pavia il consigliere Pietro Azario deplorava la depravazione morale che si era diffusa dopo il 1348. Non solo i giovani e gli studenti ma l'intera società sembrava minacciata dall'immoralità[33]. Il cronista Li Muisis raccontava che a Tournai le donne vestivano in modo davvero succinto e indossavano abiti così attillati da lasciar intuire i contorni del corpo nudo (*forma nuditatis*)[34]. Analoga situazione è segnalata nel 1367 in una cronaca di Magonza. Molti giovani della città portavano giacche così corte che quasi non arrivavano a coprirne «il sesso e il sedere». Là le donne impressio-

28. LECHNER, *op. cit.* p. 96.
29. Cfr. BELLOSI (1977).
30. Cfr. CARDUCCI-FIORINI (1903), p. 232.
31. Cfr. nota 13 in cap. 14.
32. Cfr. BRANDT (1922), p. 17.
33. Cfr. LECHNER (1884), p. 97.
34. Testo latino in LEMAITRE (1906), p. 229.

navano per le loro appariscenti e generose scollature, «al punto di andare in giro a seni scoperti. E per via dei loro abiti così aderenti si poteva osservare nel mezzo la zona delle parti pudende»[35]. Analoghi commenti venivano dal piacentino Giovanni De Mussis le cui osservazioni tuttavia sono posteriori al 1348 di una trentina d'anni. Secondo questo cronista gli abiti delle signore avevano delle così ampie scollature che ne lasciavano scoperti i seni e si aveva l'impressione che questi «volessero uscire dalla scollatura»[36]. Adeguate disposizioni sull'abbigliamento si resero necessarie nel 1392 presso l'Università di Colonia, proprio a tutela della morale[37].

Anche la letteratura degli anni intorno al 1350 confermava il rilassamento dei costumi e la perdita di autorità delle vecchie istituzioni. Il *Decamerone* del Boccaccio illustra le grandi e piccole libertà che i laici di quando in quando si permettevano, ma non solo loro, anche chierici e religiose. Non era la fede cristiana ad essere messa in ridicolo ma coloro che nella Chiesa rappresentavano la fede stessa. L'umile sopportazione della sciagura, così come ad esempio è presentata dai cronisti padovani Cortusio[38], fa spazio a una critica sociale, pur presentata con simpatia e capacità di immedesimazione. La scaltrezza, la furbizia, l'inganno e l'«instupidimento» del prossimo rappresentano per molti eroi del Boccaccio la strada verso il successo. Risulta tuttavia dubbio se nelle novelle vengano effettivamente propagandati modelli precursori di un'etica economica «protestante» o di un determinismo sociale di natura religiosa come sostiene Gottfried[39]. Tuttavia non va rifiutata una tendenza alla *vita activa*, alla scelta individuale, alla capacità di affermazione e di gestione della vita.

I *Canterbury Tales* di Chaucer, composti dopo il 1387 tradiscono anch'essi un nuovo pensiero. I ceti sociali e soprattutto gli Ordini religiosi vengono presentati in modo critico. Non è affatto un caso che il poeta inglese abbia tradotto anche le opere del Boccaccio[40]. In Francia fu François Villon a impersonare l'emancipazione dell'individuo, emancipazione che ebbe come conseguenza la ricerca dei massimi piaceri della vita senza però mettere in

35. Cit. in HOENIGER (1882), p. 83 (testo latino).
36. Testo latino in LECHNER (1884), p. 98 («quod mamillae velint exire de sinu»).
37. LECHNER, *op. cit.*
38. Cfr. MURATORI (1728) XII, col. 926 s.
39. Cfr. GOTTFRIED (1986), p. 79.
40. GOTTFRIED, *op. cit.*, p. 80.

discussione le gerarchie. L'istituzione del papato dunque non è contestata né dal Boccaccio, né da Chaucer o Villon[41]. Villon però è già figlio del XV secolo, un secolo che fu costretto ad accettare il flagello della peste come sciagura ricorrente.

La ricerca del piacere e del divertimento, il desiderio di belle opere d'arte o di avventure amorose sembrano aver raggiunto il massimo dell'intensità nei primi decenni dopo la peste nera, per poi favorire, nel periodo successivo a seconda del paese e del relativo tenore culturale, determinati sviluppi nell'economia e nella società. La nuova sensibilità per la fugacità del tempo, favorita in ugual misura sia dalla peste, sia dall'invenzione dell'orologio meccanico non influenzò soltanto poeti e intellettuali[42]. Soprattutto i commercianti che dovevano programmare iniziative future, ne trassero le debite conclusioni. Furono i primi che dopo il trauma della peste presero le distanze dall'atteggiamento pessimistico o da quella condotta di vita improntata all'edonismo e all'assenza di progetti. Sembrava opportuno esercitare la propria attiva influenza sul futuro per poter continuare ad essere competitivi. D'altra parte i chierici del tempo condannavano l'usura anche per il fatto che con essa gli uomini speculavano con il futuro, cosa che appariva loro come gesto presuntuoso di fronte a Dio[43].

Negli anni successivi alla peste nera fu anche riconosciuto il valore dell'orario di lavoro. Solo così l'orologio meccanico a pesi divenne di capitale importanza. Agli albori dell'attività industriale, in alcuni settori, soprattutto nel campo della produzione tessile, era necessario misurare con precisione gli orari di lavoro per stabilire il rispettivo salario. Nel Medioevo il tempo di luce era solitamente suddiviso in dodici «ore» di ugual durata che di conseguenza in inverno era di molto inferiore rispetto a quella dell'estate. Da allora in poi il processo produttivo fu considerato misurabile indipendentemente dalla merce prodotta. Esso diventò criterio di «diligenza». Anche il lavoro notturno fu una conseguenza di questa nuova percezione del tempo[44].

Resta comunque discutibile se tali strutturazioni del lavoro o l'articolazione temporale di tutti i settori della vita contribuirono

41. GOTTFRIED, *op. cit.*, pp. 79 s.
42. Cfr. ZINN (1989), pp. 112 s.
43. Cfr. GOTTFRIED (1986), p. 81.
44. Cfr. ZINN (1989), pp. 110 s.

a compensare o sublimare la paura della morte presente in modo latente (e considerando le epidemie di peste sempre incombenti anche giustificata) e a tener a freno le isterie di massa frequenti nei periodi di peste[45]. Esse dovevano piuttosto aver richiamato alla mente con ancor più forza la caducità di tutto ciò che è terreno. Si tenga presente una volta di più che i descritti cambiamenti di mentalità dovevano essere per lo più ricondotti a dei processi che si erano andati delineando già prima della peste nera. La peste con i suoi orrori rappresentò di regola solo il fermento capace di sollecitare il crollo di quelle concezioni del mondo che avevano iniziato a vacillare in precedenza e creò una situazione che esigeva nuove filosofie di vita.

Sarebbe però ingiusto passare sotto silenzio che molti uomini del tempo reagirono alla peste con umiltà, cioè con un profondo senso di fede, tradizionalmente inteso. Se anche molti si sottrassero alla propria responsabilità fuggendo (per la qual cosa del resto nessun filosofo etico o filosofo in genere del nostro tempo li criticherebbe!) ve ne erano altri che, spinti dal senso cristiano di amore per il prossimo, curavano i malati, consolavano i familiari e, mettendo in grave pericolo la loro stessa vita, davano sepoltura ai morti di peste. Così, come è già stato ricordato per un senso di responsabilità cristiana, i membri della confraternita veneziana della scuola della Carità non esitarono a dare dignitosa sepoltura alle vittime della peste.

Morirono in trecento[46]. Circa un quarto dei testamenti redatti in Inghilterra immediatamente dopo la peste nera erano in favore di istituzioni ecclesiastiche che si occupavano dei malati e dei poveri. Questo è ancor più impressionante se si tiene conto che in un tempo in cui non esistevano «assicurazioni» per i bambini o gli eredi, le eredità stesse erano spesso di importanza vitale. Anche durante la peste la Chiesa ricevette numerose donazioni a sostegno di istituzioni caritatevoli[47].

Soltanto negli anni tra il 1350 e il 1390 sorsero in Inghilterra settanta istituzioni benefiche di questo tipo. Esse dimostrano come molti testatori, di fronte alla peste, pensassero alle «cose ultime» e alla salvezza della loro anima. Cappelle di famiglia

45. Cfr. cap. 18.
46. Cfr. MUELLER (1979), pp. 81 s.
47. Cfr. ZADDACH (1971), pp. 111-118; GOTTFRIED (1986), p. 85.

all'interno di grandi chiese, appartenenti per lo più a Ordini di frati mendicanti[48], e donazioni in memoria delle anime dei familiari defunti, erano un'usanza diffusa già intorno al 1300 ma proprio dopo la peste godettero di una particolare popolarità. Questo non era strano se si considera che l'epidemia, in mancanza di spiegazioni plausibili e «razionali»[49], era ancora vista in molti luoghi come una punizione di Dio la cui ira doveva essere placata. La Chiesa aveva bisogno di donazioni benefiche anche per provvedere al restauro di conventi, ospizi ed edifici ecclesiastici che in molte località erano in condizioni di abbandono e rovina. A Londra, prima del 1348, all'incirca il cinque per cento dei testatori faceva donazioni in favore di ospedali, mentre negli anni tra il 1350 e il 1360 si arrivò al quaranta per cento! Proprio questi investimenti a favore degli ospizi apparivano sensati alla luce di una riflessione sia in senso laico, sia in senso cristiano. Essi sostenevano la lotta contro la peste e rappresentavano per il donatore delle partite attive nella lotta per la salvezza della propria anima[50].

Altre conseguenze delle epidemie di peste, ugualmente in contrasto con le reazioni «edonistiche» di molti contemporanei, furono i pellegrinaggi e i viaggi di devozione. Agli osservatori di oggi – ma era già l'opinione diffusa nella letteratura specifica sulla peste del XIX secolo[51] – può apparire temerario e privo di senso, addirittura semplicemente irresponsabile il fatto che nel 1350, in occasione dell'anno santo, migliaia di persone da tutta Europa si misero in cammino alla volta di Roma, con la conseguenza che molte furono vittime della peste, ma non solo, dal momento che in questo modo contribuirono direttamente alla diffusione dell'epidemia. Clemente VI, che fissò l'anno giubilare «fuori programma» (originariamente questo era infatti programmato solo per il 1400), sembra dunque aver in questo modo favorito la peste nera. Il papa però aveva propagandato l'anno giubilare già nel 1343 quando nessun occidentale poteva pensare alla peste. E dal punto di vista di un credente cosa poteva essere più sensato del domandare a

48. Questi testatori ricchi volevano essere sepolti come poveri, accanto ai frati mendicanti.

49. Cfr. il racconto dei fratelli Cortusio da Padova, testo latino in MURATORI (1728) XII, coll. 926 s.

50. Cfr. GOTTFRIED (1986), p. 86.

51. Cfr. HOENIGER (1882), p. 127.

Dio, umilmente, durante un pellegrinaggio, clemenza e salvezza! Dal punto di vista «emancipato» del XX secolo è difficile valutare fenomeni di questo tipo. È facile cadere vittime di pregiudizi. Un uomo di quel tempo avrebbe difficilmente criticato un pellegrinaggio in tempo di peste. Non si dimentichi che a quell'epoca non si conoscevano rimedi efficaci[52]!

In ogni caso nutrite schiere di pellegrini invasero Roma[53]. Il pellegrinaggio comportava pericoli per il corpo e per l'anima e alcuni non fecero più ritorno in patria. Secondo il racconto del testimone oculare Heinrich Herford «molti morirono soffocati... nella chiesa di San Pietro in seguito alla grande ressa che si creò quando nella basilica fu mostrato per la prima volta il sudario di Cristo, cioè l'immagine che Cristo aveva lasciato a Veronica»[54]. Originariamente era stata prescritta per i pellegrini una permanenza di due settimane che dovette però essere abbreviata per ragioni di sicurezza e per penuria di generi alimentari. Poiché la gente del luogo temeva di subire in questo modo una perdita economica ne seguì una sollevazione dei romani cosicché alla fine la città fu colpita da interdetto[55].

Tra il 1350 e il 1360 fecero la loro comparsa in Europa numerose guide ai luoghi santi, destinate a pellegrini o viaggiatori, e tra queste le più conosciute furono i *Travels di Sir John Mandevilles*[56]. Del periodo compreso tra gli anni 1357 e 1500 si sono conservate fino ai nostri giorni ancora più di trecento trascrizioni di quel testo! Già sul finire del XV secolo era in circolazione, prescindendo dalla stesura originale in lingua francese, in nove altre lingue, tra cui il gaelico per i visitatori irlandesi di Roma[57]. I pellegrini rappresentavano senza ombra di dubbio le diverse mentalità diffuse intorno al 1350, nelle loro più mutevoli variazioni: dai viaggiatori devoti e attenti alla salvezza della propria anima ai criminali senza scrupoli che facevano uso indebito dell'accoglienza offerta dagli ospizi, dai malati a coloro che si godevano la vita nella più assoluta noncuranza di ogni limite morale come Chaucer descrisse ne *Il racconto della donna di Bath*[58].

52. Cfr. ZADDACH (1971), pp. 59 s., p. 78 e nota 83.
53. Cfr. HOENIGER (1882), pp. 127 s.
54. Testo latino in HOENIGER (1882), *op. cit.*, (si veda anche nota 2).
55. Cfr. HOENIGER, *op. cit.*
56. Cfr. GOTTFRIED (1986), p. 86.
57. GOTTFRIED, *op. cit.*
58. GOTTFRIED, *op. cit.*, p. 87; si veda anche LEHNEL (1986), pp. 179-212.

Tra i santi cui ci si rivolgeva per implorare la salvezza dalla peste e ai quali si chiedeva di intercedere presso Dio, Sebastiano era il più importante. Dal tempo della peste di Giustiniano – comunque solo in Occidente – era conosciuto come santo cui rivolgersi nei periodi di epidemia. Le frecce del suo supplizio (contrariamente a una leggenda largamente diffusa, l'ufficiale romano non fu affatto ucciso da queste!) furono intese già nel corso del VII secolo come frecce della peste ed ebbero un ruolo importante nell'agiografia medievale[59]. Il suo sepolcro, «San Sebastiano ad Catacumbas» sulla via Appia, era annoverato tra le sette chiese più importanti di Roma e fin dai tempi antichi meta di pellegrinaggi. È comprensibile che nell'anno giubilare 1350 proprio questo santo abbia avuto un particolare ruolo per coloro che erano sopravvissuti all'epidemia.

Al contrario di Sebastiano il culto di san Rocco era negli anni 1348/49 ancora senza importanza[60], anche se la sua vita era strettamente collegata con la peste nera. Secondo la tradizione[61] il santo, in cammino verso Roma da dove voleva intraprendere un pellegrinaggio in Terra Santa, fu sorpreso ad Acquapendente dallo scoppio della peste. Dimentico di se stesso prestò il proprio aiuto nella cura dei malati e dei moribondi e operò spettacolari guarigioni miracolose. Si trattenne a Roma per tre anni dove guarì un cardinale e si dice abbia incontrato il papa (questa la ragione per cui alcuni agiografi collocarono la vita del santo negli anni sessanta del XIV secolo, quando Urbano V visitò Roma)[62]. Passando per Rimini e Cesena, Rocco intraprese il viaggio di ritorno in patria alla volta di Montpellier ma a Piacenza si ammalò egli stesso di peste. Successivamente alla sua guarigione visse da eremita in un bosco per poi, dopo una permanenza in Italia durata anni, far finalmente ritorno nella sua città natale dove, nonostante fosse innocente, fu accusato di un delitto e morì dopo cinque anni di carcere[63]. La sua fama di protetto dalla peste e dalla malattia si diffuse rapidamente, ma soltanto nel 1485, quando i veneziani portarono la due reliquie nella loro città affidandole alla locale confraternita di San Rocco, la sua importanza come patrono contro la peste assunse toni addirittura trionfali che si manifestarono anche nell'arte occidentale. L'esem-

59. Cfr. cap. 2, nota 8.
60. Le stesse date sulla vita non sono certe, cfr. SCHMITZ-EICHHOF (1977) pp. 21-25.
61. Cfr. SCHMITZ-EICHHOF, *op. cit.*; si veda anche FUSARO (1991).
62. SCHMITZ-EICHHOF, *op. cit.*, p. 22.
63. Cfr. KELLER (1970), pp. 437 s.

pio più famoso fu la Scuola di San Rocco a Venezia oggi adornata dal ciclo di dipinti del Tintoretto[64].

Molti reagirono però alla peste anche cedendo alla depressione e a un profondo pessimismo. Nella letteratura del tempo non sono pochi gli esempi di questa tendenza come ad esempio il Petrarca, il Boccaccio negli anni della vecchiaia, o Eustache Deschamps, poeta di corte di Filippo V d'Orléans, che non vedeva più alcun senso nella procreazione ed educazione di una nuova generazione: «È fortunato colui che non ha figli. I bambini piccoli infatti non rappresentano altro che grida e cattivo odore. Sono soltanto causa di affanni e preoccupazioni. Vogliono solo essere continuamente vestiti, vogliono mangiare e bere. Corrono sempre il rischio di cadere e ferirsi. Possono anche ammalarsi e morire. Se sono grandi è facile che siano insolenti o vadano a finire in prigione. Nient'altro che affanni e preoccupazioni! Nessuna felicità ci ripaga per le nostre premure, per la fatica e i costi della loro educazione. Ma certo, ad un poeta non si presta fede...»[65].

A dire il vero Deschamps era perseguitato da una personale sfortuna, non godeva di buona salute e nei molti viaggi aveva avuto modo di conoscere l'atmosfera di crisi del suo tempo. Anche le sue *Ballades de mortalité* tradiscono un atteggiamento di fondo caratterizzato da pessimismo e rassegnazione[66]. Non sorprende che anche la cultura cimiteriale dell'età moderna ebbe inizio dopo la peste nera. Lapidi individuali erano estremamente rare nell'Europa occidentale prima del 1348. Normalmente le sepolture avvenivano in fosse comuni (scioccanti, al tempo della peste, apparvero in fondo solo le dimensioni di queste fosse e le sepolture di massa!). Soltanto le persone importanti, i nobili o chierici altolocati venivano sepolti nelle chiese[67].

Tra l'emergente borghesia diventò popolare anche l'*Ars moriendi* diffusa nell'alto Medioevo particolarmente nei circoli monastici e nobiliari[68]. Soprattutto gli Ordini dei frati mendicanti si interessarono all'argomento e esortavano alla penitenza. Anche in questo caso non stupisce questa «nuova» attenzione rivolta alle «cose ultime», come molti altri segni di crisi, sia documentabile già negli anni che

64. Cfr. FUSARO (1991), pp. 67-78
65. Cit. in GOTTFRIED (1986), p. 89; riguardo a DESCHAMPS cfr. VITALE-BROVARONE (1986), coll. 719-721.
66. VITALE-BROVARONE, *op. cit.*
67. Cfr. GOTTFRIED (1986) pp. 89 s.; cfr. anche ARIÈS (1985), pp. 260-264 e 300-308.
68. Cfr. RUDOLF (1980), coll. 1039-1041.

precedettero lo scoppio della peste. In ogni caso la *Sapientia moriendi* (secondo l'*Horologium sapientiae* di Enrico Suso, 1334)[69] era un argomento corrente in Francia e in Italia. I francescani e i domenicani potevano inoltre far riferimento alle opere sull'argomento degli eruditi del proprio Ordine, oltre che ai contemporanei Suso e Taulero, a Johannes von Dambach, a Meister Eckhart e ad altri autori del XIII secolo[70]. Anche il *Trionfo della morte* apparve come motivo nella letteratura e nelle arti figurative prima del 1348[71].

L'ostentata gioia di vivere e la depressione non sono poi così estranee l'una all'altra come si è creduto per molto tempo. Pur con tutte le dovute precauzioni di fronte a un'interpretazione psicologica della storia, resta fuor di dubbio che soggetti diversamente strutturati da un punto di vista psichico reagiscono in modo diverso a una minaccia esterna. Reazioni eccessive sono riscontrabili in entrambe le direzioni e riguardo al fenomeno di massa persino i comportamenti anormali trovano la loro «conferma circolare». Già partendo da questa base si dovrebbe essere prudenti con i tentativi di spiegazione «razionale» dell'odio verso gli ebrei, del movimento dei flagellanti, dell'edonismo, della bigotteria, della brutalizzazione della vita quotidiana e così via. Spesso la causa si trova nello stesso individuo che, data la propria struttura della personalità, in una situazione di pericolo o colto dalla paura della morte, assume comportamenti estremi senza che terzi abbiano in alcun modo colpa[72]. Con questo tuttavia non può essere giustificato il triste ruolo dei demagoghi e dei fanatici.

Delumeau ha descritto in modo ampio e dettagliato queste conseguenze della paura collettiva che si manifesta in periodi di epidemia[73]. L'anno 1348 rappresentava dunque soltanto l'inizio di una catena di terribili reazioni di cui furono vittime innumerevoli persone innocenti. L'«immagine del nemico» fu manipolata a piacere. Il gradino più alto di questa progressione della psicosi di massa veniva raggiunto quando il «colpevole» non era al di fuori, bensì membro di quella comunità colpita dalla sventura. In sostanza questo si era verificato già nel caso dei *pogrom* contro gli ebrei degli

69. RUDOLF, *op. cit.*, coll. 1039 s.
70. RUDOLF, *op. cit.*
71. Cfr. BELLOSI (1974); POLZER (1982). *Il trionfo della morte* a Pisa è databile all'incirca intorno agli anni 1345-1346!
72. Cfr. DELUMEAU (1979), pp. 168-220; si veda anche ZINN (1989), pp. 169-177.
73. DELUMEAU (1979), pp. 155-220.

anni 1348-1351. Logica conseguenza di questi eventi furono le successive cacce alle streghe che potevano portare chiunque sul banco degli imputati. Accanto ai motivi religiosi – del resto in epoca post-riformatoria si verificarono processi alle streghe ed esecuzioni capitali di persone accusate di aver diffuso l'epidemia anche in paesi dalle confessioni più diverse[74] – ebbero un ruolo importante le psicosi di massa, il delirio persecutorio e la struttura nevrotica della personalità dell'accusatore.

74. DELUMEAU, *op. cit.*, pp. 535-600.

Ventidue

IL COMPORTAMENTO DEL CLERO

Nel XIV secolo la vita dell'uomo medio era segnata, dalla nascita fino alla morte, dalla religione, dagli usi e dalle festività cristiane. Come si è illustrato nel precedente capitolo, la peste modificò anche in questo caso le abitudini. Molti accettarono con umiltà la catastrofe come punizione collettiva di Dio mentre altri, segnati dall'esperienza della peste, cominciarono a dubitare della sua giustizia. Le donazioni che sono state descritte, le processioni supplicatorie o i pellegrinaggi possono essere compresi solamente partendo dal presupposto della fede anche se nel caos generale le circostanze concomitanti «non cristiane» erano frequenti, addirittura la regola. Dal momento che violenze antisemite avevano *anche* (pur non in senso assoluto) radici religiose, non a torto sono state addossate alla Chiesa colpe e fallimenti[1]. Si dimentica però che in sostanza, davanti al pericolo, tutti i gruppi sociali ebbero delle colpe. Senza dubbio, in casi singoli, furono provocatori o eremiti[2] a promuovere i *pogrom* ma se si interpretano in modo corretto le fonti, questo risulta essere successo piuttosto di rado. In nessun modo la situazione del XIV secolo era paragonabile all'opprimente atmosfera di inquisizione di alcuni paesi europei nel XVII secolo!

Molti sacerdoti compirono coscienziosamente i propri doveri e con coraggio amministrarono gli estremi conforti della religione ai malati di peste dovendo poi affrontare essi stessi la morte che, come insegnava l'esperienza, in un più o meno breve arco di tempo sarebbe sopraggiunta. Simon de Couvin descrisse il coraggio

1. Cfr. TUCHMAN (1984), pp. 111-114; si veda ancher SULZBACH (1959).
2. Cfr. HAVERKAMP (1981), pp. 46-61. Le violenze si verificavano molto spesso dopo la messa o dopo le prediche. Significativo fu inoltre anche l'atteggiamento antisemita dei Padri della Chiesa, cfr. SCHUBERT (1978), pp. 115-121.

dei chierici secolari presenti ad Avignone: «Accadeva che l'epidemia nel suo furore cogliesse i santi medici dell'anima, i sacerdoti, proprio nel momento in cui questi offrivano ai malati i doni della grazia. E così essi morivano all'improvviso, a volte più in fretta degli stessi malati, solo per il contatto con questi corpi o a causa del soffio pestifero»[3].

Molti conventi furono decimati perché i monaci non avevano voluto fuggire. I chierici vivevano in una particolare situazione di conflitto. L'ufficio che erano chiamati ad assolvere imponeva loro di adempiere i propri doveri con coraggio senza temere la morte che per i giusti rappresentava solo il passaggio in un mondo migliore. La natura umana suscitava invece in loro, come negli altri membri della comunità cui appartenevano, nei concittadini e congiunti – chi poteva prendersela con loro per questo! – la paura della morte. Non vi è dubbio che il comportamento di alcuni religiosi danneggiò l'immagine del clero. Non furono pochi quei religiosi che tremarono, soffrirono e morirono non distinguendosi dal resto della popolazione. Molti sacerdoti fuggirono, mancarono a importanti atti relativi al loro ufficio e ricomparvero soltanto quando l'epidemia di peste era ormai passata. Secondo lo Ziegler[4] il nimbo dell'unto che disponeva di un potere sacramentale sugli uomini si affievolì manifestando la sua vulnerabilità spirituale e corporale. Le lamentele di vescovi e cronisti riguardo a comunità che erano state abbandonate, dove i chierici erano fuggiti o compivano il proprio dovere soltanto se «pagati con cifre esorbitanti» o se, in qualche modo corrotti, confermavano che molti ragionavano in modo fin troppo umano[5]. Ralph Shresbury, vescovo di Bath, dovette conferire i poteri sacerdotali persino a laici, provvedimento cui anche altre diocesi dovettero ricorrere[6]. Il vescovo di Rochester proibì che i religiosi facenti capo alla sua diocesi si stabilissero altrove per poter così ottenere prebende più alte o che ricevessero stipendi più elevati per l'eccessivo lavoro[7]. Il vescovo di Winchester lamentava analoghi abusi: «I sacerdoti che non prendevano sul serio le necessità delle anime se sconfortate si recavano in altri luoghi dove potevano

3. Testo latino in HAESER (1865), pp. 34 s. (righe 1070-1074).
4. Cfr. ZIEGLER (1972), p. 260.
5. Cfr. la lamentela di Henry Knighton (in ZIEGLER, *op. cit.*, pp. 263 s.).
6. Cfr. cap. 17, nota 10.
7. Cfr. a questo proposito ZIEGLER (1972), p. 164.

ottenere guadagni superiori a quelli delle loro vecchie prebende. Così molte parrocchie rimasero senza sacerdoti dal momento che questi, nonostante le minacce dei loro superiori, non potevano essere persuasi a rimanere»[8].

Ciò nonostante, come è stato ricordato, molti chierici morirono nell'esercizio dei propri doveri. Zaddach ha analizzato le perdite registratesi in Europa tra il clero in seguito alla peste nera[9]. Tra i religiosi secolari furono colpiti dalla peste soprattutto gli strati più umili dal momento che vicari e cappellani dovevano spesso assistere le comunità al posto dei prebendari, esonerati dall'obbligo di residenza. Vivevano in condizioni di estrema povertà e in continuo contatto con il popolo. Al contrario, l'alto clero, dai parroci non residenti in su, nel momento del pericolo poteva tenersi lontano dagli altri uomini e viveva dunque in modo più sicuro non solo rispetto ai propri rappresentanti ma anche rispetto alla restante popolazione. Durante l'epidemia di peste molti vescovi rinunciarono ad avere contatti con i fedeli, addirittura con il proprio capitolo del duomo. Così il sommo pastore della diocesi di Norwich, durante la fase acuta della peste, si trattenne a Londra che a quel tempo non era invasa dall'epidemia[10]. Ralph Shrewsbury, vescovo di Bath e Wells, nel momento del pericolo si trattenne nella sua residenza di campagna di Wiveliscombe. Il vescovo di Exeter si ritirò in una residenza estiva fuori mano, per un periodo di quattro mesi più lungo rispetto a quello dell'anno precedente e anche il vescovo di Lichfield evitò le località della sua diocesi colpite dall'epidemia[11]. Allo stesso modo il sommo pastore di York condusse una vita appartata, in diverse tenute di campagna, e affidò al suo suffraganeo persino il compito di ordinare nuovi sacerdoti[12]. Le visite pastorali, le consacrazioni, il rilascio di documenti e altri atti di competenza vescovile furono sospesi fino alla scomparsa della peste.

D'altra parte la fuga o il fallimento morale dei singoli vescovi o di alti prelati suscitarono sempre un'attenzione maggiore rispetto a quella destata dall'altruistico impegno di molti religiosi che alla fine pagarono con la vita il proprio coraggio. Nel calendario di Zwettl si legge ad esempio che a Vienna tutti gli abitanti della

8. Cit. in ZADDACH (1971), p. 64.
9. ZADDACH, *op. cit.*, pp. 18-63.
10. Si trattava precisamente del vescovo Bateman, cfr. ZADDACH p. 62.
11. Cfr. ZIEGLER (1972), p. 126; ZADDACH, *op. cit.*
12. ZIEGLER, *op. cit.*, p. 182.

città che furono vittime della peste ricevettero l'estrema unzione[13]. Nella cittadina di Krempe, nell'Holstein, nel mese di settembre del 1350 si rese omaggio al vicario Johannes Luttekense il cui coraggio suscitò grande impressione nella comunità. Una cronaca del tempo racconta:

«Il vicerettore Johannes von Luttekense ha condotto da molti anni una vita onesta e durante l'epidemia non ha trascurato i malati cosicché la sua onestà e la sua coscienza del dovere meritano una ricompensa e una rimunerazione. Così gli uomini e le donne della nostra città, i pochi sopravvissuti (la maggior parte era morta), hanno deciso di fare un'oblazione e anche di offrire una somma aggiuntiva di diciotto fiorini affinché nella sua chiesa possa essere istituito un vicariato permanente che sia affidato a Johannes von Luttekense»[14].

Anche da Tournai Gilles Li Muisis raccontava che là vi erano cappellani «che ascoltavano le confessioni e amministravano i sacramenti e parroci che facevano visita ai malati». Molti di loro sarebbero stati vittime della peste[15].

Riguardo al numero delle vittime tra i chierici le migliori fonti sono rappresentate dalle cronache e dalle necrologie delle grandi chiese collegiate e delle cattedrali. A Perpignan di quaranta sacerdoti conosciuti per nome ne sopravvissero soltanto diciassette, anche se non si può essere del tutto certi del fatto che alcuni siano solamente fuggiti e dopo la peste non siano più stati registrati[16]. L'analisi degli elenchi per le candidature alle prebende in Sassonia dà prova di un rapido aumento dei «posti liberi» nel periodo dell'epidemia. Risultati simili si riscontrano anche relativamente alla Renania[17]. Nel Devonshire, durante i mesi di novembre e dicembre 1348, cioè immediatamente prima della catastrofe, furono insediati in posizioni beneficiarie di prebende dieci nuovi religiosi mentre nel 1349, al tempo della peste, ne furono insediati in media trentotto al mese! Nell'Oxfordshire e nel Worcestershire fino al 1348 venivano assegnate annualmente circa sette prebende mentre in un solo mese del 1349 ne furono conferite trentasei. Nel Norfolk durante questo anno di 799 prebende 527 si resero vacanti! Un

13. Cfr. ZADDACH (1971), p. 65.
14. Cit. in ZADDACH, *op. cit.*
15. Testo latino in LEMAITRE (1906), p. 258.
16. Cfr. ZADDACH (1971), p. 26.
17. ZADDAH, *op. cit.*, pp. 27 s.

esame dei documenti contenenti gli elenchi delle nomine conferite dal re dimostrava che nel periodo della peste compreso tra il 1348 e il 1349, la mortalità del clero inglese, relativa in particolare ai prebendari, fu almeno undici volte maggiore di quella degli anni precedenti[18]. Di importanza determinante erano l'ubicazione e la densità di popolazione delle singole località. Solo in questo modo si può capire perché ad esempio nella diocesi di Lincoln, nel decanato di Hitchin, furono vittime della peste nera il 15 per cento dei canonici mentre nel decanato di Candleshoe il 59 per cento. Assumendo a campione questi dati e rapportandoli all'intera Inghilterra, risulta che la loro mortalità era doppia rispetto a quella della restante popolazione[19]! Se si considera che solo il venti per cento dei sacerdoti secolari disponeva di prebende, si deve allora supporre che tra i restanti sacerdoti, che vivevano in condizioni estremamente più misere e dunque particolarmente esposti al pericolo, le perdite furono di gran lunga più pesanti.

Per esprimere un giudizio corretto sul fallimento di alcuni religiosi occorre ricordare che non tutte le vocazioni erano spontanee. Era possibile documentare come nel XIV secolo persino coloro che erano stati soldati di ventura, per non morir di fame, scelsero il sacerdozio e dopo la peste molti vedovi, privi dell'adeguata formazione, diventarono anch'essi sacerdoti[20]. Per provvedere all'assistenza dei fedeli il vescovo di Norwich permise che fossero ordinati sacerdoti persino dei ragazzi ventunenni. Queste ordinazioni sacerdotali straordinarie divennero la regola, la forma e le condizioni in cui venivano amministrati i sacramenti variavano. Una ridotta istruzione ebbe come conseguenza l'incompetenza in campo teologico. L'immagine e la dignità del clero si andarono degradando. Invano gli Ordini cercarono di migliorare l'istruzione dei giovani religiosi attraverso delle riforme come ad esempio si propose il capitolo dei domenicani nell'anno 1353: «Dopo che sono stati accettati, occorre assegnare ad un frate anziano ed esperto il ruolo di maestro che li educhi e insegni loro l'umiltà, l'onestà e secondo quanto previsto dalle disposizioni del nostro Ordine, i fondamenti della teologia. Ad altri giovani che dimostrino di averne

18. ZADDACH, *op. cit.*, p. 29.
19. ZADDACH, *op. cit.*, pp. 29 s.
20. Questo è testimoniato da Knighton di Leichester, testo latino in LUMBY (1889-1891) II, p. 63.

l'attitudine, occorre assegnare dei maestri di grammatica logica e scienze naturali e impegnarli nella formazione»[21].

Allo stesso modo del vescovo di Bath, anche l'arcivescovo di Catania, durante la fase acuta della peste, attribuì a tutti i religiosi, «anche ai più giovani», ogni autorità pastorale, addirittura i poteri vescovili. Evidentemente sentiva che presto sarebbe stato egli stesso vittima dell'epidemia[22]. Si suppone che tali provvedimenti siano stati poco utili alla dignità e all'immagine del clero anche se aiutarono ad alleviare il conflitto di coscienza e la disperazione di molti moribondi. Molti uomini del tempo criticarono, gettarono addirittura il ridicolo su questo clero che non sembrava essere all'altezza dei suoi difficili compiti. Da Firenze si ebbe notizia che i sacerdoti secolari come i frati mendicanti andavano «in tanta moltitudine» dai ricchi e facevano pagare loro i propri servizi a un prezzo così elevato che essi stessi «tutti arricchieno»[23]. Fu accolta con favore la decisione del papa di concedere «un'indulgenza generale della pena di tutti i peccati a coloro che pentiti e confessi la domandavano a' loro confessori, e morivano»[24]. Presupposto era naturalmente che i moribondi avessero l'opportunità di vedere un sacerdote, cosa che certamente non era più garantita. La cronaca di Parma riferisce: «Furono da' Servi, da' Medici, da' Notari, da' Preti, e Frati, abbandonati agl'Infermi, tal che non erano serviti né curati, né potevano testare, né confessi o contriti assoluti morire i miseri Appestati»[25].

A Erfurt furono concesse ai defunti indulgenze *postume* per tranquillizzare la popolazione inquieta. A Trento i sacramenti rimanevano esposti sugli altari giorno e notte così che i fedeli potessero servirsi. Quasi tutti i sacerdoti erano morti. Tra i sopravvissuti nessuno voleva prestare la propria assistenza ai moribondi «ad eccezione di quelli che miravano ad una qualche ricompensa»[26]. In sostanza il fatto che «i devoti chierici e religiosi» provassero lo stesso tipo di terrore che assaliva i loro contemporanei quanto il fatto che la paura paralizzasse le loro attività, come osservò il veneziano Lorenzo de

21. Cit. in ZADDACH (1971), pp. 85 s. (testo tedesco).
22. Cfr. il racconto di Michele da Piazza in CORRADI (1972), p. 193.
23. Cfr. Marchionne di Coppo in CARDUCCI-FIORINI (1903), p. 231.
24. Dal racconto di Matteo Villani, cfr. VILLANI (1858) II, p. 9.
25. Cfr. MURATORI (1728) XII, col. 746.
26. Cfr. il racconto di Giovanni da Parma in CORRADI (1972), pp. 194-199.

Monacis, era cosa più che umana[27]. La mortalità era particolarmente elevata tra i religiosi che prestavano la propria assistenza negli ospedali e nei conventi. A Parigi, nell'arco di cinque mesi, morirono sessantadue delle centodue suore di un ospizio[28].

Nell'abbazia di Monte Maria, in Val Venosta, morirono tutti i monaci tranne due sacerdoti, un converso e un novizio che ci racconta appunto quanto era successo[29]. Nelle abbazie e nei conventi si viveva in genere all'interno di spazi ristretti così che, una volta scoppiata l'epidemia di peste, le infezioni di massa erano praticamente quasi inevitabili. Nei conventi di Isny, Leutkirch, Lucca, Messina, Grenoble, Avignone, Marsiglia, Norwich e in altri ancora furono vittime della peste la totalità dei monaci o monache! A Disentis e Magdeburgo di undici francescani ne morirono in ciascun convento otto, a Maguelone di 160 monaci ne morirono 153, tra i domenicani di Montpellier 133 su un totale di 140, a Perpignan di 20 eremiti agostiniani 15 morirono, a Mariengarten presso Gottinga furono vittime dell'epidemia 52 religiosi su 70[30]!

Naturalmente è necessario guardarsi dalle generalizzazioni. Come i cronisti mettevano volentieri in risalto le colpe morali dei chierici di alto rango, allo stesso modo sottolineavano anche la cifra delle perdite di determinate abbazie. Nel XIV secolo non era raro che le cronache fossero dei capolavori di retorica caratterizzati da orpelli aneddotici, cioè, in altre parole, il «caso normale» non appariva degno di menzione. Non si trova dunque nessun accenno al fatto che in una qualche località tutti gli occupanti di un convento fossero sopravvissuti anche se questa evenienza non rappresentò certo un caso isolato. Al tempo della peste nera esistevano in Europa circa 5.000 conventi di cui circa 1.500 dei benedettini, 740 dei cistercensi, 450 dei premonstratensi, 1.450 dei francescani, 700 dei domenicani, 80 degli eremiti agostiniani e, solo in Germania, 35 dei carmelitani[31]. Soltanto per 97 di questi, dunque per circa il due per cento, sono disponibili le prove certe che questi stessi siano stati colpiti dalla peste. Questo ristretto numero non è naturalmente sufficiente per trarre delle conclusioni sul destino degli Ordini religiosi europei. Dei 771 occupanti

27. Cfr. LORENZO DE MONACIS (1758), pp. 313-315.
28. Cfr. ZADDACH (1971), p. 67.
29. Cfr. LECHNER (1884), p. 54.
30. Cfr. ZADDACH (1971), p. 32.
31. ZADDACH, *op. cit.*, p. 34.

i diciassette conventi presi in esame in Inghilterra ne morirono 363, cioè il 47 per cento! Ma anche in questo caso non è possibile trarre conclusioni che abbiano fondamento di certezza. Chiaramente gli Ordini dei frati mendicanti, i cistercensi e le monache dovettero soffrire molto dal momento che la cura delle anime e l'assistenza ai malati li esponevano particolarmente al pericolo. Le alte perdite che si ebbero tra i religiosi furono comunque superate dalla decimazione subita dal clero secolare che, soprattutto nelle città operava in prima linea sul fronte della peste, umiliando i vescovi che, come è già stato ricordato, si sottrassero con la fuga ai loro doveri pastorali. Nei paesi dell'Europa sud-orientale il rischio di un'infezione sembrava inoltre più elevato rispetto all'Europa settentrionale e questo fatto era certamente da mettersi in relazione con l'esperienza maturata nel corso della peste: quando l'epidemia raggiunse la Scandinavia si sapeva già da molto tempo che solo una condotta di vita ritirata e la fuga o l'isolamento dei malati rappresentavano una profilassi sicura mentre le altre raccomandazioni dei dottori erano nel complesso inutili[32].

La crisi del clero europeo non ebbe comunque fine con la scomparsa della peste. Come si è già osservato questa nuova generazione di sacerdoti, caratterizzata da una forte presenza di giovani, in seguito alla ridotta formazione, alle ordinazioni rese necessarie dall'emergenza oltre che a una insicurezza interiore tipica di quel momento, era meno preparata in materia teologica rispetto alle generazioni precedenti. Molti religiosi apparivano anche insufficientemente motivati e per di più, con la loro condotta di vita, gettavano discredito sulla propria reputazione morale. La crisi di mentalità, accentuata dalla peste nera, lasciava le sue tracce. Sebbene gli stessi vescovi avessero non di rado fallito[33], alcuni di questi sommi pastori cercarono di salvare la situazione attraverso riforme rigorose. Il 5 marzo 1351 l'arcivescovo di Colonia condannò aspramente gli abusi di cui si era reso responsabile il clero della sua diocesi. Apprendiamo che molti chierici regolari non indossavano l'abito ecclesiastico né rispettavano l'usanza della tonsura, adottavano lo stile di vita dei laici e trascuravano i loro doveri.

32. ZADDACH, *op. cit.*, p. 24. Cfr. anche cap. 15.
33. Ci si riferisce anche al fatto che si ritirassero nelle più sicure residenze di campagna, cfr. ZADDACH p. 62.

Decani e abati furono sollecitati a vigilare sull'osservanza della disciplina da parte dei sacerdoti[34]. Nel 1357 l'abate di Gladbach lamentava che i suoi monaci consumassero i pasti fuori dal convento, organizzando addirittura banchetti, che si dessero al gioco dei dadi, avessero concubine e maneggiassero denaro[35]. A Erfurt nel 1377 «a causa della superbia e del gran numero di concubine» furono arrestate «tutte le serve e le donne di canonici, vicari, e di altri chierici» e poi furono cacciate dalla città[36]. Analoghi tentativi volti a imporre ai sacerdoti una certa disciplina furono effettuati a Olomouc dove i religiosi dimenticavano le loro preghiere quotidiane ed erano dediti ai piaceri mondani. Johannes von Jenstein, arcivescovo di Praga, criticava nel 1392 il fatto che sacerdoti a lui sottoposti «non volessero amministrare né i sacramenti del battesimo, dell'eucaristia, della confessione e dell'estrema unzione, né volessero impartire la benedizione agli sposi o celebrare le esequie e assistere alla sepoltura dei defunti né compiere altri atti inerenti il loro ministero se per questi o per gli altri uffici sacerdotali non venissero pagati o non fosse loro prospettata una ricompensa (preventivamente) concordata, il che doveva giustificare l'infamia di questo comportamento»[37].

Anche la ricchezza di molte istituzioni ecclesiastiche conventuali che aumentò di colpo dopo la peste grazie alle donazioni e alle eredità può aver influito negativamente sulla condotta di vita dei chierici. Spesso i conventi erano i beneficiari dei testamenti e dopo il 1350 conobbero un periodo di fioritura economica. Nel 1349 il consiglio di Ragusa decise che all'Ordine dei frati mendicanti non dovesse più andare nessuna eredità. Nel caso questa norma non fosse stata rispettata il patrimonio lasciato dal defunto doveva essere ceduto alla città o diviso tra i poveri[38].

In molti paesi alcuni ecclesiastici indegni e avidi di denaro rovinarono la reputazione del clero. Con un certo sussiego l'inglese William Langland osservava: «I pastori e i parroci si lamentavano presso il vescovo perché le loro parrocchie erano troppo povere da quando la peste aveva invaso il paese. Chiedevano dunque di essere congedati e che venisse loro permesso di stabilirsi a Londra

34. Cfr. LECHNER (1884), p. 100.
35. Cfr. SCHMÖLZER (1985), p. 56.
36. Cfr. LECHNER (1884) pp. 100 s.
37. Testo latino in LECHNER, *op. cit.*, pp. 101 s.
38. LECHNER, *op. cit.*, p. 104.

dove dietro ricompensa avrebbero celebrato le messe di requiem. Perché il denaro è dolce!»[39].

Altri ecclesiastici lasciarono le comunità loro affidate senza permesso. Nella diocesi inglese di Lichfield, negli ultimi dodici mesi che precedettero la peste, soltanto quattro ecclesiastici abbandonarono il loro ufficio mentre nei primi sei mesi di epidemia furono invece trentacinque! Nella diocesi di Lincoln negli ultimi sei mesi precedenti la catastrofe rinunciarono ai propri uffici settantasei ecclesiastici mentre nei sei mesi successivi furono novantasette! Anche qui molti chierici dimenticavano i loro voti, vivevano insieme a donne e trascuravano i loro doveri. Dopo l'esperienza traumatica della *Pestilentia Magna* non pochi dubitarono della giustizia divina e questa loro incertezza si trasmise alla fede del popolo[40].

Un periodo di decadimento minacciava anche gli Ordini dei frati mendicanti che nel corso del XIII secolo si erano distinti per devozione, erudizione e spirito critico e all'inizio del XIV secolo avevano impressionato per il loro zelo riformistico. Ricche eredità avevano non di rado costretto i monaci domenicani e francescani a sviluppare doti imprenditoriali. L'ideale di povertà era in pericolo, la nuova generazione spesso non era moralmente all'altezza della situazione. Già tra il 1343 e il 1347 alcuni conventi avevano chiesto di essere dispensati dall'osservanza del digiuno e avevano rinnegato l'ascesi[41].

Nello stesso tempo i conventi dovettero definitivamente cedere alle Università, dove però durante la peste nera domenicani e francescani ebbero ancora un peso rilevante, il ruolo di primo piano che avevano occupato durante il Medioevo come luoghi di formazione e istruzione[42]. D'altra parte durante la peste molti frati mendicanti si fecero portavoce di idee riformistiche in campo sociale e addussero argomenti contro la classe dirigente sia laica, sia ecclesiastica e – quanto meno all'inizio – sembravano del tutto ben disposti nei confronti del movimento dei flagellanti[43].

Molti frati mendicanti rimasero però ancora legati ai vecchi ideali e impressionavano i propri contemporanei con la loro spontanea ri-

39. Cit. in ZIEGLER (1972), p. 246; cfr. anche BITTERLING (1991), pp. 1686-1688.
40. Cfr. ZADDAC.H (1971), p. 64.
41. ZADDACH, *op. cit.*, p. 57.
42. Per esempio Giovanni Buridano, Alberto di Sassonia o Nicola di Oresme. Si veda a questo proposito MAIER (1956); anche ZIEGLER (1972), p. 266.
43. Venturino da Bergamo, per esempio, era domenicano!

nuncia al lusso, alla proprietà privata e ai privilegi riservati al clero di alto rango. La loro attività presso le parrocchie, in crescita dopo il 1350 (attività che inizialmente era volta a compensare la carenza di sacerdoti dovuta all'epidemia di peste), ma anche il loro crescente influsso politico dovettero suscitare meraviglia presso la restante parte del clero, peraltro non particolarmente stimata dalla popolazione, al punto che l'istanza per interdire gli Ordini dei frati mendicanti presentata da alcuni sacerdoti gelosi, fu respinta nel 1351 da Clemente VI. Al contrario il papa rimproverò ai sacerdoti secolari la loro ignoranza e il loro fallimento: «E se noi proibissimo a loro di predicare, quali contenuti avrebbero poi le vostre prediche? Riguardo al rimprovero di insufficiente modestia, siete proprio voi i più orgogliosi al mondo, vanitosi e circondati dallo sfarzo! Per ciò che concerne la povertà, voi arraffate con avidità ogni cosa! E per ciò che si riferisce alla castità preferiamo davvero tacere perché Dio conosce ciò che ciascuno fa e quanti di voi soddisfano il proprio desiderio...»[44]

In questo il papa colse l'atmosfera del tempo. Il popolo accordava ai predicatori degli Ordini mendicanti un premio morale perché levavano la loro voce contro la Chiesa ufficiale caduta in discredito, quantunque il loro stesso movimento avesse perso in molte località la propria reputazione a causa di qualche fanatico sociale e anche a causa di certe tendenze alla ricchezza e al lassismo. Le prediche critiche di francescani e domenicani accoglievano una diffusa esigenza di riforme religiose che iniziò a farsi sentire a partire all'incirca dal 1350 e che trovò moralmente impreparati i religiosi secolari.

Ebbe inizio un'epoca di rinnovamento che si manifestò anche nella costruzione di chiese. Questo fatto fu caratteristico soprattutto delle grandi città[45]. In pochi anni furono introdotti solo in Italia circa 50 giorni commemorativi e festività[46]. Spuntarono fanatici, asceti, riformatori e santi che rivolgevano alla società parole di monito. Tommasino da Foligno, terziario francescano, annunciò per il periodo successivo alla peste nuove catastrofi visto che l'umanità non sembrava avesse tratto le dovute conseguenze da quel castigo divino[47]. Lo pseudo Jacopone da Todi preannun-

44. Testo inglese in ZIEGLER (1972), p. 267.
45. Cfr. ZADDACH (1971), pp. 116-118.
46. Cfr. ZIEGLER (1972), p. 268.
47. Cfr. LEA (1909), p. 282.

ciò nuove sventure per l'anno 1361 mentre il francescano Daniele le prevedeva nel 1368[48]. Tali profezie trovavano un terreno fertile. I *Fraticelli,* eredi morali dei Frati Spirituali che nella prima metà del secolo fecero tremare la Chiesa e il papato, si riunirono a Firenze sul finire del XIV secolo[49]. Con le loro idee rivoluzionarie – la proprietà era da loro considerata peccato, il papa era ritenuto un eretico – infondevano coraggio ai tessitori di lana oppressi e al proletariato cittadino perché scendessero in campo a lottare per la giustizia sociale e i diritti politici. Uno dei loro portavoce, Michele da Calci, morì sul rogo nel 1389[50]. Jacopo Passavanti, priore del convento domenicano di Santa Maria Novella, nel suo scritto *Speculum verae penitentiae* esortava il popolo a un radicale cambiamento. In autori come Jacopo il momento centrale dei loro ammonimenti non era rappresentato tanto dall'annuncio dell'Anticristo[51] quanto piuttosto dal timore della morte e del giudizio universale. Secondo il parere del monaco, soltanto un continuo *Memento mori,* la profonda contrizione per le colpe commesse, il richiamare alla mente il futuro decadimento del proprio corpo, addirittura il puzzo della propria putrefazione, potevano portare la purificazione e la salvezza[52]. Il monaco domenicano conduceva i suoi lettori e ascoltatori a entrare con l'immaginazione all'inferno, dove potevano vedere le sofferenze dei peccatori e sentire le loro grida di disperazione.

Anche le fondazioni di Ordini religiosi rispecchiavano questa nuova spiritualità diffusasi tra laici ed ecclesiastici che presto respinsero le edonistiche reazioni alla peste e alla morte, talvolta dai toni atei, che potevano addirittura essere considerate una risposta ad esse. Giovanni delle Celle, dal 1351 abate del convento di Santa Trinità di Firenze, si ritirò in un eremo nelle vicinanze di Vallombrosa. Le sue lettere raggiungevano ricchi e poveri, amici e nemici, ma anche santi popolari come Caterina da Siena che egli difese strenuamente[53]. Religiosi come Giovanni delle Celle, Jacopo Passavanti, l'inglese William Fleet che predicava nel *Lecceto*[54] o il beato

48. Cfr. RODOLICO (1945), pp. 59-62.
49. Cfr. MEISS (1982), p. 122.
50. MEISS, *op. cit.*, p. 123.
51. Cfr. cap. 19 e LERNER (1982).
52. Cfr. MEISS (1982), p. 124.
53. MEISS, *op. cit.*, p. 126.
54. MEISS, *op. cit.*, p. 127.

Giovanni Colombini – un commerciante di Siena che nel 1355 donò il proprio denaro ai poveri, svolse insieme ai suoi compagni i lavori più umili, fu cacciato dalla città come pericoloso ribelle ma nel 1363, allo scoppio di una nuova ondata di peste, fu poi richiamato e fondò infine l'Ordine dei Gesuati – rappresentano l'epoca successiva al 1350 allo stesso modo di quel gran numero di religiosi dai costumi corrotti di cui così tanti contemporanei si lagnavano[55].

Di fronte a religiosi laicizzati vi erano dunque seri riformatori, ai frati mendicanti avidi di denaro si contrapponevano chierici regolari dimentichi di se stessi, ai cappellani negligenti si contrapponevano confratelli profondamente devoti. Religiosi secolari e regolari, il clero tutto, i vescovi e il papa si comportarono nel periodo della peste in modi assai diversi tra loro, spesso addirittura contrapposti. Il fallimento morale di alcuni religiosi sembra tuttavia aver indotto molti contemporanei a formulare critiche costruttive piuttosto che ad allontanarsi dalla Chiesa.

55. MEISS, *op. cit.*, pp. 128-130.

Ventitré

L'ETICA MEDICA

Come il clero anche il corpo dei medici, nei cui confronti le attese di correttezza morale non erano certo inferiori, si vide esposto al pericolo estremo. Le speranze riposte in loro non poterono essere soddisfatte perché nel XIV secolo, come si è illustrato, la causa dell'epidemia era sconosciuta[1]. Ancora una volta si deve dedurre che un medico morto nell'esercizio della sua professione, vittima della peste, abbia suscitato nei cronisti un interesse di gran lunga inferiore rispetto a quello di cui godettero invece i suoi colleghi che con la fuga si erano sottratti alla propria responsabilità. Gentile da Foligno, uno dei più importanti dottori del tempo, la cui teoria sulla malattia fu accolta nel già menzionato trattato parigino sulla peste, morì, secondo il racconto del figlio Francesco, nella quotidianità del suo lavoro: «Era il mese di giugno e il venerabile Magister compilava delle ricette per alcune pillole che dovevano essere prese tre volte la settimana. Poi Gentile stesso si ammalò perché si era occupato troppo dei malati di peste. Era il 12 giugno. Visse ancora sei giorni e poi morì. Che la sua anima riposi in pace. Questi eventi accaddero nell'anno 1348. E io, Francesco da Foligno, ero presente quando si ammalò e non lo lasciai più finché morì e fu sepolto a Foligno nella chiesa degli eremiti»[2].

Con ogni probabilità in questo modo morirono al tempo della peste molti medici. Lo sconosciuto autore del *Breviarium Italicae Historiae* del 1354, racconta come egli stesso, quale paziente, contagiò un dottore: «Posso testimoniare questo: un uomo mi fece un salasso. Il sangue, scorrendo fuori, gli schizzò in viso. Quello stesso giorno si ammalò e il giorno appresso morì. Per grazia di Dio io invece mi salvai»[3].

1. Cfr. capp. 4 e 5.
2. Cfr. SUDHOFF (1912), p. 87 (testo latino).
3. Cfr. MURATORI (1730) XVI, col. 285.

Si può immaginare la crudeltà e la natura arbitraria della peste. I medici si trovarono a confrontarsi con questioni etiche. Di fronte alla loro crescente decimazione era lodevole o riprovevole se, come racconta il fiorentino Marchionne di Coppo, questi sentivano il polso «col viso volto adietro e da lungi volevono vedere l'urina»[4]? Era sostenibile l'atteggiamento di rischiare la vita per un singolo così che poi in centinaia dovessero rinunciare del tutto a una assistenza medica? Certo oggi sappiamo che nel XIV secolo una cura era poco efficace (e dunque, considerando la situazione da un punto di vista oggettivo, una decimazione dei medici non aveva quasi ripercussioni sulla peste), ma la questione di una sufficiente assistenza medica, proprio in tempo di crisi, rappresenta anche un problema psicologico. Quale disperazione deve aver colto i malati nell'assenza di medici o sacerdoti! Un giudizio morale risulta di nuovo difficile, addirittura presuntuoso. Nel XX secolo non si sono avute infezioni di massa che abbiano investito interi territori e che abbiano avuto esito letale e analoga aggressiva contagiosità così da permettere studi comparativi! Con ammirazione si prende atto di come alcuni medici durante la peste nera conducessero delle ricerche pericolose per la loro stessa vita, sezionando ad esempio i morti di peste per arrivare al segreto dell'epidemia. «Scoprirono che vicino al cuore era presente un emangioma pieno di veleni. Attraverso una vena fecero defluire il sangue al cuore…»[5].

Nessuna meraviglia dunque che a Trento (e certamente anche altrove), come riferisce Giovanni da Parma, molti medici, «e proprio i migliori», siano morti[6]. Il loro ruolo fu tragico. Anche se avevano scritto numerosi trattati sulla peste e compilato prescrizioni, in fondo dovevano sapere quanto Lorenzo de Monacis annunciò pubblicamente a Venezia: «Nessuna arte aveva un qualche potere, nessuna erba era utile, nessuna medicina arrivava ad un qualche risultato. La natura falliva»[7]. Alcuni medici restavano semplicemente «stupefatti», come commentava con tono ironico il Petrarca[8]. Senza alcun dubbio in molte località sopravvissero piuttosto quei medici

4. Cfr. CARDUCCI-FIORINI (1903), p. 230.
5. Come si legge nei *Brevi Annali della Città di Perugia* (prima del 1352), FABRETTI (1850), p. 68.
6. Cfr. CORRADI (1972), pp. 194-199.
7. Cfr. LORENZO DE MONACIS (1758), pp. 313-315
8. Cfr. la famosa lettera all'amico Socrate in FRACASSETTI (1867) Fam. VIII, 7 pp. 323-341.

ritenuti moralmente «cattivi» che si erano dati alla fuga. Lo stesso Galeno, una delle grandi autorità della scienza medica, non aveva forse voltato le spalle a Roma e piantato in asso i propri pazienti quando vide l'approssimarsi della peste[9]? Anche Guy de Chauliac, medico personale del papa nonché insigne professore francese di medicina, autore di un'opera classica sulla chirurgia del tempo, ammise pubblicamente che sarebbe fuggito da Avignone se non avesse temuto l'ignominia[10]. Come si è precedentemente illustrato, i medici basavano le proprie teorie della peste sulla situazione astrologica, sulla contaminazione dell'aria e sui «processi di putrefazione» che si verificavano all'interno del corpo[11]. Corifei come Giovanni Dondi e Tommaso del Garbo restavano saldamente ancorati alla tradizione galenica. Dal loro punto di vista sarebbe stata ciarlataneria se come dottori avessero preso in considerazione altri argomenti.

Quanto meno dall'oggettivo punto di vista delle scienze naturali, cioè di fronte all'inefficacia della terapia medica, la fuga dall'aria che si supponeva ammorbata non era in ultima analisi maggiormente condannabile del suicidio di fatto di un idealista troppo zelante che in pochissimo tempo sarebbe stato vittima dell'epidemia. Sul fatto che l'opinione, dai toni cinici, espressa da Chalin de Vinario abbia incontrato il plauso generale occorre essere dubbiosi. Successivamente allo scoppio dell'epidemia di peste ad Avignone, il medico personale del papa nonché collega di Guy de Chauliac spiegava senza ricorrere a mezzi termini: «Noi (dottori) siamo il prossimo di noi stessi. Nessuno di noi è accecato da una tale follia da occuparsi più della salvezza degli altri che della propria, tanto più trattandosi di una malattia così rapida e contagiosa»[12].

Un tale comportamento era in contrasto con l'etica medica, improntata in Occidente sulla tradizione ippocratica[13], ma anche con il comandamento cristiano dell'amore per il prossimo. Ma quello stesso medico che evitava i soliti moralismi e i discorsi pieni di boria, durante la peste curava coraggiosamente i malati, del tutto in contrasto con il tipico medico descritto dal Petrarca che parlava molto senza concludere nulla e nonostante tutte le sue

9. Cfr. RATH (1955), p. 2420.
10. Testo latino in HAESER (1865), p. 38 («Et ego, propter diffugere infamiam non fui ausus recedere»).
11. Cfr. cap. 4.
12. Cfr. RATH (1957), pp. 3 s. (testo tedesco).
13. RATH. *op. cit.*, p. 3.

chiacchiere si dava alla fuga[14]. La categoria dei millantatori e dei saccenti era sufficientemente rappresentata tra i medici e proprio l'impotenza terapeutica può aver favorito una retorica compensativa. Un certo Dionisio Colle da Belluno che consigliava essenze odorose di ogni tipo per purificare l'aria (e di conseguenza come rimedio profilattico contro la peste) si celebrava in certo qual modo salvatore dell'umanità: «Con i miei diversi consigli sono stato di aiuto ai miei concittadini che erano stati abbandonati da tutti. E grazie alla misericordia divina sono stato in grado di mantenerne molti in vita e preservarli dalla peste»[15].

Parole così forti non erano rare tra i medici del tempo. Molti, con ragione, sospettavano che le conoscenze specifiche di questi fanfaroni lasciassero alquanto a desiderare. I primi umanisti favorivano i medici *taciturni* e a loro avviso la medicina era un'*arte senza parole,* come già Virgilio aveva formulato[16]. Naturalmente durante le epidemie e in tempi di crisi l'immagine della professione medica era in certo qual modo danneggiata anche dal fatto che «medici» autodefinitisi tali e ciarlatani celebrassero la propria arte, come il Boccaccio racconta in riferimento alla vita quotidiana di Firenze[17]. Impudentemente facevano passare successi apparenti per sensazionali guarigioni miracolose intascando non di rado somme favolose. Questo valeva tra l'altro anche per gli speziali o per coloro che vendevano pillole i cui negozi – eccezion fatta per le chiese – erano in molte città gli unici rimasti aperti[18]. Il paziente truffato correva alla fine il rischio di odiare chiunque lo curasse o gli desse dei consigli.

D'altra parte nel XIV secolo era impossibile per molti richiedere le cure di un medico e pagarlo. Siccome secondo i racconti di molti cronisti furono soprattutto i ricchi a fuggire, la fuga di alcuni dottori colpì la loro clientela meno duramente di quanto si potrebbe pensare. Non pochi «medici di personalità» accompagnarono o incontrarono i propri agiati pazienti nei loro rifugi mentre le masse rimasero nelle città dove, come succedeva già prima della peste, quasi non si trovava medico competente che si occupasse di loro. Già a partire dal XIII secolo esistevano tuttavia, soprattutto nei comuni italiani, dei «medici» incaricati d'ufficio e obbligati dai governi a curare i

14. Cfr. BERGDOLT (1992), pp. 41 s.
15. Cfr. HAESER (1865), pp. 41-43.
16. Cfr. *Eneide* XII, 397.
17. Cfr. BOCCACCIO (1985), p. 13.
18. Secondo il racconto di Marchionne di Coppo, cfr. CARDUCCI-FIORINI (1903) p. 232.

malati di peste e pagati in modo forfettario per questa loro attività. Anche questi tuttavia spesso fuggivano rischiando così severe pene. Ancora nel 1666 il famoso medico inglese Thomas Sydenham non vedeva nella fuga di fronte alla peste nessuna contraddizione con l'etica medica[19]. Quello che già dal 1348 i medici raccomandavano vivamente ai propri concittadini non ancora contagiati era ritenuto nel XVII secolo l'unica profilassi sicura!

Degno di nota è il fatto che ancora per buona parte del XIII secolo nessun medico europeo medievale aveva l'obbligo di essere vincolato con un giuramento a un codice etico. Al termine della formazione o degli studi, si offrivano i propri servizi senza impegnarsi di fronte all'autorità o ai colleghi al rispetto di concreti principi morali. In libera concorrenza venivano prestate le cure a chi richiedeva l'aiuto medico ed era in grado di pagare[20].

Non soltanto il cerusico ma anche il *physicus* con tanto di studi accademici e di laurea, se non era medico personale del principe o medico incaricato dalla città, lavorava in modo sorprendentemente libero e con ampia indipendenza. Il fatto che alcuni medici vedessero nella propria professione soprattutto una lucrativa fonte di guadagno trova conferma in molti racconti dell'alto Medioevo, critici nei confronti dei medici, addirittura caricaturali del loro comportamento[21].

Nella quotidianità della peste nera, di fronte al pericolo mortale cui ogni medico che curava la peste si esponeva, le questioni etiche e morali acquistarono improvvisamente un'importanza impensata. I comuni e i sovrani esigevano dai medici una lealtà ispirata a norme etiche. La deontologia medica aveva rivestito un ruolo di una certa rilevanza già per gli autori di materia medica nel primo e anche nell'alto Medioevo (si trattava di regola di consigli ai colleghi) ma a partire dal 1348 acquistò un'importanza insolitamente politica. I governi cittadini non erano particolarmente interessati alle questioni morali ma piuttosto al bene comune. Se giudici, no-

19. Cfr. AMUNDSEN (1977), p. 410.

20. AMUNDSEN, *op. cit.*, p. 6. Per la città di Salerno vi sono invece prove di un «giuramento» prestato dai medici riferite al XIII secolo, basato sul giuramento di Ippocrate, cfr. DEICHGRÄBER (1983), pp. 68-71.

21. Cfr. l'autore del testo *De adventu medici ad aegrotum*, cfr. NEUBURGER (1911) II, pp. 293-295; si veda anche KEIL (1971). A questo riguardo andrebbe menzionato anche il *Liber de more medicorum*, cfr. BRUNHÖLZL (1955), cfr. anche HIRSCHEELD (1928).

tai o funzionari cittadini in caso di fuga erano privati del diritto di cittadinanza[22] era dunque legittimo aspettarsi anche dai medici l'adempimento del proprio dovere, nonostante l'incombere del pericolo. L'impedire il diffondersi dell'epidemia tra i poveri che rappresentavano la maggioranza della popolazione era di vitale importanza per ogni città[23].

In questo contesto ebbero un importante ruolo i *Collegi* medici. Sul finire del XIII secolo o comunque agli inizi del XIV questi non controllavano soltanto la formazione, la qualità della prestazione e l'abilitazione all'esercizio della professione dei propri membri, come facevano le corporazioni, ma esigevano altresì, come condizione per essere accolti in tale consesso, una significativa etica professionale. I nuovi membri avevano l'obbligo di prestare giuramento sullo statuto[24]. Mentre i barbieri e i chirurghi appartenevano a corporazioni artigiane, i collegi, nella cui sfera di competenza rientravano i medici di formazione accademica, erano sottoposti al controllo delle Università[25]. Caratteristica di questa associazione era una nuova mentalità di casta ma anche la riflessione su dovere e morale. Al fine di garantire il riconoscimento del ceto medico, proprio sotto l'effetto dell'esperienza della peste, si andò all'affannosa ricerca di principi etici. Naturalmente si cercò anche di tener conto degli interessi dei comuni e delle autorità. Una crescente consapevolezza elitaria si fece ben presto evidente. A capo di questi collegi si trovavano in genere professori universitari o medici personali di principi o vescovi. Intorno alle loro tavole i rappresentanti dei medici discutevano con i rappresentanti delle autorità sulla situazione di emergenza. È evidente che in questa sede la fuga dei medici veniva condannata e veniva richiesto un impegno totale, portato anche alle estreme conseguenze, in modo che la città ma soprattutto il governo fosse salvaguardato da una crisi che mettesse in gioco la sua stessa esistenza[26]. Morale e politica sembravano essere strettamente legate l'una all'altra.

Così, intorno al 1370, il medico tedesco Johannes Jakobi, con un'iniziativa tipica del tempo e nello stesso momento anche esemplare, invitò i suoi colleghi perché prestassero sempre il loro aiu-

22. Come succedeva ad esempio a Venezia, cfr. BERGDOLT (1990), p. 238.
23. Cfr. BERGDOLT (1992), pp. 201 s.
24. Cfr. AMUNDSEN (1977), pp. 6-8.
25. AMUNDSEN, *op. cit.*, p. 7.
26. Cfr. BERGDOLT (1992) I p. 205.

to ai malati di peste, osservando tuttavia ogni possibile misura precauzionale. L'aiuto disinteressato prestato nella massima difesa della propria persona rappresentava il nuovo ideale[27]. Oggi si ignora volentieri che un eccessivo e insensato impegno del medico per molto tempo è apparso sospetto agli uomini. Sulla base di alcuni studi effettuati da Welborn, esisteva sin dall'antichità una tradizione deontologica a non curare quei malati che non *potevano* essere aiutati. «Curare» casi disperati veniva considerato nel Medioevo come ciarlataneria dietro la quale si sospettavano avidità di denaro, personale interesse o millanteria[28]!

Così anche la visita dei malati di peste – sebbene secondo la teoria della medicina classica le loro sofferenze fossero in nessun caso ritenute incurabili! – può essere risultata in un primo momento discutibile. Jacme d'Agremont, un medico di Lerida, nel 1348 consigliava di non pensare mai, in tempo di peste, alla ricompensa o al guadagno essendo troppo grande il rischio per la vita. Tutti i tesori del mondo non avrebbero alla fine preservato i molti colleghi dal contagio e da una misera morte[29]. Il problema era evidente: se i medici rifiutavano di prestare le proprie cure o si davano alla fuga erano considerati dei codardi. Se prestavano il loro aiuto, mettendo a rischio la loro stessa vita o occupandosi di casi senza speranza, venivano accusati di essere avidi di denaro[30]. Quanto più si perdeva la fiducia nella terapia medica, tanto più i rimproveri acquistavano maggiore risonanza.

Si andava delineando una soglia di «etica minima». Il medico doveva far visita a coloro che si erano appena ammalati e che lo desideravano perché, proprio per una questione morale, il paziente aveva diritto a che fosse formulata una diagnosi. Nel caso in cui si fosse realmente trattato di peste, il medico era libero di decidere se continuare o meno a curare il paziente[31]. Se rifiutava la terapia, questo fatto non necessariamente era considerato dai contemporanei quale trasgressione ai principi etici nella misura in cui la condizione disperata del paziente era evidente[32]. In questo caso era però dovere del medico invitare il malato ad accostarsi al

27. Cfr. AMUNDSEN (1977), p. 411.
28. Cfr. WELBORN (1966).
29. Cfr. AMUNDSEN (1977), p. 415.
30. AMUNDSEN (1977), p. 415.
31. AMUNDSEN, *op. cit.*, p. 416.
32. Cfr. nota 28.

sacramento della confessione in modo da mettersi in pace con Dio. Secondo quanto si deduce dai trattati medici del tempo[33], chiamare il sacerdote era agli occhi di molti di gran lunga più importante dell'esaminare l'urina o del tastare il polso. Il fatto che nel XIV secolo la terapia contro la peste fosse poco efficace, come è già stato illustrato, complica, soltanto in un'ottica odierna, la questione sul senso e sulla necessità di una cura al tempo della peste nera. Nel 1348, anche nel caso in cui gli fossero eventualmente sorti dei dubbi al riguardo, in virtù del prestigio della dottrina galenica, un medico doveva credere che la teoria sull'epidemia insegnata nelle Università era quella corretta[34]. Medici di un certo valore potevano inoltre lasciare la città in modo legale, cioè senza violare prescrizioni stabilite dal comune o dalla propria categoria, quando le Università trasferivano la propria attività di insegnamento in zone «più sicure», non raggiunte dall'epidemia[35].

Poco dopo la grande peste si diffuse l'uso di un particolare abito da lavoro per i medici che aveva lo scopo di aumentare la protezione e attenuare la paura. Era composto da una veste di cuoio attillata, da una sopravveste a foggia di mantello accompagnate dai guanti e da una maschera con un'appendice simile a un rostro davanti alla bocca e al naso. In esso erano contenute, secondo le raccomandazioni riassunte nei regimi contro la peste[36], erbe dall'aroma particolarmente intenso o spugne imbevute d'aceto, destinate a filtrare l'aria inspirata. Gli occhi erano protetti con occhiali in vetro. Lo scopo di questo abito era di proteggere il medico da qualsiasi contatto con l'aria (in realtà questi mantelli e sopravvesti dovettero rappresentare per le pulci un ottimo ambiente in cui annidarsi!)[37].

Nei secoli successivi il comportamento medico in tempo di peste continuò ad essere sempre più regolamentato senza però che, e come sarebbe stato possibile, si fosse tenuto un qualche successo terapeutico. È interessante osservare come gli studi sul comporta-

33. A questo riguardo è altresì importante il diritto canonico (Decretale 5,38), secondo il quale la malattia può anche essere una conseguenza di un comportamento peccaminoso.

34. Cfr. cap. 4.

35. Cfr. RATH (1957), p. 5. Ad ogni modo casi di questo tipo sono conosciuti soltanto in riferimento a un'epoca successiva.

36. Cfr. cap. 5.

37. I primi riferimenti certi si trovano comunque soltanto in un affresco di poco posteriore al 1400, cfr. BROSSOLET-PALMER-ZITELLI (1979), p. 63.

mento dei medici al tempo della peste nera siano di gran lunga più rari rispetto alle analoghe analisi riguardanti il clero. Da ciò si può dedurre che la maggior parte dei medici che operavano nelle città – analogamente ai rappresentanti del clero di basso rango – siano stati vittime della peste. Nonostante una certa critica diffusa tra gli uomini del tempo in riferimento al loro comportamento durante la peste – i racconti citati di cronisti italiani e francesi forniscono numerosi esempi[38] – Rath supponeva che nel più accurato confronto tra fedeltà al proprio dovere e trascuratezza, tra amore verso il prossimo ed egoismo, tra coraggio e pusillanimità «il piatto della bilancia» pendesse «decisamente a favore di un vero atteggiamento altruista da parte dei medici»[39]. L'etica di migliaia di medici che persero la vita – in questo si manifesta, come già ricordato, il parallelismo con il clero – appariva meno degna di menzione del fallimento spettacolare di altri, fallimento che però le persone percepirono in modo ancora più doloroso. Non deve inoltre essere dimenticato il lavoro svolto con dedizione da numerosi frati e monache che curavano i malati negli ospedali e morivano.

Il trattato parigino sulla peste si occupa anche di come il singolo medico potesse proteggersi dal contagio. Il ruolo di superiorità che gli eruditi riconoscevano in questo contesto all'astrologia[40] favoriva in molti medici un atteggiamento di fondo piuttosto fatalista. Se l'infezione, la prognosi e il decorso della malattia erano predeterminati, uno schema profilattico e terapeutico poteva sì essere sviluppato ma il margine di successo appariva alla fine limitato. Sull'eventuale propria malattia e morte non poteva essere esercitata influenza alcuna come sul destino del paziente. Inoltre, come si è detto, la peste appariva a molti uomini del tempo, ad esempio a Konrad von Megenberg[41], una punizione divina. E un medico come poteva lottare contro una «forza maggiore»? Questi interrogativi, non da ultimo in considerazione del continuo insuccesso dei medici, mantenevano una costante attualità. Un atteggiamento di fondo improntato alla rassegnazione che ispirava pensieri di fuga e metteva in dubbio il senso del proprio lavoro, poteva aver reso insicuri molti medici.

38. Ad esempio il fiorentino Marchionne di Coppo, Matteo Villani o Giovanni da Parma, cfr. CARDUCCI-FIORINI (1903), pp. 230-232; VILLANI (1858) II, pp. 8-11; CORRADI (1972), pp. 194-199.
39. Cfr. RATH (1957), p. 8.
40. Cfr. cap. 12 con note 35 e 36 e cap. 4.
41. Cfr. KRÜGER (1972), pp. 844 s.

Ventiquattro

LE UNIVERSITÀ AL TEMPO DELLA PESTE

Nel XIV secolo medici, giuristi e parte del clero[1] ricevano la propria formazione presso le Università. Nell'Italia settentrionale, soprattutto a Padova, i professori di medicina erano particolarmente influenti perché controllavano anche la facoltà «artistica», cioè insegnavano agli studenti di tutte le facoltà che iniziavano gli studi universitari, le *artes liberales*, cioè le arti liberali[2]. Successivamente all'epidemia di peste, cinque Università europee, Grenoble, Vercelli, Reggio Emilia, Napoli e Verona dovettero sospendere l'attività di insegnamento. Anche l'Università di Roma per il momento non poté essere riattivata. Pisa era sull'orlo della rovina e Siena riaprì la sua *Alma Mater* soltanto nel 1357. Le Università fondate negli anni tra il 1348 e il 1370 a Praga, Firenze, Cracovia, Piacenza, Ginevra, Vienna e Cinquechiese (Pècs), prescindendo da Praga, faticavano a riprendere la propria attività nel rispetto dei programmi stabiliti[3]. Soltanto passato questo periodo si hanno prove di un chiaro incremento del numero di professori e licenziati. Montpellier, prima del 1348, aveva circa mille studenti mentre successivamente alla peste ne contava solo duecento. A Oxford, sulla base del racconto del canonico Fitzralph (1357), il numero degli studenti si sarebbe ridotto da trentamila a soli seimila. Dell'esagerazione di tali cifre si è già avuto modo di parlare[4]. La città si trovava lungo il percorso

1. Coloro che tra il clero portavano a termine gli *studia particularia* diventavano chierici regolari, cfr. COURTENAY (1980), p. 708. Nel XIV secolo lo studio della teologia non era possibile in ogni Università; a Padova ad esempio questo insegnamento fu presente a partire dal 1363, cfr. SIRAISI (1973), p. 134.
2. Cfr. BERGDOLT (1992), p. 10.
3. Cfr. ZADDACH (1971), p. 90.
4. Cfr. cap. 16 con nota 18.

dell'importante via commerciale che da Londra portava a Bristol e questo rappresentava senza alcun dubbio una particolare minaccia[5] ma il numero degli studenti di Oxford prima della peste nera non avrebbe comunque dovuto essere superiore a millecinquecento[6]. Ad ogni modo risulta difficile accertare le cifre esatte essendo le Università medievali caratterizzate da una forte fluttuazione. Evidentemente la peste, giunta da Bristol, arrivò nella città universitaria nell'inverno, in un periodo dunque in cui l'aggressività del contagio era sensibilmente ridotta[7]. Comunque degli ottantasette teologi presenti a Oxford prima della peste soltanto sessantuno risultano ancora nel 1350. Se si tiene presente che nel XIV secolo la mortalità considerata nell'arco di un decennio e relativa a soggetti di un'età compresa tra i venti e i trent'anni era all'incirca del dieci per cento e si tiene altresì conto che molti futuri chierici di fronte all'epidemia si diedero semplicemente alla fuga, si deduce che durante la peste vi sia stato un incremento della mortalità che si aggira tra il cinque e il dieci per cento! Le restanti facoltà sembrano essersela cavata ancora meglio[8].

Dunque l'Università non ebbe a patire molto durante l'epidemia, meno di quanto si è creduto per molto tempo e in ogni caso meno anche rispetto alla totalità della popolazione inglese. Anche la lunga durata delle vacanze estive influì positivamente sulla situazione. Mentre la peste decimava la città di Bristol (per poi da lì invadere anche Oxford) gli studenti della vicina città universitaria non erano ancora tornati alla sede dei loro studi[9].

Interessante è naturalmente la questione di quanto il livello della qualità dell'insegnamento o il livello delle conoscenze richieste agli esami si sia abbassato nel periodo successivo alla peste. Esisteva una specie di studio da tempi di emergenza? Effettivamente per quanto riguarda l'Inghilterra si hanno riferimenti di uno scadimento del livello successivamente al 1350, mentre in quegli stessi anni a Parigi veniva notoriamente preteso un grado di conoscenza più elevato. Questa linea di sviluppo trovava la propria ragione d'essere non tanto nelle morti in seguito alla peste quanto piuttosto nella dipartita di famosi professori. Ockham, Wodeham, Bradwar-

5. Cfr. COURTENAY (1980), p. 697.
6. Cfr. ZIEGLER (1972), p. 141.
7. Cfr. COURTENAY (1980), p. 704.
8. COURTENAY, *op. cit.*, p. 702.
9. COURTENAY, *op. cit.*, p. 704.

dine furono sì vittime dell'epidemia, ma in un periodo successivo rispetto a quello della loro permanenza ad Oxford[10]! Presso le facoltà di teologia si erano però affermati anche nuovi piani di studio. Gli studenti che dagli Ordini dei frati mendicanti venivano mandati alle Università sembra disponessero di una preparazione di base più limitata dal momento che i necessari corsi propedeutici, tradizionalmente tenuti presso i conventi delle città più grandi, erano stati in larga misura ostacolati dalla peste. Era naturalmente nell'interesse della Chiesa che le sedi di parroco rimaste vacanti dopo la peste nera fossero occupate nel più breve tempo possibile[11]. Così anche gli Ordini cercarono di dare alle nuove leve una formazione che, data la generale situazione di emergenza, aveva come momento centrale gli aspetti pratici della cura delle anime e della predicazione. A Oxford anche l'assenza di brillanti ingegni del tempo come Heinrich Langenstein, Pietro d'Ailly o Marsilio di Inghen che si trovavano ormai a Parigi poteva dunque aver ridotto l'impegno della ricerca e la creatività dei teologi inglesi[12].

In particolar modo era il grado di formazione del clero secolare a lasciare alquanto a desiderare. Ovunque si aprivano falle ed era compito dei vescovi colmarle nel più breve tempo possibile. I compromessi erano inevitabili, cosa che però, come si è già dettagliatamente illustrato[13], implicava un decadimento intellettuale e morale del clero. Dopo che persino i canonici agostiniani ammettevano all'ordinazione sacerdotale candidati che non conoscevano il latino (la padronanza di questa lingua tornò ad essere un presupposto necessario solo nel 1381) e gli eremiti agostiniani accettavano anche novizi undicenni, il sostegno alle facoltà di teologia fu considerato l'unico mezzo per salvare la reputazione del clero[14]. Il già menzionato cronista Knighton della contea di Leicester racconta che tra gli ecclesiastici di nuova nomina molti erano semplici laici «a prescindere dal fatto che sapessero in qualche modo leggere, anche se non capivano quello che leggevano»[15]. William Wykenham, vescovo di Winchester, si vide costretto nel 1358 ad assegnare a un teologo di recente ordinazione il compito di im-

10. COURTENAY, *op. cit.*, p. 705.
11. Cfr. nota 1.
12. Cfr. COURTENAY (1980), p. 708.
13. Cfr. cap. 22.
14. Cfr. ZADDACH (1971), p. 86.
15. Cfr. LUMBY (1889-91) II, p. 63.

parare nell'arco di dodici mesi i dogmi di fede e le principali parti della liturgia[16]. Presso l'abbazia di Monte Maria, in seguito alla morte di quasi tutti i monaci, l'antica liturgia cadde nell'oblio non essendo stata messa per iscritto in tutte le sue parti e non essendo pienamente padroneggiata dai pochi sopravvissuti. «Si trovavano solo pochi che, grazie alla loro formazione, erano in grado di andare nelle case, nei villaggi e nelle città ad istruire i ragazzi sui fondamenti della grammatica», lamentava l'autore della cronaca di Guillaume de Nangis a proposito della nuova generazione di chierici educatori[17].

La crisi del clero rispecchiava la crisi della cultura universitaria. Conseguenza fu che nella seconda metà del XIV secolo furono fondate in Europa diciotto nuove Università[18]. Lo stato di emergenza che in seguito alla peste caratterizza la situazione culturale della nuova generazione accademica a lungo termine suscitò, non soltanto in campo teologico, un deciso incremento dell'istruzione che può essere senz'altro considerato come prodromo dell'epoca umanista. Certo le Università risentivano come un tempo della pregnante influenza dell'aristotelismo tardoscolastico che Petrarca, Salutati e Bruni tanto aspramente deplorarono[19] ma ben presto favorita dagli umanisti, si affermò anche la ricerca filologica.

Le facoltà di medicina parteciparono anch'esse a questo generale sviluppo delle Università che verso il 1400 toccò un suo primo apice[20]. Il nuovo professore tipo non insegnava più soltanto le tesi delle autorità del mondo antico e la filosofia naturalistica aristotelica ma grazie alle sue conoscenze linguistiche era in grado di riesaminare in modo critico gli scritti di Ippocrate, Galeno o Aristotele tramandati dagli arabi. Biagio da Parma fu, dapprima a Padova e in seguito a Firenze, un tipico rappresentante della nuova generazione di medici che godette della stima anche dei primi umanisti[21]. A un medico di successo non veniva soltanto chiesto un ampio sapere in materia di diagnosi differenziale, non ci si aspettava da lui solo una terapia efficace ma, soprattutto nel caso ambisse a un qualche riconoscimento

16. Cfr. ZADDACH (1971), p. 87.
17. Cit. in ZADDACH, *op. cit.*
18. Cfr. CAMPBELL (1931), p. 169.
19. Cfr. BERGDOLT (1992), pp. 27-32.
20. A questo proposito cfr. SIRAISI (1977) e (1981).
21. Riguardo a Biagio da Parma cfr. FEDERICI VESCOVINI (1961). Altri rif. bibliografici in BERGDOLT (1992), p. 219 con nota 2.

presso l'Università, anche un'adeguata prestazione letteraria come ad esempio la nuova edizione di un'opera medica «classica» nel testo originale latino o greco[22]. Tuttavia, nel periodo immediatamente successivo alla peste, tanto la cultura generale quanto la conoscenza pratica e l'esperienza della nuova generazione di medici lasciavano a desiderare. Questo fatto era da attribuirsi solo in parte alla mancanza di professori universitari, circostanza che ebbe scarsa importanza, e doveva piuttosto essere imputato al fatto che in un certo periodo di transizione le autorità avevano gestito con estrema indulgenza l'ammissione ai collegi dei medici. Come i vescovi erano costretti ad assegnare le sedi di parroco a candidati la cui preparazione non era certo completa[23], allo stesso modo la mancanza di medici obbligava ad accettare anche dottori insufficientemente preparati o del tutto privi di esperienza. Dal momento che i professori universitari, fossero essi di stampo «conservatore», pappagalleschi imitatori di Aristotele, Galeno, Celso e degli arabi, o di stampo «progressista», dunque improntati alle teorie umanistiche, erano comunque impotenti di fronte alla peste (il loro unico consiglio sensato, come si è detto, era quello che incitava alla fuga!)[24] né la decimazione dei corifei (per altro piuttosto limitata) né la lacunosa preparazione della nuova generazione influì, in maniera decisiva, sul decorso dell'epidemia. La diminuzione dei professori al massimo rese inizialmente più difficile un adeguato reclutamento di giovani medici ma ebbe scarso peso sulla letalità dell'epidemia e sulla mortalità della popolazione[25]. Intorno al 1350, la mancanza di teologi o l'incompetenza professionale dei giovani giuristi fu dunque per la società di gran lunga più problematica della mancanza di medici. Rimane tuttavia in sospeso come la popolazione abbia soggettivamente sentito questa mancanza. Sulla base di alcune fonti si direbbe che vi sia Stato un aumento del senso di abbandono[26].

22. Così, ad esempio, Vesalio nel XVI secolo collaborò a una nuova edizione di Galeno e ne tradusse le opere *De venarum arteriarumque dissectione* e *De nervorum dissectione*, cfr. ONGARO (1981), p. 101.

23. Cfr. ZADDACH (1971), pp. 85-89.

24. Cfr. cap. 5 e RATH (1957), pp. 2-5.

25. Il fattore psicologico dell'aiuto e della consulenza medica non era tuttavia da sottovalutare, cfr. a questo proposito AMUNDSEN (1977), pp. 414-421.

26. Cfr. BOCCACCIO, Marchionne di Coppo o Giovanni da Parma in BOCCACCIO (1985), pp. 11-20; CARDUCCI-FIORINI (1903), pp. 230-232; CORRADI (1972), pp. 194-199.

In alcuni luoghi mancavano anche i professori per l'insegnamento delle *Artes liberales* che nelle Università, costituivano la materia del primo anno di studi (e a Padova e Bologna venivano insegnate dai professori di medicina)[27]. In questo modo la cultura generale degli studenti sarebbe dunque stata chiaramente limitata. Determinante però il fatto che la morte di numerosi medici (che spinse comuni come Venezia a chiamare i medici da altre città)[28] ebbe un'influenza soltanto secondaria sulle ondate di peste della seconda metà del XIV secolo.

La crisi delle Università sembra dunque aver prodotto conseguenze e problemi diversi a seconda delle facoltà. Acquistarono significato anche diversificazioni regionali. Il citato studio sulla peste[29] redatto a Parigi nel 1348 dalla facoltà di medicina su incarico del re era prova della stima e della fiducia che l'autorità riponeva nelle Università. Fu privilegio di re e sovrani convalidare nel periodo seguente nuove fondazioni. Negli atti costitutivi veniva quasi sempre sottolineata la svolta che la peste nera aveva rappresentato per la vita accademica prendendo particolarmente in considerazione, sembra, l'aspetto psicologico. Campbell sostiene comunque la tesi di uno stato di emergenza generale delle Università europee cui si sopperì lentamente con la fondazione di nuove Università e collegi negli anni tra il 1350 e il 1380[30]. La creazione del Trinity Hall o del Gonville Hall a Cambridge, rispettivamente nel 1350 e 1352, sarebbero esempi di non minore importanza rispetto al Canterbury Hall College di Oxford fondato nel 1361[31]. Anche i laici potevano fondare collegi, come ad esempio Elisabeth de Burgh, contessa di Clare, che nel 1355 fondò a Cambridge l'University Hall College con l'esauriente motivazione che qui tanti eruditi erano stati vittime della peste[32]. Che fossero presenti anche motivazioni religiose è dimostrato dalla fondazione a Cambridge del Corpus Christi College. Fu istituito ad opera di due confraternite che ritenendo eccessivamente elevate le tariffe delle messe per i defunti, il cui prezzo era appunto una conseguenza della scarsità di sacerdo-

27. Cfr. nota 20; si veda anche BERGDOLT (1992), pp. 10 s.
28. Cfr. BERGDOLT (1990), p. 239.
29. Cfr. cap. 12 con note 35 e 36. Lo studio è pubblicato da HOENIGER (1882) pp. 149-156.
30. Cfr. CAMPBELL (1931), pp. 146-165.
31. CAMPBELL, *op. cit.*, pp. 151 s.
32. CAMPBELL, *op. cit.*, pp. 152 s.

ti, richiesero come contropartita la celebrazione gratuita delle messe[33].

Anche i papi fondarono collegi. Nel 1359 Innocenzo VI fondò a Tolosa il Collegium Saint-Martial, nel 1369 Urbano V il Collegium Douze-Médecins a Montpellier[34]. A Parigi, già nel 1351, Clemente VI aveva incaricato quattro nuovi professori per garantire l'insegnamento nella facoltà di teologia su più ampia base. La tesi di Campbell circa una crisi generale e internazionale delle Università europee, come mostrava proprio l'esempio di Oxford, può difficilmente essere mantenuta. Una più attenta osservazione conferma che la maggior parte delle Università non fu toccata da significative perdite. Ad essere problematica non fu la decimazione (piuttosto limitata) di professori e studenti ma la necessità di formare nel più breve tempo possibile una nuova generazione qualificata nelle importanti professioni accademiche. Giuristi, medici ed ecclesiastici erano stati in massa vittime della peste lasciando dietro di sé dolorosi vuoti. Se si volevano rimpiazzare rapidamente le perdite subite, non poteva essere sempre garantito il consueto livello di formazione.

33. CAMPBELL, *op. cit.*
34. CAMPBELL, *op. cit.*, p. 158.

Venticinque

LA REAZIONE DELLE AUTORITÀ: L'ESEMPIO DI PISTOIA

La peste che dal 1347 minacciava l'Europa non portò soltanto miseria e paura individuali, persecuzione degli ebrei e sovvertimenti religiosi. Per un breve periodo di tempo la rovina incombette sulle stesse comunità, sui villaggi come sulle città libere. I poteri dello stato non potevano più essere esercitati né essere controllati, il *quorum* necessario per la validità delle votazioni dei consigli non veniva più raggiunto. La situazione di anarchia non era limitata alle città di Firenze o Venezia[1]. «E in tanta afflizione e miseria della nostra città era la reverenda autorità delle leggi, così divine come umane, quasi caduta e dissoluta tutta per li ministri ed essecutori di quelle, li quali, sì come gli altri uomini, erano tutti o morti o infermi o sì di famiglie rimasi stremi, che uficio alcuno non potean fare», scriveva il Boccaccio[2]. I poteri legislativo, esecutivo e giurisdizionale, nel XIV secolo ovviamente non ancora distinti nel modo «classico», erano paralizzati, l'approvvigionamento di viveri in pericolo. I ladri non venivano più citati in giudizio, la criminalità sembrava sempre più minacciosa, la carestia, di cui si avevano prove riferite a molte località ancora per il periodo precedente la peste, si faceva sentire sempre più[3]. Migliaia si accampavano all'aperto, non soltanto a Venezia[4], nella speranza di essere risparmiati dalla morte per inazione grazie alle elemosine o a quanto veniva distribuito dalle autorità. L'angoscia e la paura generarono il caos. I morti giacevano insepolti perché mancavano i becchini,

1. Cfr. BOCCACCIO (1985), pp. 11-20; per quanto riguarda Venezia cfr. BERGDOLT (1990).
2. BOCCACCIO, *op. cit.*, p. 15.
3. Come ad esempio a Pistoia, cfr. MURATORI (1728) XI, coll. 524 s.; in riferimento a Firenze cfr. MANNI (1844), p. 249.
4. Cfr. BERGDOLT (1990), p. 232.

i testamenti non avevano efficacia per mancanza di notai. Le famiglie si disperavano perché i loro congiunti morivano senza aver ricevuto i conforti della fede. La peste, fin dall'inizio, fu dunque un fatto politico tanto più che quasi ovunque prendevano la parola i fanatici agitando gli animi. La peste nera causò una crisi dell'amministrazione, della gerarchia cittadina, della Chiesa, delle confraternite e corporazioni. Si resero necessarie diverse misure di protezione al fine di evitare un collasso della vita pubblica. N. Bulst ha compilato un catalogo degli opportuni provvedimenti per i periodi di epidemia, catalogo che nonostante alcune variazioni – di fronte alla tragica assenza di nozioni sulle cause della peste – rimase valido per secoli[5].

In caso di dubbio si considerava la peste innocua, cioè non la si riconosceva come tale. Effettivamente nel tardo Medioevo si aveva esperienza di malattie infettive con manifestazioni febbrili che nello stadio iniziale presentavano molte analogie con la peste bubbonica. Queste però non portavano a un contagio di massa e scomparivano di nuovo dopo aver sviluppato nella popolazione una certa capacità di resistenza[6]. Per paura del panico, dell'isteria e fuga di massa e di un comportamento incontrollabile da parte dei malati, spesso l'autorità, con freddezza, accettò come vera la diagnosi di malattia innocua, e qualche volta ebbe anche fortuna ma per lo più fallì. È interessante osservare come i provvedimenti statali siano stati adottati quasi sempre con un certo ritardo. Comprensibilmente si sperava in un'improvvisa svolta ma si cercava anche di evitare la paura e il panico. In caso di errore la morte in massa era poi comunque inevitabile, non soltanto nel 1348, quando in molte località la peste fu affrontata davvero con estrema ingenuità, ma anche nel 1576 a Venezia, nel 1630 a Milano e ancora nel 1656 a Napoli[7]. Ogni volta fu fatta in un primo momento una diagnosi di malattia innocua che alla fine rese ancor più crudele la quotidianità della peste. I governi dei comuni si trovavano naturalmente in una situazione difficile. L'isolamento profilattico di viaggiatori e commercianti ma soprattutto la conferma anche di un solo caso di peste nella propria città significavano il crollo dell'attività commerciale, un aumento di tutti

5. Cfr. BULST (1989), p. 31.
6. Si trattava soprattutto di infezioni gastro-intestinali e relative al tratto respiratorio. Già negli anni 1316-1320 si ebbero nelle Fiandre e in Inghilterra epidemie di dissenteria che furono la causa di molte migliaia di vittime, cfr. RUSSEL (1965-66), pp. 466-469.
7. Cfr. BERGDOLT (1992) I, p. 203.

i problemi sociali, economici e politici[8]. Dietro all'«irresponsabilità» vi era una del tutto comprensibile valutazione del rischio.

I primi passi dei governi erano rappresentati da misure di controllo, come ad esempio i divieti di ingresso, e l'obbligo di denuncia delle persone sospette e l'allontanamento di mendicanti e vagabondi. Il passaggio all'odio nei confronti degli stranieri e il sospetto verso concittadini poco graditi, che alla fine dovevano culminare nei *pogrom*, fu graduale anche se non automatico[9]. Importante fu l'attività delle autorità sanitarie, a Firenze già esistenti nel 1348, istituite invece durante la peste a Venezia[10]. Esse avevano il compito di regolamentare e vigilare sul lavoro di medici, sorveglianti, becchini e guardie e controllare come si operava negli ospedali e come avvenivano le sepolture. Anche l'igiene pubblica sottostava all'autorità di questi funzionari che di regola non erano dei medici[11]. La segregazione dei malati fu attuata molto presto, nel 1348, mentre la famosa *quarantena*, cioè l'isolamento per un certo periodo di tempo dei viaggiatori provenienti da zone contagiate dall'epidemia, negli anni 1348-1349 non era ancora considerata importante. Questa misura fu sperimentata per la prima volta in modo sistematico a Ragusa (Dubrovnik) nel 1377[12].

Anche la distruzione dei beni posseduti dal defunto rientrava nei provvedimenti adottati in modo uniforme. Erano soggette a regolamentazione dello stato anche le processioni supplicatorie che a volte venivano imposte, a volte vietate, ma che non di rado erano spontanee[13]. Allo stesso modo anche le suppliche ai santi patroni erano «ufficiali». I mercati e gli assembramenti furono limitati allo stretto necessario, ma doveva comunque essere mantenuta la possibilità dell'approvvigionamento. Bettole, case di piacere e locande di dubbia fama furono chiuse, gli stranieri il più possibile allontanati. Anche una volta accertato che si trattasse realmente di «peste», le autorità cercavano di minimizzare e moderare le emozioni. Di norma venivano vietati i cortei funebri e la pubblicazione degli

8. Cfr. BULST (1979), pp. 55-57; anche LECHNER (1884), pp. 71-91.
9. Cfr. cap. 19.
10. Cfr. BIRABEN (1976) II, p. 102; CARPENTIER (1962), p. 131.
11. Cfr. BERGDOLT (1992) I, p. 205.
12. Cfr. BIRABEN (1976) II, pp. 173 s.; una prima misura di questo tipo (della durata di dieci giorni) fu adottata nel 1374 a Reggio Emilia.
13. Cfr. il racconto di Marchionne di Coppo in CARDUCCI-FIORINI (1903), p. 232.

elenchi dei defunti[14]. Soltanto ai parenti più stretti era concesso di portare il lutto[15]. Anche la prostituzione di strada era sottoposta a severi controlli. Soprattutto in Italia, dove senza alcun dubbio la cultura cittadina era più evoluta rispetto al nord, l'allontanamento dei rifiuti e dei cadaveri veniva sorvegliato con particolare attenzione. Regimi particolari erano limitati allo stretto necessario. Dal bilancio pubblico furono messe a disposizione speciali somme di denaro destinate a tenere sotto controllo la peste. Scopo di tutti questi provvedimenti era quello di salvaguardare l'attività di comune e stato, a vantaggio di tutti. D'altra parte è certo che la peste poteva anche essere strumentalizzata per far valere richieste politiche. La diceria che l'epidemia si andava avvicinando e la crescente paura potevano acuire i disordini sociali, mettere in pericolo le minoranze e favorire la manipolazione del potere e delle cariche[16].

La paura agghiacciante che accompagnava la peste è già stata ricordata[17]. Nell'imminenza del pericolo l'uomo cerca naturalmente di ingannare se stesso. Questo valeva persino per i medici e ancor più per le autorità. «Rassicurando la popolazione, si rassicuravano a loro volta», constatò Delumeau[18]. Vi sono esempi di governi cittadini che, nel caso un medico avesse formulato una diagnosi o una prognosi pessimistica ma corretta, erano ricorsi ad altri suoi colleghi finché non ne fu trovato uno che dissipasse le primitive inquietudini[19]. In un'atmosfera di questo tipo, sotto la pressione delle aspettative dei committenti, il medico cercava di essere compiacente nei loro confronti e negare la peste. Alcuni di questi provvedimenti di routine cui si è fatto riferimento dimostrano tuttavia che la riflessione e l'esperienza pratica avevano senz'altro successo anche se secondo la teoria galenica della contaminazione dell'aria, sostenuta dai medici, apparivano davvero privi di senso[20]. Ci si dovrebbe addirittura domandare per

14. Come avveniva a Pistoia; cfr. CHIAPPELLI (1887), pp. 11 s.; si veda anche CARPENTIER (1962): BIRABEN (1976) II. p. 100.

15. BIRABEN, *op, cit.*: CARPENTTER, *op. cit.*

16. Si faccia riferimento alle persecuzioni degli ebrei a Würzburg che si verificarono prima dello scoppio della peste e prima dell'arrivo dei flagellanti; cfr. cap. 20.

17. Cfr. cap. 22.

18. Cfr. DELUMEAU (1979), p. 169.

19. Famoso è in questo senso l'esempio della peste a Venezia del 1576-77, cfr. RODENWALDT (1952), pp. 86-218. Cfr. anche BERGDOLT (1990), p. 203.

20. Tanto il provvedimento della quarantena quanto la fuga nelle periferie delle città sarebberro stati, secondo la teoria dell'aria corrotta, senza senso; cfr. BERGDOLT, *op. cit.*, p. 204.

quale ragione i consigli e i governi di fronte alla situazione di totale impotenza dei medici continuassero a consultare «esperti» di medicina. Certamente le ragioni sono molteplici. Oggi possiamo difficilmente capire la fama di cui godevano nel primo e nell'alto rinascimento le autorità del mondo antico come Ippocrate o Galeno[21]. Agli occhi degli eruditi, in particolar modo a quelli degli *umanisti* con le loro alte aspirazioni, un'opera dell'antichità possedeva semplicemente un più elevato grado di verità. Nei confronti dei medici, degli studiosi di scienze naturali e dei filosofi naturalisti dell'antichità, l'entusiasmo era già imperante nel tardo Medioevo quando la grande considerazione di cui godevano Aristotele e i suoi commentatori si estendeva dai paesi islamici all'Occidente[22]. Un'affermazione di Galeno era pari a un assioma. Il primo stadio di emancipazione della medicina rinascimentale non fu rappresentato da una confutazione del medico di Pergamo ma dalle edizioni migliorate delle sue opere! Persino Vesalio, che pure apportò molte correzioni alla teoria medica di Galeno, collaborò a una nuova edizione dei suoi scritti[23]. Anche agli occhi dei *profani* eruditi non si poteva rinunciare all'opinione delle «autorità».

In Italia e Francia, inoltre, la casta medica era diventata, al più tardi nel XIII secolo, un'istituzione influente e importante anche da un punto di vista politico. Dopo la loro emancipazione sociale – dal Petrarca si apprende quanto alcuni medici se ne vantassero[24] – coloro che avevano conseguito una laurea presso le Università di Bologna o Padova si sentivano chiamati a prendere posizione su importanti questioni relative alla crisi dello stato. Strettamente legati da un punto di vista personale, professionale e sociale al ceto più elevato[25], non di rado, nel momento del pericolo, cercarono chiaramente di condividerne preoccupazioni e punti di vista. Esecravano i disordini e il panico allo stesso modo dei committenti, discutevano con loro mantenendo all'oscuro la collettività e valutavano quali manifestazioni fossero indice di peste e quali non lo fossero. A questo proposito vi era spesso l'inclinazione a condividere nel momento del pericolo le esitazioni del governo e, quanto meno inconsciamente, a impedire l'incombente crisi dello stato formulando diagnosi benigne e svianti. Ancora nel XV secolo molti sono gli esempi in questo senso[26].

21. BERGDOLT, *op. cit.*
22. Cfr. SCHIPPERGES (1964).
23. Cfr. ONGARO (1981), p. 101.
24. Cfr. BERGDOLT (1992), pp. 33-58.
25. BERGDOLT (1992) I, p. 205.
26. Cfr. DELUMEAU (1979), p. 169; si veda soprattutto RODENWALDT (1952) pp. 86-218.

Non vi è dubbio che nel XIV secolo molti comuni fossero orgogliosi delle proprie Università. Ci si rendeva conto chiaramente che un'Università dava un certo prestigio dunque se ne coltivava la fama. I migliori professori di medicina delle Università di Padova, Ferrara o Pavia sedevano alle tavole dei principi o di funzionari e ne erano quantomeno per titolo, i medici personali[27]. Venivano pagati e adulati. La città metteva a disposizione l'infrastruttura necessaria all'attività universitaria. L'opinione pubblica e l'interesse del ceto più elevato si aspettavano dunque che l'Università sapesse sempre trovare la soluzione a un problema, anche quando questo andava al di là delle sue possibilità. Agli occhi del grande pubblico dei cronisti i medici godevano senza dubbio di una minor considerazione[28]!

Spesso le autorità sanitarie cittadine integravano le disposizioni mediche. Già nel 1348, nelle prime settimane dallo scoppio dell'epidemia, alcuni funzionari, benché privi di nozioni di medicina, adottarono con risolutezza misure d'isolamento e di igiene che suscitano ancora oggi la nostra ammirazione. A determinare il loro modo di agire non era tanto la teoria medica quanto l'esperienza pratica e una certa dose di buon senso. A Firenze erano stati definiti, fortunatamente già nel 1321, gli *Statuti sanitari* che, in caso di epidemie (a quel tempo non si poteva ancora presagire l'evento della peste) e catastrofi di altro tipo, regolavano il controllo dell'assegnazione dei generi alimentari, dell'approvvigionamento dell'acqua potabile, l'organizzazione delle sepolture nonché la struttura degli uffici destinati al soccorso; si trattava insomma di una specie di *legislazione per gli stati di emergenza* che prendeva in considerazione non soltanto il settore sanitario[29].

Come si è ricordato, anche a Venezia venne istituita nel 1348 un'autorità sanitaria. Tre funzionari, esponenti dell'aristocrazia, se ne assunsero la direzione a titolo gratuito. Il Maggior Consiglio conferì loro tutti i poteri possibili. Già tre giorni dopo i loro ordini erano eseguiti. I morti di peste venivano immediatamente sepolti in fosse comuni fuori mano, pattuglie della polizia sanitaria controllavano nei passanti i sintomi della peste. I moribondi che non disponevano di una fissa dimora venivano portati via insieme ai morti[30]. L'accesso

27. Cfr. ZITELLI (1979), pp. 35-37.
28. Cfr. le *Invectiva contra medicum quendam* del Petrarca in BERGDOLT (1992) pp. 33-61.
29. Cfr. CARPENTIER (1962), p. 131; si veda anche BIRABEN (1976) II, p. 102.
30. Cfr. BERGDOLT (1990), p. 233.

alla città via terra e via mare era rigidamente sorvegliato, le infrazioni punite con il carcere[31]. Anche la Chiesa sosteneva con il proprio appoggio tali misure di protezione. Così a Venezia, nel 1348, furono semplicemente annullate le funzioni religiose e le manifestazioni di massa. Le processioni penitenziali spontanee di cui parlano i cronisti erano più la conseguenza della disperazione generale che di una programmazione da parte della Chiesa[32].

Anche a Pistoia le autorità cercarono attraverso numerose misure di sicurezza di impedire il verificarsi della catastrofe o comunque, dopo lo scoppio dell'epidemia di peste, di circoscriverne l'effetto. Gli *Ordinamenta sanitatis* costituiscono uno dei documenti più importanti che sia pervenuto sull'epidemia del 1348[33]. Furono stilati dal notaio Simone Bonaccursi. Prima dello scoppio della peste nera era fatto severo divieto di recarsi nei territori di Pisa e Lucca, già colpiti dall'epidemia. La pena pecuniaria prevista in caso di trasgressioni ammontava a cinquanta lire. In modo altrettanto rigoroso era vietato ai privati di accogliere nelle proprie case persone provenienti da queste località. Le guardie incaricate di sorvegliare le porte della città dovevano badare a che nessuno si introducesse di nascosto. In questo caso era prevista anche per loro (non solo dunque per il diretto trasgressore) una multa salata. A ogni modo gli abitanti della città potevano con un'autorizzazione speciale del consiglio – e questo doveva rivelarsi fatale – viaggiare nei territori delle città colpite dalla peste e da lì far ritorno. I saggi di cui questo consesso sanitario era composto (Savi), con un provvedimento molto tipico di queste situazioni, ordinarono «che nessuno, né gli abitanti della città né quelli delle zone circostanti o dei territori soggetti al governo (di Pistoia) per non parlare poi degli stranieri, tentasse o osasse importare o esportare o far importare o esportare vecchi tessuti di lino o di lana che potessero tornar utili agli uomini e alle donne per gli abiti o la biancheria da letto, pena una multa di 200 lire»[34].

Anche in questo caso però vi erano nuovamente delle eccezioni per i cittadini che al proprio ritorno avevano con sé tessuti in lino o coperte di lana come biancheria personale o da letto. I difetti di queste leggi protettive adottate a Pistoia si riscontravano partico-

31. BERGDOLT, *op. cit.*, p. 234.
32. Cfr. n. 13.
33. Cfr. CHIAPPELLI (1887), pp. 7-24.
34. Testo latino in CHIAPPELLI, *op. cit.*, pp. 8 s.

larmente nelle pene molto miti previste per le persone del luogo che in caso di infrazione venivano sì trattenute ma dopo soli tre giorni potevano lasciare la città con la merce contrabbandata[35]. Naturalmente le pulci avevano nel frattempo avuto tutto il tempo per annidarsi in altri tessuti.

Le misure difensive adottate dalla città erano dunque inutili. Gli elenchi di nominativi dei componenti il consiglio mostrano in riferimento alla primavera del 1348 crescenti perdite tra i membri. Il quorum necessario per le deliberazioni non veniva più raggiunto. Anche la restante categoria dei funzionari pubblici fu vittima della peste tanto che il 18 giugno fu diramato il seguente comunicato:

«Siccome a causa della malattia mortale della peste si è reso difficile, per non dire impossibile, tenere qui a Pistoia le necessarie riunioni del consiglio con la presenza di un numero sufficiente di membri è piaciuto a questa assemblea deliberare una modifica dello statuto in base alla quale in avvenire, per tutto il periodo per il quale d'ora in poi sono fissate le riunioni, cioè da questo momento fino al prossimo 8 agosto, sia sufficiente che almeno dodici in luogo del suddetto numero di 24 consiglieri preposti alla commissione finanziaria di Pistoia e almeno sei in luogo dei suddetti dodici preposti al controllo delle roccaforti e delle fortificazioni discutano e deliberino quanto questi organi devono discutere e decidere. Per questo periodo dovranno prendere decisioni e adottare provvedimenti con la presenza di questo numero ristretto di membri come se si trovassero nel consueto e (normalmente) prescritto numero»[36].

Anche l'assemblea popolare tenutasi il 27 giugno non era stata in grado di deliberare. Fu dunque emanata l'adeguata disposizione grazie alla quale fino al successivo ottobre erano sufficienti per l'adozione delle deliberazioni solo sessanta cittadini in luogo dei cento[37]. La situazione si fece però sempre più grave. Sembra che dalla fine di giugno alla metà di ottobre l'autorità preposta alla finanza non abbia adottato neppure un provvedimento o non si sia trovato nessun segretario che protocollasse le sedute nel *Libro delle Riforme e provisioni*[38]. Allo stesso modo manca ogni riferimento alle attività dell'ammini-

35. CHIAPPELLI, *op. cit.*, p. 9.
36. CHIAPPELLI, *op. cit.*, p. 4 (testo latino).
37. CHIAPPELLI, *op. cit.*, p. 4.
38. CHIAPPELLI, *op. cit.*

strazione cittadina e dell'ufficio notarile. Anche a Pistoia le autorità cercarono di circoscrivere gli effetti della catastrofe. Temendo quanto poteva da loro esalare, i morti dovevano essere trasportati in bare perfettamente sigillate. In caso di infrazione a questa norma gli eredi dovevano pagare una multa di 50 lire[39]. Fino all'avvenuto pagamento le proprietà del defunto rimanevano in custodia alla città.

Tutti quelli che avevano l'aspetto di «malati» dovevano immediatamente essere denunciati alle autorità. Le fosse per i morti di peste dovevano essere profonde almeno due cubiti e mezzo «per evitare il puzzo pericoloso che emanava dai cadaveri». Anche in questo caso le pene pecuniarie erano di una certa entità[40]. Naturalmente era anche fatto severo divieto di introdurre nella città di Pistoia cadaveri, «sia chiusi nella bara che non». I guardiani incaricati di sorvegliare le porte della città erano ancora una volta sottoposti alla minaccia di dure sanzioni. Chi partecipava a una sepoltura non doveva toccare né il cadavere né i congiunti (!) e neppure entrare nella casa del defunto. Gli abiti a lutto erano permessi per un periodo lungo soltanto alla vedova. Il divieto di suonare le campane all'inizio di un funerale «perché il suono della campana non giungesse ai malati e suscitasse in loro la paura» era caratteristico non solo della città di Pistoia[41]. Se comunque le campane venivano suonate, chi le aveva suonate e anche il guardiano del campanile dovevano pagare una multa. Nel caso gli autori del fatto fossero congiunti del defunto la multa poteva andare a gravare sull'eredità. Il divieto comunque era relativo soltanto al duomo cittadino. Nelle chiese parrocchiali e in quelle dei frati mendicanti era permesso il suono di una campana, che però «doveva rintoccare una sola volta e in modo leggero»[42]. Tipico era il fatto che in tempi di pericolo non venivano puniti soltanto i trasgressori ma anche gli organi preposti al controllo, il che favoriva la sorveglianza reciproca ma istigava la diffidenza e la diffamazione.

Anche i macellai della città furono esortati a prestare particolare cura alla carne che ponevano in vendita. In particolar modo gli animali uccisi non potevano essere riempiti d'aria, cosa che evidentemente era usuale. Si temeva che questa potesse fuo-

39. CHIAPPELLI, *op. cit.*, p. 9.
40. CHIAPPELLI, *op. cit.*, p. 10.
41. CHIAPPELLI, *op. cit.*, p. 11 («ut sonus campanarum non invadat infirmis, nec contra eos timor insurgat»).
42. CHIAPPELLI, *op. cit.*, («dum tamen pulsetur solum una vice»).

riuscire sotto forma di gas pestilenziale velenoso e contagiare l'ambiente[43]. Nella casa del macellaio non doveva essere trovato nulla di marcio o di putrescente. Allo stesso modo era vietato esporre contemporaneamente sul banco di vendita carni di animali diversi come ad esempio di vitello, di manzo e di maiale.

I capi della corporazione dei macellai venivano esortati perché l'esecuzione di queste norme fosse rigidamente osservata[44]. Da marzo a dicembre i maiali non potevano essere macellati. In ogni caso il permesso per la macellazione doveva essere richiesto alle autorità.

Le leggi sulla prevenzione delle epidemie della città di Pistoia vennero modificate nel corso dello stesso anno. L'esperienza rese consigliabili alcuni cambiamenti. Come si è detto le misure profilattiche servirono a poco e le disposizioni dell'autorità che dopo lo scoppio della peste dovevano mitigarne gli effetti non erano commisurate all'aggressività dell'epidemia. Nonostante alcuni provvedimenti degni di ammirazione e lo spirito di abnegazione di molti funzionari della sanità e di molti medici, nel 1348 l'organizzazione per far fronte alle epidemie soffriva del fatto che alla propria base stava la teoria dell'*aria corrotta*, favorita dai medici di formazione classica[45]. Soltanto la segregazione assoluta e totale o l'isolamento con il rischio della carestia, del crollo economico nonché della drastica limitazione delle libertà dei cittadini, avrebbe potuto portare al successo, ma già il solo controllo totale e assoluto dei confini del territorio era impresa impossibile.

Quando i soldati respingevano persone sospette di aver contratto la peste era possibile che per via aerea fossero già stati contagiati e portassero la peste nera nelle loro città e nei loro villaggi. Questo diventò chiaro agli uomini del tempo soltanto attraverso dolorosi processi di apprendimento, in particolar modo in Italia, dove si affrontò l'epidemia non disponendo di esperienza alcuna[46]. Il fatto che il duca di Milano fosse stato in grado di proteggere la propria città dalla peste dovette addirittura essere interpretato come un evento prodigioso. Ma la sua città fu funestata dall'epidemia in modo ancor più terribile nel 1363, durante la successiva grande ondata di peste[47].

43. CHIAPPELLI, *op. cit.*, p. 12
44. CHIAPPELLI, *op. cit.*, p. 13.
45. Cfr. cap. 4.
46. È il caso di Messina dove l'epidemia arrivò con le navi genovesi; cfr. da Piazza in CORRADI (1972), pp. 189-193.
47. Cfr. la lettera del Petrarca al Boccaccio in FRACASSETTI (1892) Sen. III, 1 pp. 140-143.

Ventisei

LA GRANDE PANDEMIA E LE CONSEGUENZE INATTESE

La peste nera non scosse soltanto la cultura, la morale e la coscienza religiosa degli europei[1]. Anche per la storia economica del continente le conseguenze della peste, per molto tempo sottovalutate, furono rilevanti. Il 1348 segnò l'inizio di una crisi economica che perdurò fino al XV secolo[2]. Decisivo fu il crollo demografico causato dall'epidemia. Certamente alcuni uomini del tempo non furono in un primo momento scontenti di questo tipo di sviluppo. Il capitale medio per persona e posto di lavoro ebbe un improvviso incremento. L'eredità materiale di coloro che erano morti in seguito alla peste andava ad accrescere la ricchezza di coloro che erano sopravvissuti. Matteo Villani, cronista fiorentino[3], descriveva la situazione della sua città natale: «Che gli uomini trovandosi pochi, e abbondanti per l'eredità e successioni dei beni terreni, dimenticando le cose passate come se state non fossono, si diedero alla più sconcia e disordinata vita che prima non aveano usata… E il minuto popolo, uomini e femmine, per la soperchia abbondanza che si trovavano delle cose, non volevano lavorare agli usati mestieri; e le più care e delicate vivande voleano per loro vita, e si maritavano, vestendo le fanti e le vili femmine tutte le belle e le care robe delle onorevoli donne morte…»[4]

Questo comportamento rifletteva probabilmente «la più grande redistribuzione di patrimonio avvenuta in così breve tempo»[5] che si sia mai vista in Europa. In questa «gran quantità di ricchez-

1. Cfr. cap. 19 e BERGDOLT (1992), pp. 5 s.
2. Cfr. ZINN (1989), pp. 186-198.
3. Lo stesso Matteo Villani fu vittima della peste nel 1363.
4. Cfr. VILLANI (1858) II, p. 9.
5. Cfr. ZINN (1989), p. 188.

za» non rientrava solo il patrimonio dei cristiani morti ma anche i beni degli ebrei uccisi, cacciati o rimasti vittime della peste, beni che per lo più furono principalmente incamerati dal comune o dallo stesso re[6]. Una tale ridistribuzione del patrimonio provocò un'ampia trasformazione sociale. Iniziò l'ascesa del ceto medio, particolarmente delle corporazioni, mentre il vecchio patriziato che, sebbene privilegiato, quale minoranza aveva subìto da parte della peste una decimazione relativamente superiore (anche se, considerata la situazione in senso assoluto, il numero delle vittime tra gli appartenenti al ceto sociale più basso fu di molto maggiore!)[7], perse quasi completamente la propria posizione di supremazia. Dopo la peste anche gli ebrei persero quello status che documenti e atti avevano loro garantito. Nelle città era loro preclusa l'acquisizione della cittadinanza, non potevano entrare in possesso di fondi e persero inoltre la protezione del monarca. I loro permessi di soggiorno furono d'ora in avanti limitati nel tempo e soggetti a imposte[8]. Il ceto medio, dominato dalle corporazioni e che da quel momento in poi controllava le riunioni del consiglio anche per paura della concorrenza, assunse nei confronti delle minoranze e degli stranieri un comportamento di gran lunga più intollerante di quello più cosmopolita del vecchio ceto dei commercianti che pure ebbe le proprie colpe rispetto ai *pogrom* che accompagnarono la peste[9]. Grazie all'autorevolezza delle corporazioni, che reclamavano anche diritti politici, gli artigiani diventarono il gruppo socialmente più potente. All'interno delle corporazioni non vi erano solo i figli e i congiunti delle locali famiglie di macellai, calzolai, fornai, fabbri e scalpellini ma anche gli immigrati che in molte città giunsero a compensare le perdite che si erano avute tra la popolazione in seguito alla peste. Mai in Europa si è ripetuta un'analoga ristrutturazione sociale. Dalla Polonia all'Inghilterra, dalla Norvegia fino alla Sicilia innumerevoli immobili e grandi proprietà terriere cambiarono padrone. Tutt'al più possono essere portati come paragone i cambiamenti verificatisi nel XX secolo nei territori in cui vigeva il sistema comunista. Questi portarono certamente a capovolgimenti ancora

6. Cfr. KRACAUER (1925); si veda anche ANDERNACHT (1973) e cap. 19.
7. Cfr. ZINN (1989), p. 182.
8. Cfr. POLIAKOV (1974), pp. 123-130.
9. Cfr. HAVERKAMP (1981), pp. 61-68.

più profondi ma, a differenza di quanto avvenne negli anni 1348-51, erano limitati a determinati paesi[10].

L'analisi dei registri parrocchiali, dei ruoli delle imposte, dei registri di battesimo, dei testamenti, dei registri delle corporazioni e degli elenchi dei defunti dimostra che dei settantacinque milioni di europei, tanti erano al tempo della peste nera, ne siano morti circa un terzo[11]. Il minimo demografico fu comunque toccato soltanto intorno al 1400 in seguito ad altre epidemie. Non c'è da stupirsi se si considera che città così importanti come Milano furono decimate dall'epidemia soltanto nel 1361! Ulteriori ondate di peste si verificarono soprattutto negli anni 1370-76 e 1380-83. Resta a tutt'oggi irrisolta la questione sul perché la peste ebbe nei diversi paesi effetti differenti, sul perché cioè in Inghilterra imperversò con maggiore violenza che in Boemia, in Meclemburgo più che in Slesia[12]. In nessun caso trova tuttavia conferma la tesi ripetuta da Bean secondo la quale un crollo demografico conseguente a un'epidemia sia stato compensato «automaticamente» in un breve periodo di tempo: considerando che i sopravvissuti potevano godere di un più elevato tenore di vita, scomparvero i sintomi da carenza alimentare, diventarono possibili e usuali matrimoni a un'età inferiore e tutte le circostanze favorivano un più elevato tasso di natalità[13]. Un comune si era appena ripreso dalla peste che già veniva travolto dalla successiva ondata di epidemia, per lo più prima ancora che il deficit demografico fosse compensato.

In linea di massima le conseguenze della peste non furono le stesse in città e in campagna. Soprattutto il numero dei morti, considerato in senso assoluto, doveva essere stato di gran lunga maggiore in campagna, ma occorre tuttavia tener presente che l'85 per cento della popolazione europea abitava al di fuori delle città (per lo più molto piccole). Se per le perdite relative agli anni tra il 1340 e il 1350 si considera una (probabile) cifra di 23 milioni e mezzo di uomini, le regioni di campagna dovrebbero aver perso fino a 17,4 milioni

10. Riguardo alle modificazioni sociali e alle redistribuzioni del patrimonio in seguito alla peste cfr. ZINN (1989), pp. 188 s.

11. Cfr. ZINN, *op. cit.*, p. 178; si veda anche HECKER (1832), p. 40; riguardo a questa problematica cfr. BULST (1979), pp. 51-54.

12. Riguardo alle successive ondate di peste cfr. STICKER (1908), pp. 78-422; riguardo ai territori che non furono toccati dalla peste cfr. HOENIGER (1882) pp. 27-38; cfr. anche BULST, *op. cit.*, p. 50.

13. Cfr. BEAN (1963), p. 432.

di abitanti mentre le città «soltanto» 6,1 milioni, presupponendo per il periodo immediatamente precedente lo scoppio della peste un numero di abitanti di 62 milioni e mezzo[14]. I racconti del tempo, come quello del Villani o del Boccaccio, si riferiscono purtroppo quasi esclusivamente alle città così che le nostre informazioni sullo sviluppo nelle campagne, prescindendo dai rilevamenti generali e dagli elenchi dei deceduti compilati in maniera scarna – provenienti per esempio dalle diocesi inglesi – sono molto lacunose[15].

In molte località le successive ondate di peste furono senz'altro paragonabili alla peste nera degli anni 1348-50 ma non devastarono mai più l'intero continente. È possibile spiegare soltanto parzialmente il motivo per cui l'Europa fu funestata in modo così terribile proprio nel XIV secolo. In primo luogo questo fatto trova riscontro in un'antica esperienza medica per cui le epidemie che all'interno di una popolazione risultano «nuove», per le quali cioè non è stata sviluppata nessuna forma di resistenza, imperversano più violente. Coloro che erano sopravvissuti alla catastrofe del 1348-50 (e gli esempi di questo non mancano)[16] avevano tutte le possibilità di superare anche una futura infezione senza accusare sintomi più acuti. Malattie innocue per gli europei, il raffreddore e il morbillo ne sono degli esempi, dovevano in seguito avere effetti mortali sulle popolazioni indigene d'America[17]! Nel 1348 la predisposizione alla malattia poteva essere stata rafforzata anche dalle condizioni climatiche. Freddi improvvisi, tempeste di grandine e temporali erano stati la causa di molti cattivi raccolti che non mancarono di produrre i propri effetti. Con poche, sobrie parole un cronista fiorentino informa: «Anno 1344. In Firenze fu grandissimo caro di vittuaglia, per tanto che molta gente morì di fame in città, e in contado»[18].

Nella prima metà del secolo, già nel 1315 e nel 1317, anche l'Inghilterra conobbe numerose carestie. Il prezzo dei cereali era in continua ascesa in seguito al cattivo tempo che in quasi tutta Europa aveva causato la distruzione dei raccolti. I freddi improvvisi

14. Cfr. ZINN (1989), pp. 184 s.
15. Cfr. l'analisi di SHREWSBURY (1970).
16. Ad esempio Guy de Chauliac che racconta di essere stato egli stesso malato per sei settimane e di essere stato dato per spacciato da tutti, cfr. HAESER (1865), p. 38; si veda poi Giovanni da Parma in CORRADI (1972), pp. 194-199; e ancora il cronista del *Breviarium Italicae Historiae* in MURATORI (1730) XVI, coll. 285 s.
17. Cfr. ROUFFIÉ-SOURNIA (1987), pp. 107-109; ZINN (1989), p. 156.
18. Cfr. MANNI (1844), p. 249.

impedirono inoltre l'estrazione del sale che a quel tempo avveniva attraverso l'evaporazione dell'acqua marina[19]. La conseguenza non fu solo la carenza di sale per la preparazione dei cibi ma anche la difficoltà di conservare la carne. La mancanza di proteine, dovuta a un'alimentazione non diversificata con conseguente indebolimento del sistema immunitario, poteva aver favorito in molti luoghi le infezioni. In Inghilterra la fame era così diffusa che venivano mangiati anche gli animali domestici, si è addirittura parlato di episodi di cannibalismo[20]. La crisi alimentare documentata già prima dello scoppio della peste, accompagnata da una decadenza economica, rende senza dubbio più difficile l'analisi delle conseguenze della peste che furono estremamente complesse e, da un punto di vista politico-economico, furono spesso solo l'espressione palese o una spinta di sollecitazione di mali e crisi già presenti in precedenza. Così in Inghilterra la produzione agraria subì una riduzione già nei due, tre decenni precedenti la peste nera e altrettanto dicasi per la superficie coltivata e alcuni segnali fanno pure credere che anche il numero degli abitanti fosse in calo già prima del 1348[21]. Inoltre sull'isola si era andata diffondendo la disoccupazione. Sorprendentemente questa rappresentava una minaccia non soltanto per i lavoratori agricoli o artigiani ma anche per il clero! Immediatamente prima della peste circa 15.000 sacerdoti assistevano approssimativamente 4,2 milioni di abitanti, ricoprivano cioè 8.670 posti di parroco. A ogni sacerdote erano dunque affidati all'incirca 280 parrocchiani, cioè una media di sole 67 famiglie[22]!

Crisi sociali ed economiche[23] offuscavano dunque già prima del 1348 la vita quotidiana degli europei. Soprattutto la compagine sociale delle città subì, rispetto al XIII secolo, dei cambiamenti profondi che minacciarono la sicurezza economica di molti. Rivolte, reati contro la proprietà e l'impoverimento sociale crescevano e significativamente a partire dal 1300 anche le pene e le esecuzioni si fecero sempre più crudeli[24].

La peste nera dunque non fu in nessun modo l'unica causa del sovvertimento economico e sociale che contrassegnò la seconda

19. Cfr. ZIEGLER (1972), p. 32.
20. ZIEGLER, *op. cit.;* TUCHMAN (1984), p. 37.
21. Cfr. BRIDBURY (1977).
22. Cfr. ZIEGLER (1972), pp. 235 s.
23. Cfr. ZINN (1989), pp. 89-92.
24. Cit. in ZINN, *op. cit.,* p. 229.

metà del secolo. La peste sembra piuttosto aver intensificato delle crisi latenti e favorito in questo modo l'impoverimento della classe contadina. D'altra parte il fatto che persino la crisi agraria europea del XV secolo era ancora una conseguenza concreta della peste nera (che, al tempo di Lorenzo il Magnifico, fu addirittura ritenuta responsabile della tipica discrepanza tra la crescente decadenza economica e l'impoverimento delle masse da una parte e lo sviluppo culturale dall'altra) è stato sostenuto soprattutto da Lütge che prese come punto di partenza per le proprie considerazioni l'imponente calo demografico dovuto all'epidemia[25]. Lütge spiegava la crisi delle città e il crollo dei prezzi della carne e dei cereali osservatosi nella seconda metà del XIV secolo con il fatto che, da una parte – nel periodo immediatamente successivo alla grande peste – contadini e lavoratori agricoli migrarono nelle città (fatto che nelle città stesse, dopo che furono compensate le perdite dovute alla peste, provocò conflitti sociali) mentre dall'altra la produzione agraria – si pensi alla massa gigantesca dei contadini – era relativamente in eccesso rispetto alla domanda. Logica conseguenza era dunque il crollo dei prezzi agrari che andava a incrementare l'esodo dalle campagne. A questo punto ci si sarebbe potuto aspettare che il prezzo dei cereali si stabilizzasse lentamente attraverso un calo della produzione ma questa autocorrezione non si verificò. A spiegazione di questo fatto si trovano nella letteratura specifica diverse tesi.

In primo luogo ogni nuova ondata di peste portava per un certo tempo a un rialzo dei prezzi dei generi alimentari, cosa che tornava a rendere attraente l'attività agricola e accresceva la relativa sovrapproduzione. Nel contempo l'ondata di peste favoriva anche la fuga dalle campagne essendo interesse delle autorità cittadine rimpiazzare le vittime della peste nei posti di lavoro rimasti vacanti[26]. I contadini e gli affittuari dei fondi rimasti nelle campagne per risparmiare manodopera e denaro, limitarono presto la coltivazione ai soli terreni più produttivi e fertili in modo da dover impiegare per ogni unità di superficie un numero inferiore di lavoratori agricoli. In questo modo ogni singolo lavoratore era fonte

25. Cfr. LÜTGE (1950).

26. Cfr. KELTER (1953), pp. 171 s.; ZINN (1989), p. 184. Le corporazioni giunte al potere nel periodo successivo alla peste impedivano gelosamente una eccessiva concorrenza all'interno della città.

di un maggior guadagno e i prezzi potevano continuare a scendere. I grandi proprietari terrieri avevano sempre minori spese ma la disoccupazione tra i lavoratori agricoli ebbe un drammatico incremento. Nello stesso tempo le corporazioni arrivate al potere nelle città limitarono drasticamente l'immigrazione, accrescendo in questo modo la miseria sociale del proletariato contadino. Terminata la fase della peste l'accesso alla città non fu vietato soltanto agli ebrei ma anche a tutti i forestieri ritenuti possibili concorrenti. In questo modo si creò il fenomeno paradossale per cui quel settore economico che immediatamente dopo la peste nera registrava alti guadagni di produttività (a fronte dei quali vi era però una gran quantità di generi alimentari invenduti) impoverisse[27].

A partire dal 1350 la crisi agraria fu un costante problema per l'Europa. L'unica speranza di sopravvivenza per i disoccupati stava nella (relativamente) certa disponibilità di cibo della popolazione rurale[28] e ogni nuova ondata di peste rappresentava naturalmente un pericolo per la vita stessa. In seguito all'oggettiva diminuzione della popolazione cittadina, il calo dei prezzi agrari non produsse tuttavia nessun significativo e durevole aumento delle quantità vendute. Quelle stesse restrizioni commerciali determinate da ragioni sanitarie e le misure di isolamento adottate dai governi cittadini, per quanto fossero sensate da un punto di vista igienico, rendevano tuttavia più difficile lo scambio delle merci per tutto ciò che esulava appena dallo stretto necessario.

Per quanto possa apparire sorprendente, la linea di sviluppo descritta non è in nessun modo in contrasto con gli usuali racconti dei cronisti del tempo che mettevano in primo piano la trascuratezza dell'agricoltura, la sospensione della produzione nonché l'indolenza dei contadini[29].

La situazione come è stata schizzata da William Dene, il già citato monaco dell'abbazia di Rochester, era senza alcun dubbio valida solo per il periodo della peste o per quello immediatamente successivo: «La mancanza di lavoratori e aiutanti per ogni tipo di mestiere era di un tale peso che in tutto il regno più di un terzo dei terreni era lasciato incolto. Tutti i lavoratori, qualificati o non

27. ZINN, *op. cit.*, pp. 186-189.

28. Minima, peraltro, trattandosi di soggetti dipendenti.

29. Cfr. Marchionne di Coppo in CARDUCCI-FIORINII (1903), p.232, ma soprattutto BOCCACCIO (1985), pp. 19 s.

qualificati, furono portati via d'un sol colpo così che non c'era re, legge o diritto che li potesse trattenere»[30].

Il caos generale immediatamente successivo alla catastrofe fece sì che la massa dei contadini si desse alla fuga. Le fonti relative al 1348 confermano in effetti che gli aratri erano abbandonati nei campi, le sementi non venivano seminate e il raccolto restava anch'esso nei campi, senza che nessuno mietesse. La peste aveva trovato le proprie vittime anche nei più piccoli villaggi[31]. Il Boccaccio racconta che la peste non colpì soltanto la città ma anche i dintorni di Firenze: «Per li campi i lavoratori miseri e poveri e le loro famiglie,... per le vie e per li loro colti e per le case, di dì e di notte indifferentemente... morieno»[32].

Analoghi racconti ci provengono dalla Sicilia[33]. In un primo momento essi sembrano essere in totale contraddizione con la tesi di una sovrapproduzione agraria e di un corrispondente crollo dei prezzi. Al contrario, alla scomparsa della peste, la popolazione rurale che era sopravissuta sembrava godere – da un punto di vista economico – di condizioni paradisiache. A fronte di una produzione minima di cereali e di frutta vi era un'enorme domanda da parte di coloro che erano sopravvissuti alla peste nera. Ci si potrebbe aspettare che i contadini potessero vendere a caro prezzo i propri prodotti agli abitanti delle città. Ma di raccolti abbondanti o addirittura di sovrapproduzione per il momento non si poteva ancora parlare dato che per un lungo periodo di tempo, a causa della generale insicurezza, non si osò coltivare i campi. I generi alimentari arrivarono a scarseggiare a tal punto che in molte località – persino tra la stessa popolazione rurale – si ebbero carestie. In Dalmazia, particolarmente nella regione intorno a Spalato, furono cancellate numerose famiglie[34]. In Istria il governo veneziano dovette persino ricorrere a degli appelli perché le persone tornassero a popolare quei luoghi. Chi nell'arco di un anno vi si fosse stabilito insieme alla propria famiglia sarebbe stato esonerato per un periodo di cinque anni da ogni tassa, imposta e servizio[35]. Come

30. Cit. in ZIEGLER (1972), p. 162.

31. Cfr. KELTER (1953), pp. 163-165; si veda anche VAN KLAVEREN (1967), p. 193.

32. Cfr. BOCCACCIO (1985), p. 19.

33. Cfr. Michele da Piazza in CORRADI (1972), pp. 189-193. («Soprattutto la regione intorno a Trapani rimase quasi spopolata»).

34. Cfr. LECHNER (1884), p. 21.

35. LECHNER, *op. cit.*, p. 22.

racconta Marchionne di Coppo, appare evidente che molti lavoratori agricoli volessero approfittare della favorevole situazione di mercato pretendendo dai grandi proprietari terrieri «che quasi ciò che si ricogliea era loro si potea dire...»[36]

La situazione però mutò rapidamente. L'accenno che fa il De Mussis a proposito del fatto che «città, piccoli villaggi, campi, boschi, sentieri e tutti i corsi d'acqua» fossero minacciati dai briganti e che la criminalità si andasse diffondendo ovunque stava a indicare il peggioramento della situazione nonché il fatto che la carestia di cui si è parlato colpiva persino molti contadini[37]. La fuga per la salvezza verso la città conobbe sempre più forti restrizioni e non di rado i comuni arrivarono a impedirla anche con l'impiego delle armi. Come si è descritto, si ebbe quale conseguenza una crescente produzione agricola, presto in eccesso rispetto alla domanda che veniva dalla città, con conseguente continuo calo del salario nelle campagne. Questo sviluppo della situazione a lungo andare doveva gettare nella miseria sia gli affittuari, sia i salariati. Lo smercio di granaglie, carne e vino ristagnava. I lavoratori agricoli, che fino a poco prima avevano ancora avanzato le proprie richieste, si trovarono improvvisamente senza lavoro, sotto la minaccia della morte per fame[38]. Ma anche per quei contadini che non avevano perso il lavoro, a causa delle elevatissime *tasse sul salario* si prospettava una vita ai limiti della sussistenza. Così nel territorio di Mantova tutti i salari agrari vennero semplicemente congelati[39]. Firenze minacciò severe pene in caso di rifiuto a prestare il proprio lavoro o in caso di mancato pagamento dei canoni d'affitto. Ogni affittuario di fondi rimaneva per legge vincolato alla terra. Per colui che fuggiva era prevista un'ammenda di cento fiorini mentre per il podestà o il capitano del popolo che non applicava la legge la multa era di cinquanta fiorini. Si cercò di risolvere la crisi agraria a scapito degli affittuari che, in base a una norma emanata nel 1352 e senza riguardo alcuno per la situazione catastrofica delle loro entrate, dovevano consegnare ai proprietari dei fondi o allo stato il cinquanta per cento del loro raccolto annuo. Il controllo spettava a sorveglianti di *Orsanmichele* dove era stato allestito un granaio[40].

36. Cfr. CARDUCCI-FIORINI (1903), p. 232.
37. Cfr. Gabriele De Mussis in HAESER (1865), pp. 17-23.
38. Cfr. KOVALEVSKY (1895), pp. 414 s.; si veda anche BULST (1979), p. 55.
39. KOVALEVSKY, *op. cit.*, p. 414.
40. KOVALEVSKY, *op. cit.*, pp. 415 s.

Naturalmente l'esperienza della peste aveva indotto molte città, prima fra tutte Venezia, a importare cereali da altre regioni cosicché la campagna circostante la città non poté nemmeno più approfittare del boom del primo momento, cioè dello stato di necessità venutosi a creare in città in seguito a un'ondata di peste[41]. I salari dei lavoratori agricoli, forzatamente in calo, costituivano per gli imprenditori degli stimoli a incrementare la produzione, incremento che favorì l'eccedenza di cereali, il calo continuo dei prezzi e dunque il mantenimento della situazione di crisi.

Un andamento altalenante dei prezzi nel contesto di una generale tendenza alla sovrapproduzione – nuove date di peste erano in grado di rallentare soltanto temporaneamente il crollo dei prezzi – fu un fenomeno tipico fino al XV secolo. Logica conseguenza dell'importazione di cereali fu l'allestimento di granai cittadini. In questo modo i comuni si cautelavano non solo dai cattivi raccolti ma anche dalla speculazione degli imprenditori agricoli. Siccome poi i granai venivano riempiti nei periodi di sovrabbondanza, acquistando a prezzi vantaggiosissimi, i grandi agricoltori incontravano una sempre maggiore pressione concorrenziale. Le città potevano persino rivendere i cereali immagazzinati e di regola a un prezzo inferiore rispetto a quello di mercato. In questo modo potevano essere corretti senza fatica anche i più forti rialzi dei prezzi. Per i cittadini resi insicuri dalla peste, i granai pieni rappresentavano un'effettiva protezione contro la carestia e i ricatti economici. Essendo riempiti in periodi di grande offerta (cioè a costi vantaggiosi) contribuivano da una parte a creare una certa pressione concorrenziale ma dall'altra anche a far sì che non si verificassero dei crolli totali dei prezzi[42]. La presenza di questi granai è documentata in molte località italiane già nel XIV secolo mentre le testimonianze per le città commerciali tedesche sono per lo più riferite al XV secolo[43].

Occorre sottolineare ancora una volta che non fu la mancanza di manodopera nelle campagne ma piuttosto il basso livello salariale e l'«eccessiva offerta» di uomini a causare la crisi dell'agricoltura. È significativo che nel 1352 un ordinamento regionale del Tirolo vietasse le emigrazioni dei contadini che a

41. Cfr. BERGDOLT (1990), p. 232.

42. Cfr. KELTER (1953), pp. 172 s.

43. Per quanto riguarda Venezia e Firenze ci si riferisce all'incirca al 1350; in riferimento alla Germania cfr. KELTER (1941), p. 31.

lungo termine avrebbero ovviamente posto dei limiti alla politica salariale dei grandi proprietari terrieri[44]. Dall'altra parte il re proteggeva gli affittuari. Nel 1355 Carlo IV vietò che a Görlitz e Bautzen venissero aumentate le tasse a loro carico e diede disposizione ai suoi emissari perché lo impedissero alla classe nobile, anche ricorrendo all'uso della forza[45].

Dopo il 1350 il contrasto sociale tra città e campagna si articolava anche in una crescente discrepanza tra i salari degli artigiani e quelli dei lavoratori agricoli. In Germania, intorno al 1400, si aggirava intorno al doppio, anche al triplo[46]. Alcune ricerche di Kelter provarono che il salario di un lavoratore agricolo – davvero misero – era appena sufficiente al sostentamento di un singolo, al limite della sussistenza, ma non era certo sufficiente per il mantenimento di una famiglia. Si capisce da sé che questo salario era una semplice paga oraria. Durante l'inverno, fuori stagione, come di domenica e nei giorni festivi il lavoratore non veniva retribuito[47].

Un'ulteriore conseguenza della difficile situazione era rappresentata dal fatto che i lavoratori agricoli cercavano di ripiegare su altre professioni. Dal momento che l'immigrazione nelle città era soggetta a restrizioni, non si trattava delle tipiche professioni artigiane ma di attività da potersi esercitare in campagna, lontano dai mercati e dalle corporazioni. Prime fra tutte l'allevamento delle pecore e la filanda. Ovunque i salari erano miseri ma questo reddito era pur sempre superiore al salario di un contadino alle dipendenze di un proprietario terriero. Per quanto era possibile venivano naturalmente sfruttate le possibilità concesse temporaneamente dopo le epidemie di peste per accedere alle città dove si andava a condurre un'esistenza tutt'altro che dignitosa come tessitori, filatori, conciatori, garzoni di fornai o macellai, quando non come becchini o spazzini. Questi immigrati rappresentavano il vero e proprio proletariato cittadino, i «poveracci dei ruoli delle imposte», la cui immigrazione era guardata con sospetto dalle corporazioni[48]. Naturalmente restava loro vietata l'ammissione nella gerarchia delle corporazioni. Agli occhi di coloro che da generazioni risiedevano nella città, l'unica legittimazione di

44. Cfr. KELTER (1953), p. 176.
45. KELTER, *op. cit.*
46. KELTER, *op. cit.*, p. 178.
47. KELTER, *op. cit.*, p. 179.
48. KELTER, *op. cit.*, p. 181.

questi immigrati stava nel fatto che essi andavano a rimpiazzare la manodopera delle vittime della peste.

L'attività mineraria, ad esempio nella Selva Ercinia o in Tirolo, i lavori occasionali legati al commercio di bestiame, ad esempio un'occupazione come mandriano, attività come carbonai o zatterieri, una vita di stenti in cui quel poco che veniva guadagnato doveva subito essere speso per sopravvivere o le rapine e i crimini dettati dal bisogno, rappresentavano le altre alternative all'agricoltura. Tra il proletariato rurale furono reclutati nel corso del XIV e XV secolo anche i Lanzichenecchi che andarono a rafforzare l'esercito imperiale e nel 1527 divennero famosi in seguito al sacco di Roma[49]. Anche in Francia si ebbe un drastico peggioramento, da un punto di vista economico, della situazione dei lavoratori agricoli. La crisi dell'agricoltura oltrepassava i confini regionali, era addirittura internazionale anche se ad esempio la condizione dei contadini liberi inglesi, come hanno dimostrato i più recenti studi, non era affatto così catastrofica come si è creduto per molto tempo[50].

La spinta verso la città e le professioni artigiane che vi si praticavano nonostante le difficoltà legate alle restrizioni e ai divieti di immigrazione, costrinse le corporazioni a modificare le condizioni di ammissione. Il prolungamento del periodo di pratica per apprendisti e lavoranti, l'introduzione di un periodo di tirocinio vagante ma anche l'emigrazione di molti artigiani verso oriente e verso sud possono essere compresi solo alla luce di queste circostanze. Non è un caso che a partire dal XIV secolo esistesse a Venezia un ospizio tedesco per calzolai, dove potevano trovare alloggio i lavoranti nel loro periodo di tirocinio vagante. A Roma una simile istituzione fu fondata all'inizio del XV secolo[51].

A questo punto si vuole ancora una volta sottolineare il fatto che la peste nera non fu in assoluto l'unica causa che determinò la crisi agraria europea e la nascita di un proletariato rurale nel XIV secolo. Anche per quanto riguarda l'Inghilterra Ziegler vide nella peste soltanto una delle cause delle dilaganti rivolte contadine. Il motivo che sta alla base della rivolta del 1380-81 sotto la guida di Wat Tyler è da ricercarsi piuttosto nell'insopportabile cumulo di oneri feudali che gravavano sulle spalle della popolazione rurale ma anche nel peso

49. KELTER, *op. cit.*
50. Cfr. ZINN (1989), pp. 242 s.
51. Cfr. POTTHOF (1938), pp. 174-176.

delle imposte dovute alla corona, tasse che Edoardo III condonò soltanto temporaneamente[52]. Terremoti, cattive annate per i raccolti, catastrofi climatiche e carestie avevano già molto prima del 1348 avviato il processo di declino dell'agricoltura[53]. L'atteggiamento conservatore dei proprietari terrieri, logorati dall'insicurezza, che ancor prima della peste avevano sfruttato al massimo i propri affittuari e l'invidia nei confronti del relativo benessere di cui godevano gli artigiani nelle città, dovevano inoltre aver contribuito alla radicalizzazione dei lavoratori agricoli[54]. La catastrofe del secolo degli anni 1348-1350 non era né la causa, né il motivo degli avvenimenti descritti, ne funse invece da catalizzatore, fu addirittura fattore amplificatore.

Naturalmente anche nelle città la situazione non era delle più semplici. In ogni momento bisognava fare i conti con una nuova ondata di peste. Nel periodo successivo all'epidemia questa attenzione si rivelava importante per mantenere la produzione con il supporto della manodopera di nuovi immigrati e le professioni di questi nuovi cittadini rappresentavano dunque un criterio decisivo per la loro ammissione. In ciascun settore artigianale non poteva in nessun caso essere prodotto più di quanto si potesse vendere. E neppure i mestieri che godevano di una certa prosperità dovevano essere messi in difficoltà da un'ulteriore concorrenza all'interno della città, cosa che sembrava possibile solo attraverso una certa pianificazione[55]. In sostanza si cercava ovunque di ristabilire lo *status quo ante*, cioè di sostituire i deceduti nei loro vecchi posti e nella stessa professione. Nello stesso tempo le corporazioni richiedevano una tassa d'ammissione che verso la fine del secolo era di entità considerevole[56]. Si temeva di attirare un proletariato che mettesse in discussione il monopolio degli artigiani legati alle corporazioni, che eseguisse lavori a bassi costi senza pagare le tasse o si tenesse in vita mendicando, a spese dunque della collettività. Nei confronti dei lavoratori agricoli non qualificati o dei braccianti si provava scarsa simpatia, tranne che per quelli che rimpiazzavano i contadini non qualificati di città[57], i giardinieri e operai, o che erano disposti a svolgere attività disprezzate, quale ad esempio quella del becchino[58]. Divenne inoltre

52. Cfr. ZINN (1989), pp. 240 s.; si veda anche ZIEGLER (1972), pp. 232-251.
53. ZINN, *op. cit.*, pp. 89-92.
54. ZINN, *op. cit.*, pp. 85-89; ZIEGLER (1972), pp. 30-39.
55. Cfr. KELTER (1953), pp. 186-193.
56. KELTER, *op. cit.*, p. 184.
57. Cioè quei lavoratori che coltivavano i terreni cittadini.
58. Attività non soggette all'obbligo corporativo.

una consuetudine limitare nel tempo il diritto di cittadinanza degli immigrati. A questo proposito le poste al soggiorno degli ebrei[59] di cui si è in precedenza parlato, se osservate isolatamente erano meno antisemite di quanto appaiono ed erano invece espressione di un'estrema prudenza nei confronti di tutto ciò che è estraneo. In molte località era anche consuetudine richiedere la prova del possesso di un patrimonio minimo. A Ulma i servi della gleba cittadina che lavoravano nelle grandi proprietà terriere appartenenti alla città stessa, dovevano riscattarsi prima di poter acquisire il diritto di cittadinanza[60]. Il ricorso di molti lavoratori agricoli verso occupazioni integrative, soprattutto nell'attività della tessitura, provocò ben presto anche in questo settore una produzione in eccesso rispetto alla domanda. In concorrenza con i tessitori cittadini si lottava per ottenere la preferenza dei compratori[61].

La restrittiva politica cittadina favorì il relativo aumento della popolazione rurale la cui miseria doveva acuirsi. D'altra parte la prudenza delle corporazioni era comprensibile. Se nel periodo della peste il numero degli abitanti aveva subito una riduzione è ovvio che queste fossero ora quasi automaticamente sottoposte a una più elevata tassazione e avessero dunque interesse a una crescita controllata, ma a lungo andare il problema della concorrenza sembrò più pericoloso. Le agitazioni degli artigiani, come a Strasburgo[62], sono dunque facilmente spiegabili. I maestri dovevano continuamente difendersi dai nuovi colleghi. Particolarmente pericoloso appariva l'obbligo limitato di appartenenza a una corporazione come ad esempio veniva praticato a Colonia. In questo tipo di sistema si imponeva soltanto a chi voleva diventare maestro di entrare a far parte di una corporazione e dunque coloro che si accontentavano dello stato di salariati o lavoranti potevano senza dover chiedere un particolare permesso alla corporazione, entrare in concorrenza con gli artigiani che vantavano una posizione affermata. Per alcuni mestieri era assolutamente proibita la costituzione di una corporazione come ad esempio a Colonia per i calzolai e i conciatori[63] non volendo sottrarre guadagni agli artigiani e ai lavoratori a giornata che avevano in questa attività una

59. Cfr. cap. 19.
60. Cfr. JÄGER (1831).
61. Cfr. KELTER (1953), p. 193.
62. Cfr. il racconto di CLOSENER in *Chroniken der Oberrheinischen Städte* (1870) pp. 126-130; si veda anche cap. 19.
63. Cfr. KELTER (1953), p. 189.

secondaria occupazione. Il nervosismo o l'aspirazione delle corporazioni a essere indipendenti può essere spiegata con il fatto che i loro statuti non venivano affatto approvati autonomamente ma dovevano essere accettati dai consiglieri comunali[64]. Un'eccezione era rappresentata dalle corporazioni artigiane di Venezia e di alcune piccole città che come *Scholae* godevano di una condizione privilegiata e ampiamente autonoma che veniva però acquisita con la volontaria rinuncia a esercitare influenze politiche[65].

È comprensibile che il regolamento corporativo di Colonia sia stato rinnovato o modificato quasi esclusivamente durante gli anni di peste, essendo questi allo stesso tempo gli anni dell'immigrazione in cui persino i dettagli degli statuti delle corporazioni acquistavano un grande significato[66]. Gli artigiani che fino a quel momento erano stati esclusi dalle corporazioni volevano sfruttare l'occasione per entrare sotto la protezione di queste. Gli ordinamenti liberali del consiglio dovevano aver suscitato nei maestri uno scarso entusiasmo. Era diffusa una certa diffidenza e la sensazione di essere sfruttati finanziariamente. Diversità di opinioni, liti, nervosismo e addirittura il panico non erano rari. La paura e l'odio nei confronti degli stranieri si scaricavano in violenti contrasti. In molte località furono gli ebrei a farne le spese, quali capri espiatori su cui si riversò la rabbia collettiva. In tempi in cui nei consigli siedevano anche persone prive di esperienza politica e le prediche diffondevano un'atmosfera apocalittica e il senso generale della morale si affievoliva, cresceva la propensione alla violenza[67]. Tutti gli uomini del tempo avevano guardato abbastanza spesso negli occhi la morte!

Nel 1348 le corporazioni di Norimberga si impadronirono del potere ma già nel 1349 furono fatte cadere. Colonia assistette nella seconda metà del secolo a molte rivolte dei tessitori, Strasburgo le vide già nel 1349, Francoforte negli anni 1355/56. Quasi sempre i disordini erano preceduti da un'ondata di peste o anche di immigrazione.

Basilea fu teatro di analoghe rivolte con la peste del 1382, Lubecca con quella del 1383, Augusta con quella del 1368[68]. Il fatto che spesso fossero i tessitori a ricoprire un ruolo di primo piano doveva essere riportato alla «naturale» pressione della concorrenza

64. KELTER, *op. cit.*, p. 189 s.
65. Riguardo alla Scuola veneziana cfr. PULLAN (1981).
66. Cfr. KELTER (1953), p. 190.
67. Cfr. gli avvenimenti di Strasburgo (n. 62) o Würzburg (cap. 20).
68. Cfr. KELTER (1953), pp. 191 s.

esercitata dai lavoratori agricoli che lavorando nelle proprie case avevano appreso la filatura e l'arte della tessitura. Già a quel tempo del resto, grandi case di commercio impiegavano questi lavoratori che prestavano la loro opera a basso costo. Solo come nota a margine di questi fatti si ricordi che Hans Fugger, il capostipite della famosa famiglia di commercianti, in seguito a un'epidemia di peste approfittò nel 1367 del diritto di immigrazione per trasferirsi ad Augusta dove si stabilì come tessitore[69].

Le conseguenze sociali ed economiche della peste degli anni 1348-1350 si osservano ancora nel corso del XV secolo. Naturalmente la vita economica nelle città era influenzata anche dalla tendenza, affermatasi nel periodo immediatamente successivo alla peste e sulla quale ci si è già soffermati, a ricercare il piacere e il lusso[70]. Questa tendenza si mantenne per decenni. Inizialmente la pianificazione imprenditoriale, l'educazione dei figli, in poche parole il curarsi del futuro sembrava senza senso a molti uomini del tempo. Si investiva più volentieri in un ottimo lavoro artigianale e in *nuovi prodotti*[71] che soddisfacevano il bisogno di prestigio delle famiglie dei nuovi ricchi, ossia della «generazione degli eredi». Il patrimonio che spettava agli eredi non andava dunque a finire in un'attività produttiva ma serviva a piaceri personali. Da un punto di vista politico-economico, il capitale accumulato in seguito alla peste fu in massima parte sperperato. Non si crearono nuovi posti di lavoro ma si andò semplicemente a ricoprire quei posti resisi di volta in volta vacanti. I diversi gruppi sociali guardavano con timore al proprio stato patrimoniale. Le donne restavano ovviamente escluse dalle professioni corporative[72]. La descritta crisi di mentalità favorì nello stesso tempo una passività economica. Certo, si producevano nuove armi che avevano vaste conseguenze da un punto di vista psicologico, ma non si sviluppavano idee per superare la crisi economica. Il passaggio dallo «sviluppo della tecnica agraria, efficace da un punto di vista della produttività» cioè dall'*innovazione del processo* che caratterizzò il primo e l'alto Medioevo, alla tecnica cittadina dei nuovi beni di lusso e delle armi moderne (*innovazione del prodotto*) fu davvero fatale. «Per quanto, da in punto di vista tecnologico, la costruzione del primo

69. KELTER, *op. cit.*, pp. 192 s.
70. Cfr. Matteo Villani in VILLANI (1858) II, p. 9.
71. Cfr. ZINN (1989), p. 34.
72. ZINN, *op. cit.*, p. 197.

orologio da tasca potesse anche essere prestigiosa e raffinata, il suo effetto sociale, quale creatore di benessere, era marginale a confronto ad esempio dell'innovazione medievale della rotazione triennale nella coltivazione dei campi o del mulino ad acqua»[73].

La crisi agraria del XIV secolo ebbe come conseguenza un monopolio cittadino del potere e della cultura. Lo splendore dell'arte rinascimentale e la grande considerazione che nel XIX e XX secolo è stata riservata a tale epoca hanno a lungo nascosto i lati oscuri di questo periodo culturale cui l'Europa deve in gran parte ciò che oggi essa rappresenta da un punto di vista intellettuale. Il lavoro nelle campagne venne disprezzato. Il cittadino colto si costruì una propria immagine della vita agreste attraverso la letteratura bucolica. L'esaltazione della *Vita rustica* trovava riscontro nella mentalità dell'uomo di città, alla ricerca di riposo e contemplazione[74]. È significativo il fatto che nel *Decamerone* i contadini appaiono dunque come sempliciotti. Mentre nel Medioevo i monaci benedettini e cistercensi compirono grandiose opere nel campo della tecnica agraria, mancava all'inizio dell'età moderna un ceto sociale paragonabile a loro che operasse in modo innovativo. Gli Ordini religiosi, per non parlare poi delle città o delle Università, non ne erano certo in grado.

Un caso particolare è rappresentato in questo contesto dall'Inghilterra. Lo *yeoman* inglese che svolgeva sì un lavoro fisico ma non era sottomesso a nessun feudatario (e dunque non era un servo della gleba), era un contadino libero. Non apparteneva affatto al proletariato e non veniva discriminato dalla popolazione cittadina[75]. Questo si mostrò chiaramente nella rivolta del 1380-1381 quando il re accolse prontamente le richieste dei ribelli. A questo proposito non va sottovalutata la dottrina antigerarchica di John Wycliff, i cui *lollardi* invitavano tutti a opporsi alla Chiesa ufficiale[76]. I liberi contadini ricorrevano a queste tesi per opporsi al pagamento delle imposte e per esigere il libero accesso ai boschi e il libero diritto di caccia nonché la soppressione della servitù della gleba per quel che ancora ne restava (nei casi di singoli salariati). Anche se Riccardo II aveva accettato queste richieste, alla sconfitta

73. ZINN, *op. cit.*, p. 193.
74. Cfr. l'immagine del Petrarca della vita rustica o solitaria (che sono strettamente legate) in BERGDOLT (1992), pp. 50-54.
75. Cfr. ZINN (1989), p. 242.
76. ZINN, *op. cit.*, pp. 236 s.

seguirono processi e vendette. Coloro che avevano guidato la rivolta e se ne erano messi alla testa furono condannati a morte. Infine anche in Inghilterra l'aristocrazia si voltò contro i contadini ma la condizione di questi rimase tuttavia di gran lunga più privilegiata rispetto a quella dei lavoratori agricoli del continente. Il divario ideologico tra ribelli e sovrani, tra contadini e potenti della città, sembrava meno profondo che in Germania o in Francia. Anche il protezionismo delle città tedesche che privilegiava le corporazioni ebbe in Inghilterra minor risalto benché anche qui, dopo ogni ondata di peste, vi fossero immigrati che affluivano verso i comuni. Il contadino libero, essendo disponibili sufficienti case, poderi e terreni agricoli, poteva arrivare ad essere un affittuario o alla fine anche un proprietario terriero. Un moderno sistema gerarchico di ascesa sociale assicurava una mobilità che impediva immiserimento materiale e spirituale della popolazione rurale[77].

In molte località l'integrazione sociale dei lavoratori agricoli e dei lavoratori a giornata delle città fu ostacolata da una crescente svalutazione della moneta. Questa danneggiò più il proletariato nullatenente, che con l'afflusso di immigrati andava lentamente crescendo nella città, che non i ricchi commercianti, i maestri artigiani già affermati o coloro che in seguito alla peste si trovavano a ereditare un patrimonio o dei beni. Siccome le entrate di cui disponeva il proletariato, così come le entrate dei lavoratori agricoli venivano in molte località tenute artificialmente basse ed escluse da qualsiasi «adeguamento legato all'inflazione»[78], continue erano le richieste di aumento del salario. Gilles Li Muisis racconta riferendosi alla cittadina di Tournai che in questa località «tutti i salariati insieme alle proprie famiglie» pretendevano una paga esageratamente alta «perché in tutto il regno di Francia la moneta era debole e perdeva ogni giorno valore»[79]. Conseguenza dell'inflazione era il continuo aumento dei prezzi. Una cronaca di Vienna conferma che servi e domestiche erano diventati così cari «che era difficile poter disporre di loro»[80]. Secondo una distinta dei redditi dei medici, pervenutaci da Ragusa, gli onorari di questi continuavano a salire all'infinito al punto che il guadagno base di un medico di

77. ZINN, *op. cit.*, pp. 238-241.
78. Cfr. note 38 e 39.
79. Cfr. LEMAITRE (1906), pp. 267 s.
80. Cfr. LECHNER (1884), p.75.

città aveva subito tra il 1345 e il 1349 un incremento del cento per cento, pur comprendendo il compenso pagato dal paziente per la visita[81]. Un chirurgo nel 1356 riceveva uno stipendio pari a otto volte quello del 1345 e persino un insegnante di grammatica intascava nel 1356 una paga doppia rispetto al 1346 (che il guadagno di un chirurgo in tempo di peste e in un periodo di calamità crescesse più velocemente del compenso riconosciuto a un insegnante di grammatica non doveva sorprendere)[82]. Per soffocare sul nascere le rivendicazioni salariali dei lavoratori il consiglio della città stabilì dei salari fissi che subirono poi un leggero incremento nel 1349 e nel 1351[83]. Superati questi limiti, sia i lavoratori, sia i proprietari terrieri dovevano fare i conti con severe punizioni!

Il duca Alberto d'Austria fissò nel 1352 i salari per i sarti, i cavatori e i minatori. In Tirolo, dove i lavoratori agricoli, per disposizione del sovrano, erano obbligati a restare nei loro posti di lavoro, una norma prevedeva che servi, domestiche, salariati e tutti gli artigiani dovessero accontentarsi del livello salariale del 1347. Le violazioni erano punite con un'ammenda di cinque lire delle quali metà andavano al sovrano e l'altra metà al giudice! Su di un contadino che abbandonava il proprio luogo di residenza incombeva inoltre la minaccia del pignoramento dei suoi beni[84]. In realtà molti lavoratori agricoli cercavano sempre più spesso di acquisire il diritto di domicilio nelle città per sfuggire all'impoverimento[85]. Conseguenza dell'inflazione fu anche un'alterazione delle monete. Con la stessa quantità di argento venivano coniate sempre più monete, come accadeva ad esempio a Strasburgo e Ragusa[86]. Nessuna meraviglia dunque che nel 1351 il capitolo del duomo di Colonia adducesse come causa della riduzione delle proprie entrate, oltre alla guerra e alla peste, anche una *debilitas monetae*[87].

In riferimento a Würzburg e altre città[88] sappiamo che sui luoghi

81. LECHNER, *op. cit.*
82. È interessante osservare come il guadagno di un barbiere non fosse inferiore a quello di un medico di città. Entrambi ricevevano nel 1345 un compenso base di 40 iperperi, cfr. LECHNER.
83. Cfr. LECHNER (1884), pp. 76 s.
84. LECHNER, *op. cit.*, pp. 77 s.
85. Cfr. KELTER (1953), pp. 184-188.
86. Cfr. LECHNER (1884), pp. 87 s.
87. LECHNER, *op. cit.*, p. 88.
88. Ad esempio Norimberga, cfr. *Germania Iudaica* (1968) II, p. 604; riguardo a Würzburg cfr. cap. 20.

del vecchio ghetto sorsero spesso piazze del mercato o edifici di rappresentanza. In effetti in diversi comuni, dopo che molti erano morti in seguito alla peste e ci si era sbarazzati degli ebrei, i terreni che venivano ad essere disponibili rappresentavano uno stimolo a costruire. Il terreno fabbricabile all'improvviso disponibile all'interno della città rispecchiava il drastico calo demografico che in seguito a ulteriori ondate di peste e alla restrittiva politica d'immigrazione del consiglio e delle corporazioni non fu pienamente compensato[89]. Molte erano le case vuote e abbandonate. Certo ci furono casi di *occupazioni* in cui ad esempio un fornaio immigrato si impossessava semplicemente della casa e di quanto le apparteneva di un collega defunto (nel 1386, a Ulma, queste «tacite» occupazioni ricevettero una successiva sanzione)[90] ma le case vuote per le quali vi era una situazione ereditaria non chiarita andarono comunque direttamente alla città. Con un procedimento di scambio potevano dunque essere costituiti fondi più grandi e ricavati spazi per municipi, chiese, mercati coperti o granai. I ricchi commercianti approfittarono dell'occasione per ampliare le proprie private abitazioni o sostituirle con sontuosi palazzi. Nel complesso però la superficie utilizzata per abitazioni a uso privato doveva essersi ridotta in favore degli edifici pubblici e di rappresentanza[91].

Il moltiplicarsi delle costruzioni di chiese e cappelle era anche conseguenza del fatto che molti Ordini e istituzioni ecclesiastiche si erano arricchiti durante e dopo la peste grazie alle donazioni testamentarie. Le citate correnti millenaristiche e le riforme religiose erano di appoggio a questa tendenza[92]. Allo stesso modo l'orgoglio della nuova classe dirigenziale e l'ambizione delle città favorirono questo boom edilizio che non di rado mascherava sia la minor importanza dei comuni in questione, dovuta proprio al calo demografico, sia i conflitti sociali. Nella sola Eßlingen, prima del 1348 una delle principali città commerciali della Germania meridionale, negli anni tra il 1362 e 1458 il numero dei nuclei soggetti a imposta si ridusse da 2.380 a 1.454[93].

Tra le chiese più importanti costruite nella seconda metà del XIV secolo si ricordino il duomo di Erfurt (posa della prima pietra nel

89. Cfr. nota 85 e *op. cit.*, pp. 198 s.

90. Cfr. JÄGER (1831), p. 381.

91. Cfr. KELTER (1953), p. 200.

92. Cfr. capp. 18 e 21.

93. Sviluppi analoghi sono documentabili in riferimento anche ad altre città, cfr. KELTER (1953), p. 206.

1349), la chiesa di Nostra Signora di Eßlingen (1350), il coro del duomo di Santa Croce a Schwäbisch Gmünd (1351), la cattedrale di Anversa (1352), la chiesa di San Giacomo ad Amburgo (1354) e la chiesa di Nostra Signora a Norimberga (1355). Nel 1354 iniziò a Friburgo la risistemazione del coro della cattedrale mentre a Strasburgo i lavori di costruzione delle chiese di San Nicola e di San Pietro ebbero inizio rispettivamente nel 1381 e nel 1383. Il progetto del duomo di Ulma fu concepito nel 1368[94]. A partire dal 1377 fu proibito ai cittadini di Ulma di fare offerte ad altre chiese della città (cosa che peraltro non poté impedire che il duomo rimanesse a lungo incompiuto)[95].

Senza dubbio la costruzione di queste chiese alleviò la povertà cittadina dal momento che molti lavoratori a giornata e molti manovali trovarono in questo modo un'occupazione. Questo fatto era di grande importanza da un punto di vista economico perché «coloro che erano immigrati in seguito alla peste» spesso venivano messi dalle corporazioni con le spalle al muro o nel caso di un limitato obbligo di appartenenza a una corporazione[96] – in stretta concorrenza con altri compagni di sventura non legati alle corporazioni – venivano a trovarsi in una condizione al di sotto della soglia di sussistenza.

Tuttavia anche molti artigiani, legati alle corporazioni, erano tutt'altro che benestanti. Più di due terzi degli artigiani di Colonia giurarono nel 1373 di non essere in grado di pagare il testatico per l'importo di un fiorino d'oro. Così anche questo ceto sociale trasse vantaggio dagli incarichi pubblici. Le nuove costruzioni contribuirono anche a frenare l'impoverimento sociale delle città dove l'esercito dei mendicanti andava sempre più ingrossandosi. Il fatto che in occasione della dieta imperiale del 1397 si trovassero a Francoforte 600 giullari e 800 prostitute non era tanto da rapportarsi alla depravazione morale ma allo stato di necessità sociale di molte famiglie[97].

Dunque, alla luce degli studi attuali, la peste non è stata la sola causa della serie di sviluppi di cui si è trattato, ma li ha favoriti in modo decisivo.

94. KELTER, *op. cit.*, p. 202.
95. Cfr. JÄGER (1831), pp. 564 s.
96. Cfr. KELTER (1953), p. 189.
97. KELTER, *op. cit.*, p. 206.

Ventisette

LA PESTE NELL'ARTE FIGURATIVA

Sarebbe addirittura singolare se questa crisi di mentalità che ha caratterizzato il XIV secolo e che ricevette impulso dalla peste non si fosse riflettuta nell'arte figurativa del tempo. L'entusiasmo per la costruzione di chiese e cattedrali, di cui si è parlato nel capitolo precedente, anticipa solo in parte la risposta. Resta da esaminare in che misura questa aumentata coscienza religiosa ma anche la controreazione edonistica di alcuni contemporanei e l'immiserimento sociale delle masse si siano ripercossi nell'iconografia della seconda metà del secolo. Soprattutto il tema della morte che si sarebbe presentata alla generazione del 1348 con un'aggressività e una ferocia fino a quel momento sconosciute, avrebbe affascinato artisti e committenti.

Nella pittura europea (o se si vuole nella pittura toscana, a quel tempo di primaria importanza) la peste rappresentò quindi, in un primo tempo, una cesura, per il semplice fatto che importantissimi pittori come Bernardo Daddi a Firenze o Ambrogio e Pietro Lorenzetti a Siena furono vittime della peste[1]. Il glorioso periodo dell'arte occidentale apertosi poco prima del 1300 con Giotto, sembrava volgere al termine. Le città toscane in cui, a prescindere da città come Roma, Napoli e Padova, questo nuovo stile aveva avuto la sua evoluzione più evidente[2], a partire dall'inizio del secolo furono scosse da crisi sociali. Famose banche fiorentine come quella dei Peruzzi (1343), degli Acciaiuoli e dei Bardi (1345) erano fallite così che oggi i loro nomi sono legati più alle chiese fondate dai loro proprietari e decorate da pittori famosi che alle operazioni finan-

1. Cfr. RENOUARD (1950), p. 112.

2. Andrebbero citate anche Assisi e Bologna. Riguardo alla bibliografia su Giotto e la sua scuola cfr. BANDERA BISTOLETTI (1989), pp. 156-159.

ziarie[3]. Molti commercianti, come il cronista Giovanni Villani, in seguito egli stesso vittima della peste, registrarono duri contraccolpi. Anche a Firenze il complicato sistema delle corporazioni si andò modificando già prima della peste a favore degli artigiani meno importanti e degli immigrati che rappresentavano la *mezza gente*, una specie di basso ceto medio[4]. Carestie e disordini sociali erano all'ordine del giorno. La peste accelerò questo processo.

Per molto tempo fu indiscusso il fatto che il famoso affresco con il *Trionfo della morte* che si trovava nel Camposanto di Pisa (gravemente danneggiato durante la seconda guerra mondiale), rappresentava una prima, immediata reazione dell'arte figurativa alla peste nera, tanto più che la scena era collegata anche con una rappresentazione del Giudizio universale e di una *Tebaide*[5]. Si trattava senza dubbio di un impressionante *Memento mori*. Sotto le sembianze di un'anziana signora la morte avanzava verso un gruppo di giovani che in un delizioso boschetto si abbandonavano al gioco e al canto. All'improvviso e senza mezze misure vengono messi di fronte alla fugacità della vita. Su di una roccia angeli e diavoli combattono per le anime di alcuni defunti i cui cadaveri giacciono sotto di loro. La parte sinistra dell'affresco mostra l'incontro fortuito di un'allegra brigata di cacciatori e tre morti composti nella bara sui quali si distinguono serpenti dalle lingue guizzanti[6], un'immagine della *Vanitas* che in seguito venne ad essere frequente[7]. La *Tebaide* mostra invece contrizione degli eremiti egizi che durante tutta la loro vita si preparavano alla morte attraverso l'ascesi e un atteggiamento di devozione. Queste scene sono affiancate da un Giudizio universale e da una rappresentazione dell'inferno. Gli affreschi, che oggi vengono attribuiti a Buffalmacco, la cui collocazione non è più quella originaria, un tempo segnavano il percorso del corteo funebre dal duomo alla cappella del cimitero[8]. Essi rappresentavano senza alcun dubbio un efficace monito, dai toni addirittura intimidatori, conosciuto da ogni abitante della città. La loro origine data la metà del XIV secolo e per questa ragione era naturale che fossero messi in rapporto alla peste.

3. Cfr. BRUCKER (1990), pp. 79 s.; MEISS (1982), p. 93.
4. MEISS, *op. cit.*, p. 95.
5. Cioè la rappresentazione degli anacoreti egiziani nel deserto.
6. Cfr. MEISS (1982), pp. 115 s. Ill. 85.
7. Cfr. POLZER (1982), pp. 109-122.
8. POLZER, *op. cit.*, p. 111.

Doveva però essere certamente evidente che mancano completamente riferimenti alla vita quotidiana quale era durante l'epidemia. Il contrasto della morte e della brigata di cacciatori richiama piuttosto alla mente il mondo di corte medievale. Anche le numerose iscrizioni ed esortazioni distribuite sugli affreschi (conosciute in parte solo attraverso copie successive) non alludono mai alla peste nera. Ciò nonostante Meiss, nel suo importante testo sulla *Pittura a Firenze e Siena dopo la "morte nera"*, influenzato dalla rappresentazione di Andrea Orcagna di Santa Maria Novella a Firenze, datava gli affreschi pisani al periodo immediatamente successivo alla peste del 1348[9]. Certo ammetteva alcune differenze stilistiche tra Orcagna e il maestro pisano (che, come molti storici dell'arte del nostro secolo, erroneamente identificava in Francesco Traini)[10] ma sentiva entrambi i cicli, orientati verso la morte e l'aldilà, esemplarmente come nuovi contenuti figurativi legati alla peste. Meiss sviluppava la tesi secondo la quale la prima metà del secolo – fino allo scoppio della peste nera – era stata dominata dallo stile narrativo, «terreno» di Giotto mentre il periodo posteriore alla peste, sotto l'influenza dei maestri senesi come Orcagna e Nardo di Cione, era segnato da una tendenza di stile più grave, ritualizzata. La morte, il giudizio e la *Vanitas* di tutto ciò che è terreno sarebbero ora diventati temi privilegiati. Nell'altare dell'Orcagna, nella Cappella Strozzi di Santa Maria Novella (1354-57) vedeva un primo apice della nuova tendenza[11]. La severità del Cristo che vi è raffigurato fu messa a confronto con le rappresentazioni di Giotto e della sua scuola, più «amabili» ma anche più terrene[12].

Pur non potendo essere contestato il fatto che nel periodo successivo alla peste si sia verificato un certo spostamento tematico e numerose opere d'arte nate successivamente al 1350 sembrano riflettere in modo sorprendente questa nuova religiosità – per citare solo un esempio, la decorazione del «Cappellone degli Spagnoli» nel chiostro domenicano di Santa Maria Novella a Firenze, opera di Andrea da Firenze (1366-1368) sotto l'influsso del priore e quaresimalista Jacopo Passavanti[13] – , oggi sappiamo che nel XIV secolo (come peraltro in tutte le epoche) l'arte figurativa non rap-

9. Cfr. MEISS (1982), p. 115.
10. Cfr. a questo proposito POLZER (1982), p. 111 e le relative note.
11. Cfr. MEISS (1982), pp. 3-9.
12. MEISS, *op. cit.*, pp. 11-18 («da narrativo a rituale»).
13. MEISS, *op. cit.*, pp. 151-161.

presentava affatto un sismografo diretto di catastrofi politiche o di altro genere. Si poteva dunque sicuramente provare che il ciclo di affreschi pisano era nato già anni prima della peste (come del resto anche la rappresentazione dello stesso tema nella chiesa domenicana di Bolzano)[14]. Se però richiamiamo alla mente le carestie, le crisi economiche, i rincari e le guerre descritte, che accompagnano i primi decenni del Trecento, non sorprende molto che l'iconografia artistica toscana già prima della catastrofe del secolo che si abbatté nel 1348 fosse segnata da una forte religiosità e che l'*Ars moriendi* guadagnasse ben presto una posizione di primo piano. In tutto ciò la peste non rappresentava una reale cesura, anzi questo motivo tematico non poteva più essere artisticamente rafforzato dopo il 1348! Da un punto di vista iconografico tra Buffalmacco (1338) e il *Trionfo della morte* di Andrea Orcagna in Santa Croce (intorno al 1345-1345 circa) non esistono quasi differenze[15].

Tuttavia può confondere il fatto che le scene della vita quotidiana durante la peste, descritte nella letteratura, non siano entrate nell'arte figurativa. All'intensivo interesse per la morte già prima del 1348 si contrappone il fenomeno per il quale la peste nella pittura della seconda metà del secolo, nonostante il continuo ripresentarsi di epidemie, non lasciò riflessi specifici[16]. Forse l'esperienza della morte era troppo comune per offrire nuovi impulsi all'iconografia (quasi esclusivamente sacra). Già molto prima della peste nera un unico evento catastrofico, quale ad esempio una carestia, come quella attestata per Firenze nel 1315 o 1344[17], poteva costare la vita a migliaia di persone! La morte, in sempre nuove forme, era dunque compagna abituale di ogni uomo. Davanti alle molte carestie, ai cataclismi, alle insurrezioni e alle sciagure, la peste rappresentava soltanto un ulteriore picco, certo con quelle conseguenze psicologiche e sociali che sono state descritte[18]! La rimozione della morte, come è diventata tipica nell'odierna civiltà occidentale, era dunque impensabile pro-

14. Cfr. POLZER (1982), pp. 117-126; BELLOSI (1974); VOLPE (1983).
15. Di quest'ultimo sono tuttavia rimaste solo poche parti, quella ad esempio dei malati che supplicano la morte di liberarli, cfr. ill. n. 86 in MEISS (1982). Riguardo all'*ars moriendi* cfr. PALMER (1993).
16. Non si conoscono immagini complete della vita quotidiana durante la peste o quanto meno non ci sono pervenute.
17. Cfr. la stringata annotazione di un anonimo cronista fiorentino in MANNI (1844), p. 249.
18. Cfr. ZINN (1989), pp. 89-92; MEISS (1982), pp. 90-97.

prio per ragioni pratiche. Quasi ogni giorno si vedevano moribondi, cadaveri e cortei funebri. Si era consapevoli che ogni uomo, anche nel fiore degli anni e in ottimo stato di salute, poteva in pochissimo tempo render l'anima a Dio. Per la stragrande maggioranza la morte significava il giudizio e la paura dell'inferno ma anche la speranza della giustizia e della salvezza. Non era dunque necessario che fosse una nuova iconografia della peste a ricordarla[19].

Il fatto poi che la peste non avesse rilevanza alcuna quale soggetto per l'arte figurativa si spiega anche con la circostanza che nella pittura medievale i temi profani non trovarono favore. Rappresentazioni di soggetti di corte come quello dell'*epos* di Iwein, la cui raffigurazione (databile intorno al 1210) in un castello del Tirolo meridionale rappresenta il più antico ciclo di affreschi «profani» che ci sia pervenuto da un'area linguistica tedesca[20] o le famose scene di vita domestica di Lippo Memmi nel Palazzo del Popolo di San Gimignano (databili intorno al 1330), erano piuttosto delle eccezioni. D'altra parte non ci si poteva aspettare di trovare scene di peste nelle stanze private o nei castelli tanto più che un *Memento mori* veniva comunicato sufficientemente già con le raffigurazioni di san Sebastiano, con il trionfo della morte e le immagini allegoriche, cioè nelle forme iconografiche tradizionali. Un raro esempio dalla vita quotidiana, proprio una sepoltura di massa, si trova in una illustrazione dei più volte citati annali di Gilles Li Muisis, composti tra il 1349 e il 1352, quindi sotto l'influsso diretto della peste nera[21]. Ancora nell'arte del XV secolo le scene di peste rimasero quasi esclusivamente limitate alle miniature dei codici. Soltanto il Barocco si interessò all'argomento dandogli un certo rilievo. In questo la pittura su tavole, veneziana e napoletana, avrebbe fatto da antesignana[22].

Al contrario, verso la fine del XIV secolo, si trovano abbastanza frequentemente rappresentazioni del Giudizio universale che da un punto di vista iconografico, se confrontate con la raffigurazione di Giotto della Cappella dell'Arena di Padova (1305), presentano soltanto differenze di secondaria importanza[23]. Forma e contenuto della nuova filosofia della *Vanitas* erano dunque ampiamente fissate. Soltanto lo sviluppo *quantitativo* del soggetto è sorprendente.

19. MEISS, *op. cit.*, pp. 115-137.
20. Intorno al 1210 (nel castello di Rodengo, nei pressi di Bressanone).
21. Cfr. POLZER (1982), pp. 111 s.
22. Cfr. BROSSOLET (1985); si veda anche AMBROSELLI (1985).
23. Cfr. BANDERA BISTOLETTI (1989), p. 88.

Anche l'allegoria delle frecce della peste (un tema che compare già nella mitologia antica)[24] si sviluppò *prima* della peste nera. Francesco da Barberino, poeta toscano, nel 1348 vittima egli stesso della peste, ritraeva la morte attribuendole quattro volti e la descriveva mentre scagliava frecce mortali in direzione di tutti i punti cardinali[25]. Una raffigurazione di questo tipo, opera di Tino da Camaino e conosciuta da Francesco, si trova a Firenze sul monumento del vescovo Antonio d'Orso (morto nel 1321)[26]. Intorno al 1400, come illustrazione del racconto dell'epidemia del 1348, si trova una raffigurazione di una morte di massa nella cronaca dello speziale Giovanni Sercambi da Lucca. Quegli uomini moribondi che si accasciano a terra (la «montagna umana» ricorda il trionfo della morte di Pisa!) vengono colpiti dalle frecce scagliate da due demoni alati. La malattia appare dunque come punizione ma nello stesso tempo è simbolo del male. Un altro spirito da due vasi versa sugli uomini un liquido nero allo scopo di «appestare» l'aria[27], il che ricorda quel concetto dell'«avvelenamento» che fu così fatale per gli ebrei. Mentre nella realtà si ignorava completamente la provenienza della peste era affascinante vedere dietro di essa demoni, colpevoli e responsabili. Questo soggetto compare anche in successive raffigurazioni della peste. Forse ne è spiegazione il capitolo 16 dell'*Apocalisse* nel quale gli angeli versano sette coppe che simboleggiano l'ira di Dio[28].

Altra scena della vita quotidiana durante la peste, però già nel XV secolo, si trova nelle *Très Belles Heures* dei fratelli Limbourg. Durante la processione supplicatoria di papa Gregorio Magno che nel VI secolo avrebbe liberato Roma dalla peste (in certo qual modo gli artisti trasferiscono nel presente la scena), due chierici si accasciano moribondi come spesso viene descritto nella letteratura del tempo[29]. Tra la peste nera del 1348 e i fratelli Limbourg era però trascorso già più di mezzo secolo[30].

Sebbene le radici del culto di san Sebastiano fossero antichissi-

24. Già con Omero, cfr. *Iliade* I, 44-53.
25. Cfr. POLZER (1982), p. 114.
26. Cfr. VALENTINER (1935), ill. 27 e 28.
27. Cfr. POLZER (1982), p. 115.
28. POLZER, *op. cit.*
29. POLZER, *op. cit.*, p. 116.
30. Le rappresentazioni della peste, ma anche quelle di san Sebastiano e di san Rocco, a partire dall'inizio del XV secolo si fanno effettivamente più numerose.

me[31] la raffigurazione del santo diventò popolare soltanto nel XV secolo. In un affresco di Benozzo Gozzoli, dipinto dopo la peste del 1464 per la chiesa di Sant'Agostino a San Gimignano, Sebastiano, insieme alla Madonna, respinge le frecce della peste rivolte verso l'umanità[32]. Durante la seconda metà del secolo si diffonde anche la famosa raffigurazione del santo legato a un albero o a una colonna che insieme alle raffigurazioni di san Rocco rappresentò presto il soggetto più frequentemente utilizzato dalle arti figurative in riferimento alla peste[33].

Che già prima della peste i temi della *Vanitas* o del *Memento mori* avessero acquistato significato nella storia dell'arte occidentale trova dimostrazione anche nella raffigurazione dell'*Incontro dei tre vivi e dei tre morti* nel *Salterio* della già citata Bona di Lussemburgo, databile tra il suo matrimonio con Giovanni II di Francia nel 1332, e la peste nera del 1348[34]. Il soggetto rappresenta in certo qual modo uno stralcio dell'affresco pisano. Tre giovani cavalieri durante una battuta di caccia questa volta non incontrano dei morti composti nelle bare ma degli scheletri ritti sullo sfondo di un paesaggio. Dal momento che la raffigurazione rispecchia gli affreschi pisani, questi dovevano dunque essere precedenti al 1348[35]. Questo stesso soggetto è documentato già nella letteratura francese del XIII secolo.

Un'ulteriore forma del *Memento mori*, rappresentata dalla danza macabra dei morti, sembra aver avuto inizio effettivamente solo sotto l'influsso (indiretto) della peste nera. Che la morte possa improvvisamente e inaspettatamente strappare alla vita persone di tutti i ceti sociali era antichissima esperienza di vita. Proprio i quaresimalisti medievali erano interessati all'argomento. E tema della danza macabra dei morti sottolinea la forza e l'onnipotenza della morte quale si era manifestata, come mai prima di allora, durante la peste. L'idea della *Danse macabre* sembra risalire a una poesia del 1376 di Jean de Fèvre (*Je fis de macabré la danse…*)[36]. L'autore compose l'opera dopo che a Parigi, nel 1374, era guarito dalla peste[37]. Come il Petrarca e il Boccaccio anche

31. Cfr. cap. 2, nota 8.
32. Cfr. RONEN (1988).
33. Cfr. LCI VIII (1976), col. 318.
34. Cfr. POLZER (1982), p. 117.
35. POLZER, *op. cit.*, p. 119.
36. Cfr. ROSENFELD (1974), pp. 123 s.
37. ROSENFELD, *op. cit.*

lui apparteneva a quella generazione la cui vicenda di vita fu segnata dall'esperienza della morte di massa. L'origine di questa rappresentazione in cui la morte ballando, addirittura girando in tondo, chiama a sé papa, imperatore, re, il dottore, l'erudito, il giurista, il chierico, il monaco e la monaca si trovava forse nella credenza popolare secondo la quale a mezzanotte i morti ballano nei cimiteri cercando di attirare i vivi tra le loro file. Anche le povere anime, così si credeva, potevano ritornare dal purgatorio nel mondo dei vivi e prendere contatto con loro sulle tombe[38]. Forse doveva così essere condannata l'eccessiva passione medievale per il ballo. In ogni caso già nel 1231 (!) il Concilio di Rouen aveva proibito di ballare nei cimiteri, pena la scomunica. Il divieto dovette essere ripetuto duecento anni più tardi[39]!

Le prime tracce letterarie di questo motivo si trovano già intorno al 1350 a Würzburg dove gli Ordini di frati mendicanti si occuparono di questo soggetto. Si trattava di rappresentazioni figurate della morte di persone dei diversi ceti sociali, introdotte e seguite da una predica quaresimale in latino[40]. Del testo in lingua tedesca si ha un documento del 1360 in cui il lamentoso monologo dei moribondi veniva ampliato con le risposte dei morti ormai per metà putrefatti, diventando *dialogo*[41]. La versione in lingua volgare corrispondeva alle intenzioni dei predicatori popolari che in un focoso discorso spiegavano l'argomento al popolo pentito. Essi potevano ricorrere a quell'incontro conosciuto dei tre vivi e dei tre morti ma anche alla letteratura del *Vado Mori* che si era diffusa già nel XIII secolo[42]. Inoltre i misteri – si pensi solo alla figura di *Ognuno* – anticiparono il motivo della danza macabra che a sua volta veniva spesso presentata da attori girovaghi. Il grande momento delle danze macabre fu però solo nel XV secolo quando, commentate da scritte o didascalie, le ridde della morte appaiono dipinte sulle mura dei cimiteri e delle chiese ma anche nei manoscritti, nei fogli illustrati e nei testi xilografici. Spesso è un'orchestra di morti a suonare per il ballo! I più antichi cicli di danza macabra conosciuti rappresentavano delle dirette reazioni alle ondate di peste ma sono tutti del XV secolo. Il più datato esempio è rappresentato dal cimitero della Chiesa dei

38. Cfr. SCHUSTER (1991); cfr. soprattutto COSACCHI (1965), pp. 285-614.
39. SCHUSTER, *op. cit.*, p. 95.
40. Cfr. JENKS (1983), pp. 158-169.
41. JENKS, *op. cit.*
42. Cfr. BREEDE (1931).

Santi Innocenti di Parigi i cui affreschi andarono però purtroppo distrutti già nel 1529[43]. I più antichi cicli pervenutici si trovano a La Chaise-Dieu in Alvernia e anche in alcune chiese di villaggio della Bretagna[44]. Naturalmente questi dipinti non erano più in diretto rapporto con il 1348. Gli affreschi parigini attraverso una versione olandese influenzarono tra l'altro raffigurazioni nella zona baltica, come ad esempio la famosa danza macabra di Lubecca, del 1464[45]. Si sparse tuttavia la voce che la danza macabra di Bernt Notke raffigurata nella chiesa di Santa Maria fosse del 1350[46]!

Letteratura e trasposizione pittorica del soggetto trovano naturalmente corrispondenza anche nei citati momenti penitenziali e riformatori del tempo. Ciò che gli uomini temevano maggiormente era la morte improvvisa che sopraggiungeva cioè senza aver la possibilità di ricevere gli estremi conforti della religione e l'assoluzione di un sacerdote. Questa terribile prospettiva veniva presentata nelle danze macabre. Dietro la fine improvvisa e inaspettata vi erano ad attendere la dannazione eterna o il lungo tormento del purgatorio. Non a caso, durante la peste, i poteri sacri furono conferiti in diversi luoghi a laici e le funzioni riservate ai vescovi furono attribuite ai semplici sacerdoti[47].

In molte raffigurazioni del giudizio universale le pene dell'inferno venivano presentate in modo drastico. La presenza contemporanea di parola e immagine rafforzava l'effetto delle rappresentazioni di danza macabra dove naturalmente per la maggioranza della popolazione era necessario che fossero i sacerdoti a dare lettura dei testi.

Se nella provocatoria uguaglianza di tutte le vittime di fronte alla morte si celi una componente di critica sociale quale emerge dalle citate ribellioni dei contadini francesi (1358), dei tessitori di lana di Firenze (Ciompi) nel 1378 o dei lollardi inglesi nel 1381[48], non è certo, ma non appare tuttavia improbabile. Se la morte si rivolgeva al sovrano: «Voi, grande e ricco re potente, diventerete ora simile all'indigente», si trattava di un'osservazione che non sarebbe mai stata permessa a un semplice mortale[49]. Se un car-

43. Cfr. SCHUSTER (1991), p. 93.
44. SCHUSTER, *op. cit.*
45. Cfr. FREYTAG (1989).
46. FREYTAG, *op. cit.*, p. 282.
47. Cfr. p. es. cap. 16, nota 5.
48. Cfr. ZINN (1989), pp. 232-244; si veda anche BRUCKER (1990), pp. 96-98.
49. Cfr. SCHUSTER (1991), p. 94.

dinale confessava: «Ho arraffato con ingordigia i beni di questo mondo, come un brigante» o se un vescovo ammetteva «di aver oppresso con la forza i poveri» sembrava manifestarsi non solo un certo piacere del male altrui ma una generale critica nei confronti dell'autorità laica ed ecclesiastica[50].

Vale la pena di sottolineare che le radici del concetto di danza macabra erano molto antiche. In particolar modo la letteratura del *Vado mori* era conosciuta in molte forme già nel XIII secolo[51]. Diventò però popolare solo dopo il 1348 quando il suo cupo contenuto esercitò su molti il proprio fascino. Le mancava ancora la forma del dialogo, propria della danza macabra, ma gli attori sono gli stessi.

Ecco un esempio del XIV secolo:

«IL PAPA. Ero considerato santo. Quando ero in vita non temevo nessuno. Muoio con infamia. Invano mi oppongo.

L'IMPERATORE. Con le vittorie ho rafforzato la posizione dell'impero. Con la morte io stesso sono vinto e non sono né imperatore né uomo.

L'IMPERATRICE. Quale moglie dell'imperatore ero dedita a una vita di gioia. Annientata dalla morte in futuro non potrò più godere di nessun piacere.

IL RE. Come re non dominavo soltanto sulla città ma sull'intero paese. Ora mi imbriglieranno miseramente nei tormenti della morte.

IL CARDINALE. Ero gradito alla Chiesa poiché il papa mi nominò. Ora devo unirmi a questo irrispettoso muchio di morti.

IL PATRIARCA. Divenni patriarca sotto il segno della croce di Lorena. Ora devo recarmi dai miei compagni nella terribile morte.

L'ARCIVESCOVO. Davanti agli eruditi che in fondo erano stolti, portavo questo titolo. Ora come metropolita sono stolto insieme agli altri stolti.

50. SCHUSTER, *op. cit.*; cfr. anche KAISER (1991).
51. Cfr. BREEDE (1931).

IL DUCA. Ero alla testa dell'aristocrazia, mi distinsi come sua guida. Ora invece sono costretto a prender parte al girotondo della morte.

IL VESCOVO. Per molto tempo sono stato qui onorato come alto ecclesiatico. Ora invece si osa consegnarmi alla morte.

IL CONTE. Come nobile conte dell'impero ricevetti onore in questo mondo. Ora sono vittima della morte e prendo parte alla danza.

L'ABATE. Come un padre rimproveravo i monaci e li proteggevo nel miglior modo. Ora la legge della morte mi pone dei limiti.

IL SOLDATO. Abile nel maneggiar le armi, ho spesso goduto delle gioie della carne. Contro il mio diritto vengo ora condotto in quella danza.

IL CANONICO. Nel coro cantavo le lodi che amavo. Che differenza tra quel suono e il sibilo della morte!

IL MEDICO. Ho salvato molte persone, giovani, di mezza età e anziane. Ora chi salva me? La morte mi promette il contrario.

IL NOBILE. Volevo esultare alla vista delle piacevolezze della vita. Ma il richiamo della morte, che suona così atroce, mi fa sprofondare.

IL COMMERCIANTE. Speravo di vivere e accumulavo tesori. La morte non si lascia corrompere. Ci separa dai nostri amici.

LA MONACA. Coperta dal velo servivo riconoscente Cristo. A che serve ora pregare? Adesso la morte chiama al ballo!

IL MENDICANTE. Il povero mendicante è un amico non gradito per il vivo. Ma la morte non lo disdegna. Lo cerca come cerca i ricchi.

IL CUOCO. In vita quali deliziosi cibi ho preparato. Strappato dalla vita terrena non mi sono affatto serviti a vincere la morte.

IL CONTADINO. Qui vivevo nel sudore e nella dura fatica. Ma non di meno rifuggo la morte, questo odioso destino.

IL BAMBINO NELLA CULLA. O cara mamma, un UOMO nero mi trascina via da te. Devo ballare quando non ho neppure ancora imparato a camminare!»[52]

L'*uomo nero* della danza macabra è già presente. Modello ne furono le poesie del XIII secolo che dal punto di vista del contenuto presentano analoghe sequenze ma che dal punto di vista formale, attraverso cupe ripetizioni del *Vado mori*, hanno un effetto più severo[53]. Come per molte persone devote di quel tempo, per il Petrarca, che inizia la stesura dei *Trionfi* nel 1357, la morte rappresenta soltanto una disgrazia *relativa* che pone fine all'amore e a una vita casta ma che d'altra parte viene essa stessa superata dalla fama, dal tempo e naturalmente da Dio[54]. Così il poeta si libera dal cupo mondo immaginativo dei simultanei monologhi del *Vado mori* e delle danze macabre: «La morte è fin d'una prigione oscura a l'anime gentili; a l'altre è noia, ch'hanno posto nel fango ogni lor cura»[55].

La peste del 1348 non rappresentò per l'arte figurativa una reale e radicale svolta dal momento che i soggetti artistici e persino lo stile del periodo precedente e seguente la peste nera non presentano sostanziali differenze. In questo senso molti sono gli esempi[56]. Soltanto la danza macabra, che poco più tardi diventa anche un soggetto pittorico, si presenta negli anni settanta del XIV secolo come innovazione letteraria le cui origini sono da ricondursi al periodo immediatamente successivo alla grande peste[57]. Innegabile è pure un aumento, da un punto di vista della quantità, delle rappresentazioni del Giudizio universale, parallelo ai moniti dei quaresimalisti e a una intensificazione della coscienza religiosa generale. Rappresentazioni della vita quotidiana al tempo della peste sono estremamente rare così come in un primo momento le immagini del santo patrono Sebastiano[58]. Anche le raffigurazioni di san Rocco, tranne rare eccezioni, sono documentate in gran numero soltanto nel XV secolo[59].

52. Cfr. Edizione latina in BREEDE, *op. cit.*
53. BREEDE, *op. cit.*, p. 2.
54. Cfr. BERGDOLT (1992), pp. 102 s.
55. BERGDOLT, *op. cit.*, p. 102 - *Trionfi* III 34, 36.
56. Cfr. POLZER e le indicazioni bibliografiche che qui vengono fornite (1982).
57. Cfr. note 40 e 41.
58. Cfr. RONEN (1988) e LCI VIII (1976), col. 318.
59. Cfr. LCI VIII (1976), coll. 275 s.

Ventotto

LA PESTE NELLA LETTERATURA

Il citato testo del *Vado mori* del XIV secolo rappresenta nello stesso tempo un esempio letterario della nuova filosofia della *Vanitas* che successivamente al 1348 andò aumentando la propria influenza. A questi testi poetici si contrappongono tuttavia altri testi dagli argomenti goderecci e positivi rispetto alla vita come ad esempio il più volte citato *Decamerone* del Boccaccio o la raccolta di novelle del Sacchetti[1]. Il *Decamerone* contiene molti esempi di questa nuova gioia di vivere e di questa libertà morale che si andarono diffondendo dopo la peste e che rappresentavano addirittura un importante modo di sfogo. In contrapposizione all'immagine del *Trionfo della morte*, che si deve, è vero, al Petrarca, ma che si diffuse soprattutto a opera dei quaresimalisti e divenne soggetto dell'arte figurativa non soltanto a Pisa[2], il Boccaccio sviluppò addirittura un contromodello letterario. Nello stesso tempo il Boccaccio ci offre una delle poche, anzi, in fondo l'unica descrizione letteraria di valore della vita quotidiana durante la peste del 1348. Nessun altro dei cronisti citati, prescindendo dal Petrarca, è superiore a lui quanto a spirito di osservazione psicologica, a resa drammatica e naturalmente a stile. Attraverso l'azione di cornice, l'opera viene inserita direttamente negli eventi della quotidianità, anche se le novelle, ambientate tutte in un periodo precedente la peste nera, non toccano l'argomento. Il *Decamerone* rappresenta in assoluto l'opera più famosa sulla peste nera e per molti autori successivi divenne una fonte e un modello letterario[3].

Eppure si interessarono all'argomento anche poeti meno importanti e tra questi Antonio Pucci che morì a Firenze nel 1388 all'età

1. Franco Sacchetti morì nel 1400. Della sua opera ci sono pervenute 223 novelle.
2. Cfr. WESSELSKY (1978); si veda anche WEHLE (1993).
3. Cfr. cap. 11; si vedano anche le fonti del tempo sulla peste, cfr. BERGDOLT (1989).

di settantotto anni. In un commovente appello morale si rivolge ai suoi concittadini:

«… oggi 'l fratel carnale
e 'l padre il figlio
abbandona, veggendolo in periglio,
perchè quel male a lui non dia di piglio.
Muoiono assai, d'aiuto
e di consiglio abbandonati.
E' Saracin, Giudei o rinnegati
non dovrèn esser del tutto lassati.
Deh medici, per Dio!
e preti e frati, con pietate
color che vi richieggion visitate!
adoperando in ciò vostra bontate
sol per l'anime vostre,
e non guardate ora in guadagni!
E voi, parenti vicini e compagni,
quando vedete ch'alcuno si lagni,
per Dio! non dubitate,
siate magni a confortarlo!»[4]

Ancora una volta si intuisce l'inferno della quotidianità della peste di fronte alla quale molti non si mostrarono moralmente all'altezza. L'educazione e l'amore verso il prossimo cristianamente inteso, la compassione e la coscienza sociale si rivelarono fragili, l'egoismo era dominante. La voce del poeta è prova del fatto che anche i testimoni dell'epoca provavano vergogna. In un'altra opera il Pucci accentua la critica alla Chiesa e al clero: *Madonna Lionessa,* travestita da re Salomone, viaggia attraverso l'Italia e la Francia per esortare il clero ad allontanarsi dal vizio e a condurre la propria vita secondo le leggi della morale. A Roma ammonisce i sacerdoti:

«In Dio e veri ufici
vivete casti e fate penitenza,
e lussuria lasciate e' buon bocconi:
i' pregherò Iddio che vi perdoni»[5].

4. Cfr. SAPEGNO (1973), p. 388.
5. SAPEGNO, *op. cit.*, p. 396.

Lo spirito dell'opera ricorda il *Sine Nomine* del Petrarca in cui il clero, ma soprattutto la curia di Avignone, viene fatto oggetto di critiche[6].

Un esempio tipico di poesia della *Vanitas* è rappresentato dai versi che Bartolomeo da Castel della Pieve compose sul finire del XIV secolo:

«Morte ha tenuto del mio cor la chiave
dal primo dì ch'io nacqui e tien ancora,
e con pensieri amari aspetto l'ora
ch'ella il dissolva con tempesta grave.
E non mi levo dagli occhi la trave,
e pur m'aveggio che 'l tempo lavora,
ch'a pezzo a pezzo la vita devora,
e so ch'el ha la man poco soave.
Ahi, lasso me!
ch'io son pur presso al passo
de l'ultima giornata che m'aspetta
ch'io sia del libro de la vita casso.
Così l'anima mia vive sospetta,
se serra con diletto o con fracasso
l'albergo mio ne l'altra vita eletta.
Oh felice colui che si corregge,
mentre che Morte la sentenza legge!»[7]

La disperazione diffusasi nelle prime settimane della peste viene descritta dal Petrarca nel già citato componimento poetico *Ad se ipsum* dopo che nel suo sconforto non trova più nessuno con cui dialogare. Un profondo pessimismo pervade il celebrato poeta[8]:

Richiamo alla mente i tanti cari amici perduti e i loro affettuosi colloqui, e l'improvviso svanire dei loro dolci volti, e i cimiteri che ormai non bastano alle continue sepolture. Questi lutti geme il popolo d'Italia che per tante morti vien meno; questi piange la Gallia stremata e priva d'abitanti; questi gli altri popoli, sotto

6. Cfr. PIUR (1925).
7. Cfr. SAPEGNO (1973), p. 442.
8. Cfr. BIGI (1963), Metr. I, 14 pp. 433-441.

qualsiasi cielo abitino, o sia ira di Dio – e certo crederei che la meritino i nostri peccati – o soltanto rovina che a noi viene dai cieli, per variare delle vicende naturali. Quest'anno pestifero incombe sul genere umano, e minaccia luttuosa strage, e l'aria densissima favorisce la morte... Le spietate Parche si affrettano a spezzare i fili delle vite umane: tutti, se potessero, in una sola volta. E temo che dall'alto sia stato loro concesso di poter ciò che bramano, poiché vedo tanti pallidi visi del misero volgo, tanti che scendono al nero Tartaro. Trepido mentre così medito, lo confesso: e sento l'insidia della morte ormai vicina. Né mare né terra né oscure caverne di monti mi mostrano dove potrei nascondermi fuggendo; poiché tutto vince la morte, che d'impeto irrompe nei malsicuri nascondigli[9].

Il soggettivismo del Petrarca pone la peste sotto una luce nuova. Attraverso la descrizione dei pensieri e delle paure più segrete si favorisce un certo individualismo, che guarda al futuro. La famosa lettera retorica al «fratello» va nella stessa direzione[10]. Ad ogni modo questo nuovo stile è presente già in opere precedenti la peste nera, quando il poeta molto prima del 1348 parla della crisi del suo tempo[11].

Di tutt'altra struttura, privo di eleganti virtuosismi stilistici ma pur sempre rappresentativo di un certo genere letterario, è il componimento poetico sulla peste che Haage attribuisce al medico di Ulma Hans André. Esso si occupa principalmente di questioni mediche e dietetiche lasciando tuttavia trasparire aspetti interessanti della quotidianità della peste[12]. La lingua è rude, così come il contenuto, evidente la tendenza moraleggiante. L'opera, databile negli anni tra il 1348 e il 1400, ci è pervenuta solo in modo frammentario. Tipico è il seguente consiglio: «Se non vuoi fare del male a te stesso, conduci una vita casta. Evita i bagni, suda invece in un mastello e rifuggi la bestemmia, la tristezza, l'ira e la sporcizia...»[13]

Indicazioni pratiche ed esortazioni di questo tipo divennero frequenti nel periodo successivo. Per lo più erano inserite all'interno

9. BIGI, *op. cit.*, p. 435.
10. Cfr. FRACASSETTI (1867) Fam. VIII, 7 pp. 323-341.
11. Cfr. BERGOLDT (1992), pp. 5 s.
12. Cfr. HAAGE (1979).
13. HAAGE, *op. cit.*, p. 404.

dei *Regimi contro la peste*[14] che godettero di una grande popolarità ancora nel corso del XVI secolo. Non rientravano nell'alta letteratura ma facevano invece parte di una prosa o di una lirica specializzata in campo medico o dietetico.

Molte lettere, poesie e preghiere avevano per contenuto la peste ma soltanto pochissime di queste possono essere messe in rapporto diretto con gli avvenimenti degli anni 1348-1350. Ancora superiore era il numero di componimenti poetici sulla *Vanitas* composti nella seconda metà del XIV secolo e nel corso del XV secolo che esortavano gli uomini alla *Meditatio mortis*.

14. Cfr. cap. 5.

CONCLUSIONE

La peste, di cui tra gli anni 1347 e 1351 fu vittima circa un terzo della popolazione d'Europa, rivelò, nel più terribile dei modi, i limiti della umana capacità di sopportazione e tolleranza. Nel momento del pericolo e di fronte alla paura della morte solo in pochi casi l'educazione, la cultura, la tradizione e la religione furono in grado di impedire reazioni di panico e comportamenti spietati. Il sentimento della pietà e lo spirito di sacrificio vennero meno, la società viveva in una situazione fisica e psichica fuori dal comune. La «psicopatologia» della peste nera deve dar da pensare, anzi addirittura inquietare, l'uomo di oggi. L'interrogativo sul perché l'epidemia, a partire dal XVIII secolo, dopo molte catastrofi regionali, sia scomparsa dall'Europa e persino i centri sovrappopolati del Terzo Mondo ne siano rimasti risparmiati, resta comunque assolutamente irrisolto e in nessun caso argomentazioni quali l'efficacia degli antibiotici o l'aumento dei «ratti delle chiaviche» ne sciolgono il nodo. Inquietante resta il fatto che i moderni microbiologi non possono in nessun modo escludere per il futuro il verificarsi di catastrofi come quella degli anni 1348-1351, che non è paragonabile per mortalità, diffusione, impatto sociale ed economico alle pur spaventose, drammatiche e magari estese epidemie a cui abbiamo assistito finora nell'epoca moderna. Quanto alle pandemie come la peste nera del Medioevo, ci sia dunque riservato il privilegio della distanza del tempo!

UNA NOTA DI
ALESSANDRO BARBERO

UNA STORIA DI PANDEMIA E RINASCITA

La peste ha sempre colpito profondamente l'immaginazione umana. Alcuni fra i maggiori autori del canone occidentale, da Tucidide a Boccaccio, hanno rappresentato le epidemie del loro tempo in pagine memorabili; e anche quando la malattia è scomparsa dall'Occidente la sua formidabile potenza allegorica ha continuato ad alimentare l'immaginazione degli scrittori. È il caso, ovviamente, di Manzoni, ma anche di Camus, con la sua inquietante invenzione d'una città novecentesca invasa dalla peste; o di Jean Giono, che nell'*Ussaro sul tetto* descrive il colera del 1830, attribuendo però a quell'epidemia relativamente benigna le connotazioni apocalittiche d'una pestilenza, di gran lunga più efficaci quanto a resa letteraria*.

Ma l'epidemia più famosa è certo quella del 1348, che gli inglesi chiamano *Black Death* e che anche da noi è invalso l'uso di chiamare Peste Nera. Nata nelle steppe asiatiche, allora sotto il dominio mongolo, la pestilenza si manifestò a Caffa, sulle rive del Mar Nero, nella primavera del 1347; e da qui navi genovesi portarono in Italia ratti, pulci e marinai infetti, contaminando dapprima il porto di Messina, e poi via via gli altri porti italiani. A partire da quell'estate l'epidemia si diffuse lentamente in tutta Europa, covando sotto la cenere nei mesi invernali, quando le pulci cadono in una sorta di letargo, e riprendendo vigore ai primi caldi; impiegò tre anni per raggiungere gli estremi confini d'Europa, la Scozia e la Scandinavia, e per portar via, secondo stime correnti e quasi certamente esagerate, un terzo della popolazione europea. Più correttamente bisognerebbe dunque parlare dell'epidemia del 1347-1351,

* Da un intervento apparso sul quotidiano «La Stampa», 1° marzo 1997.

anche se il 1348 è l'anno che segnò la massima mortalità nei Paesi più popolosi e civilizzati del continente, e in cui Boccaccio vide la peste a Firenze e la descrisse.

È questo lo sfondo del libro di Klaus Bergdolt, un rispettabile lavoro di divulgazione, che descrive in dettaglio il progredire dell'epidemia da un paese all'altro e le sue conseguenze, fra cui l'esplosione isterica di persecuzioni contro gli ebrei, ritenuti, soprattutto in Germania, i propagatori della pestilenza. L'autore, medico di professione, si sofferma con interesse sulle teorie mediche dell'epoca, analizzando i numerosissimi Consigli contro la peste e Regimi di sanità messi alla moda dall'epidemia. Anziché liquidare con facile disprezzo le dottrine medievali, egli mostra come la teoria galenica degli umori offrisse una spiegazione in apparenza piuttosto logica del decorso della malattia; col solo difetto che i rimedi suggeriti, benché perfettamente razionali in rapporto alle premesse, erano in realtà del tutto inefficaci, o lo erano soltanto per caso e non per le ragioni ipotizzate dalle Facoltà di medicina. Più opinabile è una visione epocale e catastrofica della pestilenza, quasi che a quell'evento, pur traumatico, si potessero attribuire tutt'insieme il declino demografico e la crisi economica del Trecento, un radicale mutamento di sensibilità e addirittura la fine del Medioevo, qualunque cosa ciò significhi. Si rischia di dimenticare che l'uomo d'allora era abituato a veder morire gli altri intorno a sé, e sapeva che la morte porta via i giovani e addirittura i bambini con la stessa frequenza degli adulti e dei vecchi; l'epidemia del 1348 confermò ciò che tutti sapevano, e che già in precedenza trovava espressione nell'arte e negli scritti dei moralisti. L'affresco di Buffalmacco nel Camposanto di Pisa, *Il trionfo della Morte*, ritenuto a lungo la più drammatica rappresentazione dell'impotenza dell'uomo davanti alla peste, venne completato dieci anni prima della grande epidemia.

Anche sul piano economico e demografico la peste non lasciò un'eredità a senso unico. L'epidemia, come ben notarono i contemporanei, falciò i poveri più dei ricchi, mietendo la gran parte delle sue vittime fra gli immigrati e i mendicanti che si accalcavano nei quartieri bassi delle città, e fra i braccianti miserabili delle campagne. In Inghilterra morirono solo due vescovi su diciassette e un cavaliere dell'ordine della Giarrettiera su venticinque; fra tutti i re d'Europa uno solo, Alfonso X di Castiglia, cadde vittima della moria. Magra consolazione, certo, soprattutto dal punto di vista delle vittime; ma è un fatto che i sopravvissuti si ritrovarono a respirare meglio, in un mondo non più sovraffollato. Tutti quanti avevano ereditato dai parenti morti, la disoccupazione era scomparsa e i salari in aumento, e le corporazioni artigiane avevano abbreviato i periodi di apprendistato e facilitato l'accesso alle professioni. «E tale che non avea nulla si trovò ricco», osserva freddamente il cronista fiorentino Marchionne di Coppo Stefani. Quest'epidemia che regalò all'Europa il pieno impiego e consumi in crescita, com'è ben documentato ad esempio nel caso della domanda di carne da parte delle masse urbane, finisce per assomigliare stranamente a eventi più vicini a noi, quale ad esempio la seconda guerra mondiale: eventi spaventosi, che comportarono un momentaneo imbarbarimento di tutti gli standard morali, e un carico atroce di sofferenze umane, ma che non si lasciarono dietro un mondo istupidito e in declino, bensì una società formicolante di energie e d'una ritrovata voglia di vivere. Rispetto alla guerra mondiale, la peste comportò certo una mortalità immensamente più alta, ma lasciò intatte le città e le case, le botteghe e i conti in banca; non è cinismo concludere che, sepolti gli ultimi morti, gli europei tornarono ai loro affari con più impegno di prima.

BIBLIOGRAFIA

Fonti

BAETHGEN F., *Johannis de Winterthur (Vitodurani) Chronica* MG SS. Rer. Germ. NS 3. 1924.

BERGDOLT K., *Die Pest 1348 in Italien. 50 zeitgenössische Quellen*. Miteinem Nachwort von Gundolf Keil, Heidelberg 1989.

BIGI E., (a cura di) *Opere di Francesco Petrarca,* Milano 1963.

BOEHMER J.F., *Fontes Rerum Germanicarum IV,* Stuttgart 1868 ss., pp. 16 s. (Henricus de Dissenhofen), pp. 149 s. (Matthiae Neuwen-burgensis Cronica 1273-1350), pp. 399 s. (Acta... collecta per me Iohannem Latomum Francofurtensem... 793-1519), pp. 431 s. (Acta aliquot Francofurtana collecta a Caspare Camentz (1338-1582).

BRANDT O., *Die Limburger Chronik,* Jena 1922.

CARDUCCI G.-FIORINI V., *Cronaca Fiorentina di Marchionne di Coppo Stefani* (= *Rerum Italicarum Scriptores* XXX). Città di Castello 1903, pp. 230-232.

CARDUCCI G.-FIORINI V., *Rerum Italicarum Scriptores, Raccolta degli Storici Italiani dal Cinquecento al Millecinquecento,* XVIII, 1. Città di Castello 1908-1910.

CHIAPPELLI A., *Gli ordinamenti sanitari del Comune di Pistoia contro la pestilenza del 1348,* in: «Archivio Storico Italiano» XX (1887), pp. 3-24.

Chronica antiqua conventus Sanctae Caterinae de Pisis, in «Archivio Storico Italiano» VI, 2 (1845), p. 530.

Chroniken der Oberrheinischen Städte: Straßburg I (= *Die Chroniken der deutschen Städte vom 14. bis 16. Jahrhundert 8,* a cura di von C. Hegel), Lipsia 1870, pp. 1-151 (= *Chronik des Fritsche Closener*).

CORRADI A., *Annali delle epidemie occorse in Italia dalle prime memorie fino al 1850*. Bologna 1865 (= Biblioteca di storia della medicina I, a cura di Ugo Stefanutti. Ristampa Bologna 1972), pp. 189-194 (Michaelis Platiensis, *Historia Sicula*) e pp. 194-199 (*Johannis de Parma Canonici Tridentini Chronaca*).

DRAGOMANNI F.G., *Cronaca di Giovanni Villani, a miglior lezione ridotta* (= *Collezione di storici e cronisti Italiae editi e inediti IV*), Firenze 1845.

FRACASSETTI G., *Francisci Petrarcae Epistolae De Rebus Familiaribus et Variae*, Firenze 1859 (3 voll.).

FRACASSETTI G., *Lettere Senili di Francesco Petrarca*, Firenze 1892 (2 voll.).

FRACASSETTI G., *Petrarca Francesco. Lettere di Francesco Petrarca. Delle cose familiari libri ventiquattro, lettere varie libro unico*, Firenze 1863-1867.

DE GRAZIA FRANCESCO *Chronicon Monasterii S. Salvatoris Venetiarum, in Venezia e la Peste* (Catalogo mostra), Venezia 1979, pp. 77 s.

GRADL H., *Die Chroniken der Stadt Eger*, Praga 1884.

HAESER H., *Geschichte der epidemischen Krankheiten* (= *Lehrbuch der Geschichte der Médizin und der epidemischen Krankheiten II*), Jena 1865, Appendice pp. 12 s. (Agazia), pp. 13-15 (Evagrio), pp. 15-17 (Procopio), pp. 17-23 (Gabriele De Mussis), pp. 23 s. (Cantacuzeno), pp. 24-30 (Boccaccio), pp. 30-36 (Simon de Couvin), pp. 36- 38 (Guy de Chauliac), p. 40 (Niceforo), pp. 41-43 (Dionisio Colle da Belluno) (Frammenti sulla peste).

HIRSCH S., *Die Chronzken der niedersächsischen Städte: Lubecca* (*Detmar Chronik*), Gottinga 1884.

HOLDER-EGGER O., *Monumenta Erphesfurtensia Saec.* XII, XIII, XIV Hannover e Lipsia 1899.

KRÜGER S., *Krise der Zeit als Ursache der Pest? Il trattato De Mortalitate in Alemannia di Konrad von Megenberg, in Festschrift für Hermann Heimpel zum 70. Geburstag am 19. September 1971, II*, Gottinga 1972, pp. 839-883.

LEMAITRE H., *Chronique et Annales de Gilles li Muisis, Abbé de Saint Martin de Tournai* (1272-1352), Parigi 1906.

LORENZO DE MONACIS *Laurentii de Monacis Veneti Cretae Cancellarii Chronicon de rebus Venetis ab U.C. ad annum MCCCLIV*, Venezia 1758.

LUMBY J., *Chronicon Henrici Knighton* (= *Rerum Britannicarum Medii Aevii Scriptores 92*). 2 voll., Londra 1889-91.

MOLINIER A. e E., *Chronique Normande du XIV siècle*. Paris 1882,

MÜLLER Mj., *Abu 'Abdallah Muhammed Ibn 'Abdallah Ibn Sa'id Ibn Al-Khatib Lisanal-Din* (*Ibn al-Khatib*). Trad. ted. in *Sitzungsbericte der Königl. bayr. Akademie der Wissenschaften II*, pp. ,1-28, Monaco 1863.

MURATORI L.A., *Rerum Italicarum Scriptores*, voll. XI-XVIII, Milano 1728-31.

NODILO S., *Annales Ragusini Anonymi item Nicolai de Ragnina* (= *Monumenta spectantia Historiam Slavorum Meridionalium XIV*), Zagabria 1883.

PETRARCA F., *Il canzoniere*, a cura di Pier Cudini, Milano 1974.

POTTHAST E., *Chronica Henrici de Hervorda*, Gottinga 1859.

SPRANDEL R., *Die Kölner Weltchronik 1273/88-1376*. MGH N.S. XV, Monaco 1991.

STETTLER B., *Aegidius Tschudi Chronicon Helveticum*. II Supplemento (= *Quellen zur Schweizer Geschichte N.F. Chroniken VII*), Berna 1975.

SUDHOFF K., *Pestschriften aus den ersten 150 Jahren nach der Epidemie des "Schwarzen Todes"* 1348, in «Archiv Gesch. d. Medizin» 5 (1912) e 6 (1913).

VILLANI F., *Croniche di Giovanni, Matteo e Filippo Villani:, secondo le migliori stampe. Testo in lingua.* 2 voll., Trieste 1857-1858.

Letteratura specifica

ABEL W., *Wachstumsschwankungen mitteleuropädischer Völker seit dem Mittelalter. Ein Beitrag zur Bevölkerungsgeschichte und -lehre,* in «Jahrbücher für Nationalekönomie und Statistik» 142 (1935), pp. 670-92.

Allen P., *The "Justinianic" Plague,* in: «Byzantion» 49 (1979), pp. 5-20.

ALLYN H.B., *The Black Death. Its social and economic results,* in «Annals of Medical History» 7 (1925), pp. 226-36.

AMBROSELLI C., *Il dardo mortale. Simbologia e medicalizzazione,* in «Kos» 18 (1985), pp. 66-86.

AMUNDSEN D.W., *Medical Deontology and Pestilential Disease in the Late Middle Ages,* in «Journal of the History of Medicine» 23 (1977), pp. 403-21.

ANDERNACHT D., *Die Verpfändung der Frankfurter Juden 1349. Zusammenhang and Folgen,* in «Archiv für Frankfurts Geschichte und Kunst» 53 (1973), pp. 5-20.

ANTON H.H., *Gregor von Tours, in Lexikon des Mittelalters V* (1989), coll. 1579-82.

ANZELEWSKY F., *Dürers Werk and Wirkung,* Erlangen 1988.

ARIÈS P., *Geschichte des Todes.* Trad. ted. di H.H. Henschen e U. Pfau, Monaco 1985.

ASARIA Z., *Die Juden in Köln von den ältesten Zeiten bis zur Gegenwart,* Colonia 1959.

BANDERA BISTOLETTI S., *Giotto,* Firenze 1989.

BAUER J., *La peste chez les Juifs d'Avignon,* in «Revue des Etudes Juives» 34 (1897), pp. 251-58.

BAUMGÄRTNER I:, *Jean de Mandeville,* in *Lexikon des Mittelalters VI* (1993), coll. 188 s.

BAUMGÄRTNER I., Mayer, H.E., *Consilia im späten Mittelalter. Zum historischen Aussagewert einer Quellengattung.* Atti del Simposio del Centro Tedesco di Studi di Venezia del 18 e 19 settembre 1992.

BAEHREL R., *La haine de classe en temps d'épidémie,* in «Annales» 7 (1952), pp. 351-60.

BEAN J.M., *Plague, Population and Economic Decline in England in the Later Middle Ages,* in «The Economic History Review» II Ser. XV (1963), pp. 423-37.

BECHT H.P., *Medizinische Implikationen der historischen Pestforschung am Beispiel des "Schwarzen Todes" von 1347/51* (= Stadt in der Geschichte 9: Stadt und Gesundheitspflege, a cura di von B. Kirchgässner e J. Sydow), Sigmaringen 1982.

BELLOSI L., *Buffalmacco e il Trionfo della Morte*, Torino 1974.

BELLOSI L., *Moda e cronologia per la pittura del primo Trecento*, in «Prospettiva», 11 (1977), pp. 12-26.

BERGDOLT K., *Die Pest 1348 in Venedig*, in «Würzburger Medizinhistorische Mitteilungen» 8, (1990), pp. 229-44.

BERGDOLT K., *Artz, Krankheit and Therapie bei Petrarca. Die Kritik an Medizin und Naturwissenschaft im italienischen Frühhumanismus*, Weinheim 1992.

BERGDOLT K. - KEIL, G., *Humoralpathologie, in Lexikon des Mittelalters V* (1991), coll. 211-13.

BERGDOLT K., *Pest, Stadt, Wissenschaft – Wechselwirkungen in oberitalienischen Städten vom 14. bis 17. Jahrhundert*, in «Berichte zur Wissenschaftsgeschichte» 15 (1992), pp. 201-11.

BIADENE S., *Carte da Navigar. Portolani e carte nautiche del museo Correr* 1318-1732, Venezia 1990.

BIGNAMI-ODIER J., *Etudes sur Jean de Roquetaillade* (Johannes de Rupescissa), Parigi 1952.

BIRABEN J.N., *Les hommes et la peste en France et dans les pays européens et méditerranéens* (= *Civilisations et Sociétés 36*). 2 voll. Mouton, Parigi, Le Havre 1975 e 1976.

BITTERLING K., *William Langland*, in: *Lexikon des Mittelalters V* (1991), coll. 1686-88.

BOCCACCIO G., *Decameron*, a cura di Vittore Branca, Milano 1985.

BORST A. - GRÄVENITZ G.V. - PATSCHOVSKY A. - STIERLE K.H., (a cura di), *Tod im Mittelalter* (= Konstanzer Bibl. 20), Costanza 1993.

BREEDE E., *Studien zu den lateinischen und deutschsprachigen Totentanztexten des 13. bis 17. Jahrhunderts*, Halle 1931.

BRIDBURY A.R., *The Black Death*, in «The Economic History Review», II Ser. XXVI (1973), pp. 577-92.

BRIDBURY A.R., *Before the Black Death*, in «The Economic History Review», II ser, XXX (1977), pp. 393-410.

BROSSOLET J., *Il flagello di Dio. Rubens e la peste*, in «Kos» 18 (1985), pp. 50-62.

BROSSOLET J. - PALMER R. - ZITELLI A., *Evoluzione del costume medico* (Catalogo), in: *Venezia e la Peste* (Catalogo mostra), Venezia 1979.

BRUCKER G., *Florenz in der Renaissance. Stadt, Gesellschaft und Kultur*, Amburgo 1990:

BRUNETTI M., *Venezia durante la peste del 1348*, in «Ateneo Veneto» XXII, 2,1 (1909), pp. 290-311 e 2,2 (1909), pp. 5-42.

BUEß H., *Die Pest in Basel im 14. und 15. Jahrhundert*, in: Basler Jahrbuch 1956, a cura di von G. Steiner e A. Staekelin, Basilea 1956.

BULST N., *Der Schwarze Tod. Demographische, wirtschafts- und kulturgeschichtliche Aspekte der Pestkatastrophe von 1347-52. Bilanz der nueren Forschung*, in «Saeculum» 30 (1979), pp. 45-67.

BULST N., *Krankheit und Gesellschaft in der Vormoderne. Das Beispiel der Pest*, in: Maladies et société (XII-XVIII siècles). Actes du Colloque de Bielefeld, Parigi 1989, pp. 17-47.

BULST N., *Flagellanten, in Lexikon des Mittelalters IV* (1989), coll. 510-12.

BUTLER R., *Friar John Clyn. Annals of Ireland*, in «Arch. Soc. Dublino» 1849.

CAMBPELL A., *The Black Death and men of learning*, New York 1931.

CARILE A., *Johannes VI Kantakuzenos, in Lexikon des Mittelalters V* (1991), coll. 534 s.

CARMICHAEL A.G., *Plague and the poor in Renaissance Florence*, Cambridge 1986.

CARPENTIER E., *Autour de la peste noire: famines et épiclémies dans l'histoire du XIV siècle*, in «Annales» 17 (1962), pp. 1062-92.

CARPENTIER E., *Une ville devant la peste: Orvieto et la peste noire de 1348*, Parigi 1962.

CARUS-WILSON E.M. *An Industrial Revolution in the thirteenth century*, in «Economic History Review» II (1941), pp. 39-62.

CECCHETTI B., *La medicina in Venezia nel 1300*, in «Archivio Veneto» 49 (1883), pp. 77-111.

COSACCHI S., Makabertanz. *Der Totentanz in Kunst, Poesie und Brauchtum des Mittelalters*, Meisenheim 1965.

COURTENAY W., *The Effect of the Black Death on English Higher Education*, in «Speculum» 55,4 (1980), pp. 696-714.

CRAWFURD R., *Plague and Pestilence in Literature and Art*, Oxford 1914.

DECKER-HAUFF H.M., *Geschichte der Stadt Stuttgart*, Nd. I, Stoccarda 1966.

DEICHGRÄBER K., *Der hippokratische Eid. Text griechisch und deutsch- Interpretation-Nachleben*, Stoccarda 1983.

DELORT R., *Natürliche Umwelt und Seuchen. Die Tiere und die Menschen, in Maladies et société* (XII-XVIII siècles). Actes du colloque de Bielefeld, Parigi 1989, pp. 49-55.

DELUMEAU J., *La paura in Occidente*. (Secoli XIV- XVIII), *La città assediata*, Torino 1979.

DOHRN-VAN ROSSUM G., *Die Geschichte der Stunde. Uhren und moderne Zeitordnungen*, Monaco-Vienna 1992.

DUCELLIER A., *Byzanz. Das Reich und die Stadt*. Trad. ted. di G. Wagner Jourdain, Francoforte 1990.

ECKERT W.P., *Die mittelalterlichen Beschuldigungen gegen die Juden*, in *Judentum im Mittelalter* (Catalogo mostra), Eisenstadt 1978, pp. 91-108.

ELL S.R., *Interhuman Transmission of medieval plague*, in «Bulletin of the History of Medicine» 54 (1990), pp. 497-510.

EVANS R.J., *Death in Hamburg. Society and Politics in the Cholera years* 1830-1910, Londra 1987.

FABRETTI A., *Brevi annali della città di Perugia dal 1194 al 1352*, in «Archivio Storico Italiano» 16 (1850), p. 68.

FALSINI A.B., *Firenze dopo il 1348. Le conseguenze della peste nera*, in «Archivio Storico Italiano» 129 (1971), pp. 425-503.

FEDERICI VESCOVINI G., *Le questioni di perspectiva di Biagio Pelacan da Parma*, in «Rinascimento» XII (1961), pp. 163-243.

FELLER R., *Geschichte Berns*, Berna 1955.

FOLZ R., *Frankreich von der Mitte des 11. bis zum Ende des 15. Jahrhunderts, in Handbuch der europdischen Geschichte*, a cura di von T. Schieder, vol. I, Stoccarda 1987, pp. 682-777.

FRANK K.S., *Adversus Iudaeos in der alten Kirche, in Die Juden als Minderheit in der Geschichte*, a cura di von B. Martin e E. Schulin, Monaco 1981, pp. 30-45.

FRANKE H., *Geschichte und Schicksal der Juden in Heilbronn. Vom Mittelalter bis zur Zeit der nationalsozialistischen Verfolgungen (1050-1945)*, Heilbronn 1963.

FREYTAG H., *Der Totentanz in der Marienkirche zu Lubeck und seine fünfhundertjährige Rezeption*, in «Lübeckische Blätter».16 (1989), pp. 282-87.

FRIEDELL E., *Kulturgeschichte der Neuzeit. Die Krise der europäischen Seele von der schwarzen Pest zum ersten Weltkrieg*, Monaco 1989.

FUSARO E., *San Rocco, nella storia, nella tradizione, nel culto, nell'arte, nel folklore e a Venezia*, Venezia 1991.

GEISSLER K., *Die Juden in Deutschland und Bayern bis zur Mitte des vierzehnten Jahrhunderts*, in «Zschr. für Bayerische Landesgeschichte», Fascicolo 7, Reihe B., Monaco 1976, pp. 27 s.

Germania Iudaica II, Von 1238 bis zur Mitte des 14. Jahrhunderts, a cura di von Zvi Avneri, Tubinga 1968.

GOTTFRIED R.S., *The Black Death. Natural and Human Disaster in Medieval Europe*, Londra 1986.

GRAESSE Th., *Jacobi a Voragine Legenda Aurea, vulgo Historia Lombardica dicta*, ristampa della terza edizione 1890, Osnabrück 1969.

GRAUS F., *Autour de la peste noire au XIV siècle en Boheme*, in «Annales» 18 (1963), pp. 720-24.

GRAUS F., *Ketzerbewegungen und soziale Unruhen im 14. Jahrhundert*, in «Zschr. für historische Forschung» I (1974), pp. 3-21.

GRAUS F., *Historische Traditionen über Juden im Spätmittelalter* (Mitteleuropa), in: A. Haverkamp (a cura di), *Zur Geschichte der Juden im Deutschland des späten Mittelalters und der frühen Neuzeit*, Stoccarda 1981, pp. 1-26.

GRAUS F., *Judenpogrome im 14. Jahrhundert: Der Schwarze Tod, in Die Juden als Minderheit in der Geschichte*, a cura di von B. Martin e E. Schulin, Monaco 1981, pp. 68-84.

GRUNDMANN H., *Religiöse Bewegungen im Mittelalter, Untersuchungen über geschichtlichen Zusammenhänge zwischen der Kirche, den Bettelorden und der religiösen Frauenbewegung im 12. und 13. Jahrhundert*, Darmstadt 1970.

HAAGE B.D., *Handschrzftenfunde und Nachträge zum "Pestgedicht des Hans Andree"*, in: «Sudhoffs Archiv» 63,4, (1979), pp. 392-405.

HARRISON J., *Prinzipien der Inneren Medzin*, 2 voll., Basilea 1989.

HAVERKAMP A., *Der Schwarze Tod und die Judenverfolgung von 1348-49 im Sozial- und Herrschaftsgefüge deutscher Städte*, in «Fragen des älteren Jiddisch. Trierer Beiträge», Sonderheft 2, pp. 78-86.

HAVERKAMP A., *Die Judenverfolgung zur Zeit des Schwaren Todes im Gesellschatfsgefüge deutscher Städte*, in: A. Haverkamp (Hrg.), *Zur Geschichte der Juden im Deutschland des späten Mittelalters und der frühen Neuzeit* (= *Monographien zur Geschichte des Mittelalters 24*), Stoccarda 1981, 1013. 27-93.

HECKER J.F.C., *Der Schwarze Tod im vierzehnten Jahrhundert. Nach den Quellen für, Aerzte und gebildete Nichtärzte bearbeitet*, Berlino 1832.

HERLIHY D., *Population, Plague and Social Change in Rural Pistoia,1201-1430*, in: «The Economic History Review», II ser., XVIII (1965), pp. 225-44.

HIRSCHFELD E., *Deontologische Texte des frühen Mittelalters*, in «Archiv Gesch. Med.» 20 (1928), pp. 353-71.

HOENIGER R., *Der Schwarze Tod in Deutschland. Ein Beitrag zur Geschichte des 14. Jahrhunderts*, Berlino 1882.

HOFMANN H., *Die Würzburger Judenverfolgung von 1349, in: Mainfränkisches Jahrbuch für Geschichte und Kunst* (= Archiv des Historischen Vereins für Unterfranken und Aschaffenburg 76), Würzburg 1953, pp. 91-114.

HOPE W., *History of the London Charterhouse*, Londra 1925.

HUNGER H., *Thukydides bei Johannes Kantakuzenos. Beobachtungen zur Mimesis*, in: «Jb. Österr. Byz.» 25 (1976), pp. 181-193.

IRSIGLER F., *Juden und Lombarden am Niederrhein im 14. Jahrhundert* in: A. Haverkamp (a cura di), *Zur Geschichte der Juden im Deutschland des späten Mittelalters und der frühen Neuzeit*, Stoccarda 1981, pp. 122-62.

JÄGER C., *Ulms Verfassung, bürgerliches und commercielles Leben im Mittelalter*, Heilbronn 1831.

JEFFREYS E., *The Chronicle of John Malalas*. Traduzione a cura di E. Jeffreys. 1986.

JENKS S., *The Black Death and Würzburg. Michael de Leone's Reaction in Context*. Diss. Yale University 1976 (Microfilm).

JENKS S., *Die Prophezeiung von PS. - Hildegard von Bingen: Eine vernachlässigte Quelle über die Geißlerzüge von 1348/49 im Lichte des Kampfes der Würzburger Kirche gegen die Flagellanten*, in: *Mainfränkisches Jahrbuch für Geschichte und Kunst* (= «Archiv des Historischen Vereins für Unterfranken und Aschaffenburg» 100), pp. 9-38.

KEIL G., *Seuchenzüge des Mittelalters*, in: *Mensch und Umwelt im Mittelalter*, a cura di von B. Hermann, Stoccarda 1989, pp. 109-28

KEIL G., *Guy de Chauliac*, in *Lexikon des Mittelalters IV* (1989), Coll. 1806s.

KEIL G., *Hippokrates*, in *Lexikon des Mittelalters V* (1991), coll. 31-33.

KELLER H., *Reclams Lexikon der Heiligen und der biblischen Gestalten. Legende und Darstellung in der Bildenden Kunst*, Stoccarda 1970.

KELTER E., *Das deutsche Wirtschaftsleben des 14. und 15. Jahrhunderts im Schatten der Pestepidemien*, in «Jahrbücher für Nationalökonomie und Statistik» 165 (1953), pp. 161-208.

KEYDELL R., *Agathiae Myrenaei Historiarum libri quinque* (1967).

KIBRE P. Siraisi, N., *The Institutional Setting: The Universities, in Science in the Middle Ages*, a cura di von David Lindberg, Chicago 1978, pp. 120-44.

KISCH G., *Forschungen zur Rechts und Sozialgeschichte der Juden in Deutschland während des Mittelaters*, Stoccarda 1955.

VAN KLAVEREN J., *Die wirtschaftlichen Auswirkungen des Schwarzen Todes*, in «Vierteljahresschrift für Sozial und Wirtschaftsgeschichte» 54 (1967), pp. 187-202.

KÖHLER W., *Pest, Pestheilige, Blutwunder und andere Begebenheiten aus der Geschichte der Bakteriologie*, in «Jahrbuch 1991 der Deutschen Akademie der Naturforscher Leopoldina» (Halle/Saale) 37 (1992), pp. 211-238.

KOERTING G., *Petrarca's Leben und Werke* (= *Geschichte der Literatur Italiens im Zeitalter der Renaissance I*), Lipsia 1878.

KOLLER H., *Das Ringen um eine zentrale Landschaft. Der Aufstieg Boehmens, in Handbuch der Europäischen Geschichte*, a cura di von T. Schieder, Stoccarda 1987, pp. 413-33.

KOVALEVSKY M., *Die wirtschaftlichen Folgen des schwarzen Todes in Italien*, in Zeitschrift für Sozial und Wirtschaftsgeschichte III, Weimar 1895, pp. 406-23.

KRACAUER I., *Geschichte der Juden in Frankfurt a.M.* (1150-1824), Frankfurt 1925 (vol. I).

KRETSCHMAYR H., *Geschichte von Venedig* vol. II. Gotha 1920. Ristampa Darmstadt 1964.

KRISTELLER P.O., *Acht Philosophen der italienischen Renaissance*, Weinheim 1986.

KÜMMEL W.F., *Musik und Medizin. Ihre Wechselbeziehungen in Theorie und Praxis von 800 bis 1800* (= Freiburger Beiträge zur Wissenschafts und Universitätsgeschichte II), Friburgo/Monaco 1977.

LEA H.C., *History of the Inquisition of the Middle Ages*, New York 1987-88.

Lexikon christlicher lkonographie 8 voll., a cura di von Wolfgang Braunfelds, Friburgo 1976.

LECHNER K., *Das große Sterben in Deutschland in den Jahren 1348 bis 1351 und die folgenden Pestepidemien bis zum Schlusse des 14. Jahrhunderts*, Innsbruck 1884.

LECIINER K., *Die große Geißelfahrt des Jahres 1349*, in Historisches Jahrbuch der Görres-Gesellschaft, a cura di von V. Gramich vol. V, Monaco 1884, pp. 437-462.

LEHNEL M., (a cura di), *Geoffrey Chaucer, The Canterbury Tales*, Darmstadt 1986.

LENZENWEGER J., *Clemens VI.*, in: *Lexikon des Mittelalters II* (1983), coll. 2143 s.

LERNER R.E., *The Black Death and Western European Eschatological Mentalities*, in *The Black Death. The Impact of the fourteenth-century plague*, a cura di von D. William, New York 1982, pp. 77-105.

LEVEN K., *Die "Justinianische" Pest*, in «Jahrbuch des Instituts für Geschichte der Medizin der Robert-Bosch-Stiftung», a cura di von W.F. Kümmel. vol. 6 (1987), pp. 137-61.

LOTTER F.,Ilian, M., *Judenrecht*, in: *Lexikon des Mittelaters V* (1991) coll. 792 s.

LÜTGE F., Das 14./15. *Jahrhundert in. der Sozial und wirtschaftsgeschichte*, in «Jahrbücher für Nationalökonomie und Statistik» 162 (1950), pp. 161-213.

MAIER A., *Die Stellung der scholastischen Naturphilosophie in der Geschichte der Physik*, in: *Aus der deutschen Forschung der letzten Dezennien* (Festschrift für E. Telschow), Stoccarda 1956, pp. 33-40.

MANNI D.M., *Cronichette antiche di vari scrittori del buon secolo della lingua toscana raccolte e pubblicate da Domenico Maria Manni*, Milano 1844.

MANSELLI R., *Cola di Rienzo*, in: *Lexikon des Mittelalters III* (1986), coll. 26-28.

MAURER H., *Konstanz im Mittelalter I* (*Von den bis zum Konzil*), Costanza 1989.

MCKISACK M., *The Fourteenth Century*, Oxford 1959.

MEISS M., *Pittura a Firenze e Siena dopo la "morte nera". Arte, religione e società alla metà del Trecento*, Torino 1982.

MICHON L.A., *Documents inédits sur la Grande Peste de 1348. Théses de l'Ecole de Médicine VI*, Parigi 1860.

MERTENS D., *Christen und Juden zur Zeit des ersten Kreuzzugs*, in: *Die Juden als Minderheit in der Geschichte*, a cura di von B. Martin und E. Schulin, Monaco 1981, pp. 46-67.

MIGNE J.P., *Patrologia Graeca* 85.

MOLLARET H., BROSSOLLET J., *La peste, source méconnue d'inspiration artistique*, Anversa 1965.

MOLLAT M., *Notes sur la mortalité à Paris au temps de la Peste Noire d'aprés les comptes de l'oeuvre de Saint-Germain-l'Auxerrois*, in *Le Moyen Ages XIX* (1963), pp. 505-27.

MUELLER RG., *Aspetti sociali ed economici della peste a Venezia nel Medioevo*, in: *Venezia e la Peste* (Catalogo mostra), Venezia 1979, pp. 71-76.

MAIER F.G., *Die Partner des christlichen Abendlands: Bysanz, die orthodoxen Slawen und der Islam*, in: *Handbuch der Europäischen Geschichte*, a cura di von Th. Schieder. II, Stoccarda (1987), pp. 268-79.

NEUBURGER M., *Geschichte der Medizin*, 2 voll., Stoccarda 1911.

ONGARO G., *La medicina nello studio di Padova e nel Veneto*, in: *Storia della cultura veneta 3/III* (*Dal primo Quattrocento al concilio di Trento*), Vicenza 1981, pp. 75-134.

OSSIAN DE NEGRI T., *Storia di Genova*, Milano 1974.

PALMER N.F., *Ars moriendi und Totentanz: Zur Verbildlichung des Todes im Spätmittelalter*, in Borst. A. et al., *Tod im Mittelalter…*, pp. 313-34.

PALMER R., *La gran moría*, in «Kos» 18 (1985), pp. 24-48 (La peste nera).

PANOFSKY E., *Albrecht Dürer*, Princeton 1948.

PASZTOR E., *Flagellanten*, in: *Lexikon des Mittelalters IV* (1989), Coll. 509s.

PAULY F., *Zur Vita des Werner von Oberwesel - Legende und Wirklichkeit*, in «Archiv für mittelalterliche Kirchengeschichte» 16 (1964), pp. 94-109.

PIUR P., *Petrarcas "Buch ohne Namen" und die päpstliche Kurie. Ein Beitrag zur Geistegeschichte der Frührenaissance* (= Deutsche Vierteljahresschrift für Literaturwissenschaft und Geistegeschichte 6), Halle 1925.

POLIAKOV L., *Storia dell'antisemitismo*, vol I *Da Cristo agli ebrei di corte*, Firenze 1974.

POLZER J., *Aspects of the Fourteenth-Century Iconography of Death and the Plague*, in *The Black Death. The Impact of the fourteenth-Century Plague*, a cura di D. Williman, New York 1982, pp. 107-30.

POTTHOF O.D., *Kulturgeschichte des Deutschen Handwerks*, Amburgo 1938.

PULLAN B., *Natura e carattere delle scuole*, in *Le scuole di Venezia*, a cura di T. Pignatti, Milano 1981, pp. 9-26.

PULLAN B., *Plague and perceptions of the poor in early modern Italy*, in *Epidemics and Ideas. Essays on the historical perception of pestilence*, a cura di T. Ranger, Cambridge 1992, pp. 101-123.

RATH G., *Die Pest*, in «Ciba Zschr». 73 (1955), pp. 2406-2432.

RATH G., *Ärztliche Ethik in Pestzeiten*, in «Münchner Medizinische Wochenschrift» 99 (1957), pp. 158-60.

RATH G., *Moderne Diagnosen historischer Seuchen*, in «Deutsche Medizinische Wochenschrift» 81 (1956), pp. 2065-69.

RENOUARD Y., *Consequences et interets démographiques de la Peste Noire de 1348*, in «Population» 3 (1948), pp. 459-66.

RENOUARD Y., *La Peste Noire de 1348-50*, in «Revue de Paris» 57 (1950), pp. 107-119.

RILEY H.T., *Memorials of London and London Life*, Londra 1868.

REUTER F., *1000 Jahre Juden in Worms*. Worms 1984.

ROBBINS H., *A comparison of the effects of the Black death on the economic organization of France and England*, in «The Journal of Political Economy» XXXVI (1928), pp. 447-79.

RODENWALDT E., *Pest in Venedig 1575-1577. Ein Beitrag zur Frage der Infektkette bei den Pestepidemien Westeuropas*, Heidelberg 1953.

RODOLICO N., *I Ciompi*, Firenze 1945.

ROGERS J.E.T., *Six Centuries of Work and Wages*, Londra 1906.

ROHRBACHER S., SCHMIDT M., *Judenbilder. Kulturgeschichte antijüdischer Mythen und antisemitischer Vorurteile*, Amburgo 1991.

RONEN A., *Gozzoli's St. Sebastian Altarpiece in San Gimignano*; «Mitteilungen des Kunsthistorischen Instituts in Florenz», 32 (1988), pp. 77-126.

ROSENFELD H., *Der mittelalterliche Totentanz. Entstehung, Entwicklung, Bedeutung*, Colonia/Vienna 1974.

ROUFFIÉ J. SOURNIA J.C., *Die Seuchen in der Geschichte der Menscheit*, Stoccarda 1987.

RUSSEL J.C., *Pestilence and Plague*, in «Comparative Studies in Society and History. An international Quarterly» 8 (1965/66), pp. 464- 81.

SAPEGNO N., *Il Trecento* (= Storia della letteratura Italiana II), Milano 1973.

SCHIPPERGES H., *Die Assimilation der arabischen Medizin durch des lateinische Mittelalter* («Sudhoffs Archiv Beiheft» 3), Wiesbaden1964.

SCHIPPERGES H., Der Garten der Gesundheit. Medizin im Mittelalter, Monaco 1985.

SCHMITZ-EICHTIOF M.T., *St. Rochus. Ikonographische und medizinhistorische Studien* («Kölner Medizinhistorische Beitrage» 3), 1977.

SCHMÖLZER H., *Die Pest in Wien*, Vienna 1985.

SCHNITH K., *England vor der normannischen Eroberung bis zum Ende des hundertjährigen Krieges 1066-1453*, in *Handbuch der europäischen Geschichte, a* cura di von T. Schieder, Stoccarda pp. 778-862.

SCHUBERT K., *Der christlich-jüdische und der Adisch-christliche Antagonismus im Mittelalter*, in *Judentum im Mittelalter* (Catalogo mostra), Eisenstadt 1978, pp. 112-147.

SCHUSTER E., *Dai Totentanzthema in der Bildenden Kunst bis zum Ende des 19. Jahrhunderts*, in «Die Waage. Zschr. der Grünenthal GmbH» 30 (1991), pp. 91-101.

SHREWSBURY J.F.D., *The Plague of Athens*, in: Bulletin of History of Medicine 24 (1950).

SHREWSBURY J.F.D., *A History of Bubonic Plague in the British Islands*, Cambridge 1970.

STEMBERGER B., *Die Juden in Deutschland im Mittelalter bis zur Zeit des Schwarzen Todes*, in: *Judentum im Mittelalter* (Catalogo mostra), Eisenstadt 1978, pp. 148-74.

STERN M., *Die päpstlichen Bullen über die Blutbeschuldigung*, Monaco 1900,

STICKER G., Die Pest I: Die Geschichte der Pest (=*Abhandlungen der Seuchenlehre I*), Gießen 1908.

STROMER W.v., *Die Metropole im Aufstand gegen König Karl IV Nürnberg zwischen Wittelsbach und Luxemburg Juni 1348-September 1349*, in «Mittelungen des Vereins für Geschichte der Stadt Nürnberg» 65 (1978), pp. 55-88.

THOMPSON J.W., *The Aftermath of the Black Death and the Aftermath of the Great War*, in «American Journal of Sociology» 26 (1920), pp. 565-72.

TIETZ M., *Jean d'Outremeuse*, in *Lexikon des Mittelaters V* (1991), col. 340,

TISCHLER M., *Bömische Judengemeinden 1348-1519*, in *Die Juden in böhmischen Ländern. Vorträge der Tagung des Collegium Carolinum in Bad Wiessee vom 27. bis 29. November 1981*, Vienna 1983, pp. 37-54.

TREADGOLD W., *The Byzantine Revival*. 780-842, Stanford 1988.

TUCHMAN B., *Der ferne Spiegel. Das dramatische 14. Jahrhundert*, Monaco 1984.

TWIG G., *The Black Death in England: An epidemiological Dilemma*, in *Maladies et société (XII - XVIII siècles). Actes du colloque de Bielefeld*, Parigi 1989, pp. 75-98.

VALCANOVER F., *Tavole cronologiche*, in Tiziano (Catalogo mostra), Venezia 1990, pp. 401-16.

VALENTINER R.W., *Tino di Camaino. A Sienese Sculptor of the 14°. century*, Parigi 1935.

VASOLD M., *Pest, Not und Schwere Plagen. Seuchen und Epidemien vom Mittelalter bis heute*, Monaco 1991.

VEH O., *Prokop, Perserkriege*. Griech. und Dt., Monaco 1970.

VITALE BROVARONE A., *Deschamps, Eustache*, in *Lexikon des Mittelalters III* (1986), col. 721.

VOLPE C., *La "morte nera" del 1348 e i fatti dell'arte*, in *Storia dell'arte italiana II, 1* (*Dal Medioevo al Quattrocento*), Torino 1983, pp. 241-43.

VOLTMER E., *Zur Geschichte der Juden im spätmittelaterlichen Speyer*, in: *Zur Geschichte der Juden im Deutschland des spfiten Mittelalters und der frühen Neuzeit, a cura di von A. Haverkamp*, Stoccarda 1981, pp. 94-121.

WEHLE W., *Der Tod, das Leben und die Kunst. Boccaccios Decameron oder der Triumph der Spra che*, in BORST A., et al., Tod im Mittelalter....pp. 221-60.

WEITZMANN K., *The Genesis Mosaics of San Marco and the Cotton Genesis Miniatures*, in DEMUS O., *The Mosaics of San Marco in Venice* II, 1 (The thirteenth century), Chicago 1984, pp. 105-142.

WELBORN M.C., *The long tradition: a study in fourteenth-century medical deontology*, in «Medieval and historiographical essays in honour of James W. Thompson», Chicago 1938, pp. 350 s. (Ristampa 1966).

WESSELSKI A., *Boccaccio, Das Dekameron* (= Insel Taschenbuch 7), 1978.

WHARTON H., *Historia de episcopis et decanis Londini*, 1695.

WICKERSHEIMER E., *Les accusations d'empoisonnement portées pendant la première moitié du XIV siècle contre les lépreux et les juifs, leur relations avec les épidemies de peste*, Anversa 1927.

WIESMANN E., *Medizinische Mikrobiologie*. 3. Aufl., Stoccarda 1974.

WILKINS H., *Vita del Petrarca*. Traduzione di R. Cesarani; Milano 1980.

ZADDACH BI., *Die Folgen des Schwarzes Todes (1374-51) für den Klerus Mitteleuropas* (= *Forschungen zur Sozial und Wirtschafschichte 17*), Stoccarda 1971.

ZIEGLER P., *The Black Death,* Londra/Glasgow 1972.
ZIMMERMANN V., *Krankheit und Gesellschaft: Die Pest,* in: «Sudhoffs Archiv» 72 (1988), pp. 1-13.
ZINN K.G., *Kanonen und Pest. (Über die Ursprünge der Neuzeit im 14 und 15. Jahrhundert,* Opladen 1989.
ZITELLI A., PALMER R., *Le teorie mediche sulla peste e il contesto veneziano,* in *Venezia e la Peste* (Catalogo mostra), Venezia 1979 pp. 21-92.

INDICE

Finito di stampare nel mese di novembre 2020
presso Puntoweb Srl - Ariccia (RM)